THE STORY OF MEDICINE
FROM BLOODLETTING TO BIOTECHNOLOGY

牛津大众医学史之二

医学图文史

从放血术到青蒿素，用图片和文字讲述医学发展的故事

改变人类历史的7000年

[英] 玛丽·道布森（Mary Dobson）◎著　苏静静◎译

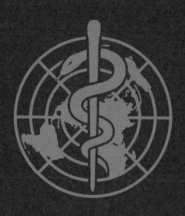

金城出版社
GOLD WALL PRESS

图书在版编目（CIP）数据

医学图文史：改变人类历史的7000年：彩色精装典藏版 /（英）道布森
（Dobson, M.）著；苏静静译. —北京：金城出版社，2016.2
书名原文：The Story of Medicine：From Bloodletting to Biotechnology
ISBN 978-7-5155-1306-5

Ⅰ. ①医… Ⅱ. ①道… ②苏… Ⅲ. ①医学史—世界 Ⅳ. ①R-091

中国版本图书馆CIP数据核字（2015）第264649号

医学图文史
YIXUE TUWENSHI

作　　者	[英]玛丽·道布森（Mary Dobson）	
译　　者	苏静静	
责任编辑	朱策英	
文字编辑	李晓凌　李凯丽	
开　　本	710毫米×1000毫米　1/16	
印　　张	26.5	
字　　数	408千字	
版　　次	2016年3月第1版　2016年3月第1次印刷	
印　　刷	三河市腾飞印务有限公司	
书　　号	ISBN 978-7-5155-1306-5	
定　　价	148.00元	

出版发行	**金城出版社** 北京市朝阳区利泽东二路 3 号　邮编：100102
发 行 部	(010)84254364
编 辑 部	(010)64271423
编辑邮箱	gwpbooks@yahoo.com
总 编 室	(010)64228516
网　　址	http://www.jccb.com.cn
电子邮箱	jinchengchuban@163.com
法律顾问	陈鹰律师事务所　(010)64970501

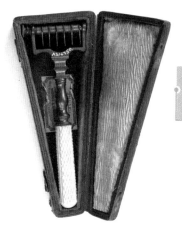

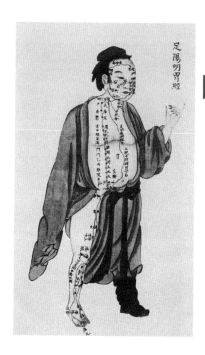

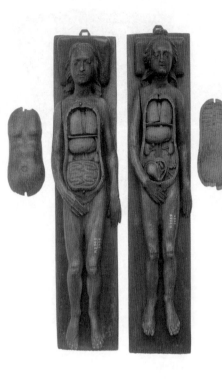

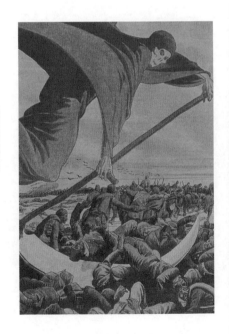

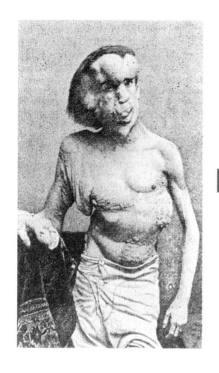

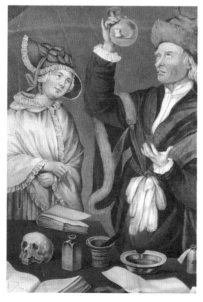

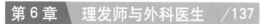

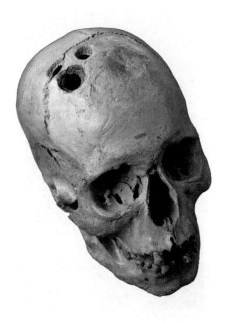

第 7 章　拔牙者与牙医　/171

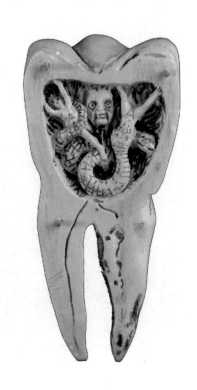

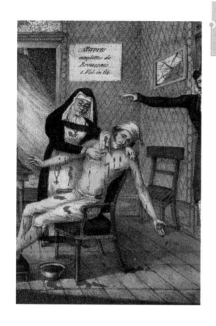

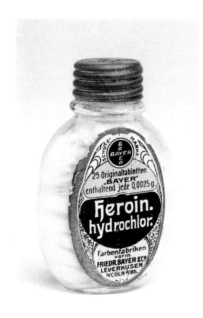

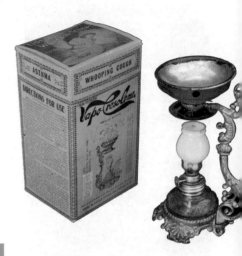

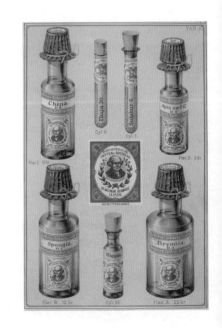

第 15 章　接种与预防医学　/359

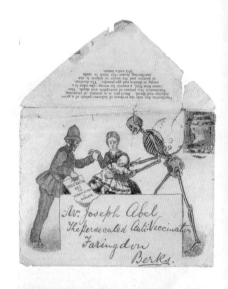

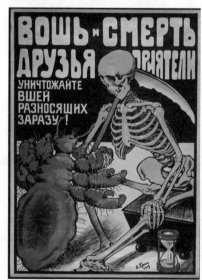

序　言

人总是要面对各种不堪忍受的瘟病，但也总是殚精竭虑、孜孜不倦地找寻保持健康、治病救人、延长寿命的良方。

——罗伯特·泰尔伯（Robert Talbor，1642—1681 年），

英国庸医，号称发明了治疗疟疾的"秘方"

医学既是一门科学又是一门艺术，一直被称为人类最大的福祉。千百年来，寻找缓解、治疗和治愈疾病的良方已经凝聚了无数的医生、郎中和患者的心血和智慧。医学亦是一门倾听患者、诊断或预防疾病及理解病因的艺术。医生与患者竭其所能试图洞察过往的瘟疫、恶疾以及许多发现，科学家们继续在致力于挖掘身体和精神的谜团。

改变医学的成就不胜枚举：詹纳与牛痘接种；巴斯德、科赫与"细菌理论"；福洛伦斯·南丁格尔及其护理改革；李斯特与防腐灭菌术；伦琴与 X 线；克里克、沃森与 DNA 双螺旋。但是，当中也不乏创痛与悲剧——在麻醉术发明之前的几百年中，病人不得不忍受外科手术刀带来

的无尽伤痛；在 19 世纪，还要忍受在死后落到被穷光蛋从棺材里挖出来然后搬上解剖台的下场。戏剧化的情节亦有发生，比如约翰·斯诺在 1854 年移除了宽街上水泵的把手，以预防伦敦霍乱的传播。当然，让人疑窦丛生的问题也是层出不穷：比如，为什么千百年以来，古人所用的放血术和鸦片依然经久不衰？里程碑性的事件历历在目：1796 年，第一例儿童天花病人的牛痘接种；1922 年，患有糖尿病的男孩接受了胰岛素注射；1954 年，曾经同卵双胞胎间器官移植的梦想一朝成真；2011 年，第一例接受人造器官移植的病人成功培养了自己的干细胞。

本书将回溯医学的故事中一些重要的主题和里程碑。第一部分探讨了人们对疾病原因的理解，从古希腊和古罗马的体液理论到细菌理论，再到现代的基因理论。第二部分对医学的实践给予了审视：包括医生、护士、外科医生、牙科医生等在家庭和医院中对病人进行治疗和照护的个体。第三部分描述了医学上的各种疗法，包括放血、针灸和草药，以及江湖术士"灵丹妙药"中一些危险的麻醉药。第四部分追溯了现代药品和疫苗的发展史：从抗生素的诞生到癌症治疗的突破，再到生物技术的崛起突破性地实现了有机体的修改和重新组装，比如利用基因工程技术制成的供人使用的蛋白质、疫苗和单克隆抗体等曾经想都不敢想的产品。

在很多国家，人类期望寿命已经超过七八十岁，差不多是 19 世纪中期的两倍。与之息息相关的包括挽救生命的药物、疫苗和手术干预，公共卫生、营养、生活水平和卫生保健的改进。为满足放血需求建造的水蛭养殖场，到全球制药企业的建立，再到"魔弹"药物和生物技术，一并改变着我们的生活。然而，挑战依然存在。心血管疾病、癌症仍然是人类最主要的死因，尽管它们在高收入国家的致死率有所降低，但在中低收入国家却变得日益显著；疟疾和结核病等自古有之的感染病，以及艾滋病等新型疾病也是杀戮一片；在撒哈拉以南的非洲，人们的期望寿命要比西方国家短 20—30 年。一方面，人们对新发传染病无药可医充满了恐惧；另一方面，抗生素耐受又成为了全社会瞩目的大问题。阿尔茨海默病和其他痴呆症已经迅速攀升为老龄化人群的重要问题。更为健康的生活方式，全球范围内卫生不公平现象的减少——这些挑战，我们希望随着医学知识和技术的进步，能够在将来得到一定程度的解决。

与此同时，不论是医生、护士、家人还是朋友，给予良好的"临床护理"和照顾，对于一个即将康复或者是出于弥留之际的病人，都是弥足重要的。威廉·奥斯勒（William Osler, 1849—1919 年）见证了医学发展史上最伟大的成就，他明智地告诉我们："这门古老的艺术永远都无法取代，但必将被融入新的科学之中。"将"科学"之精华与医学之"安慰术"融合在一起，势必是世界健康之未来。

玛丽·道布森

剑桥大学圣约翰学院

2013 年 3 月

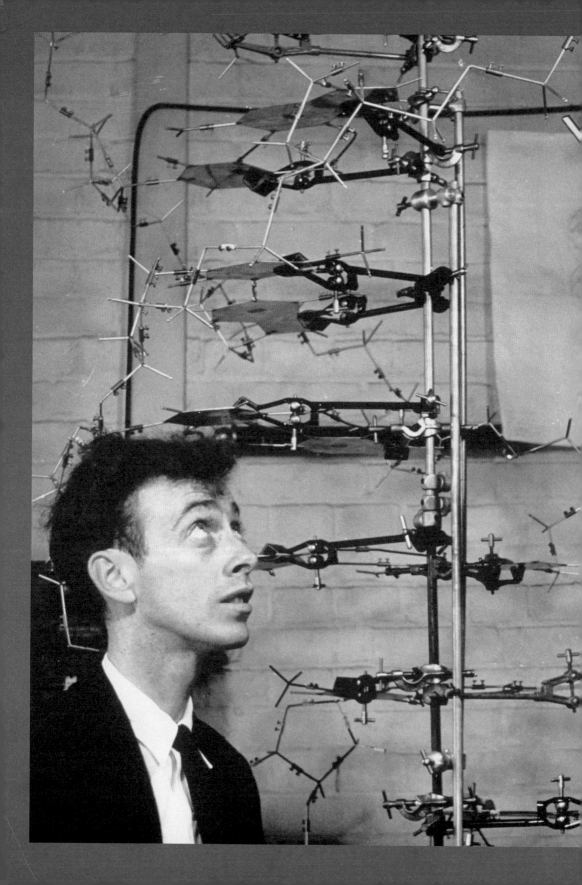

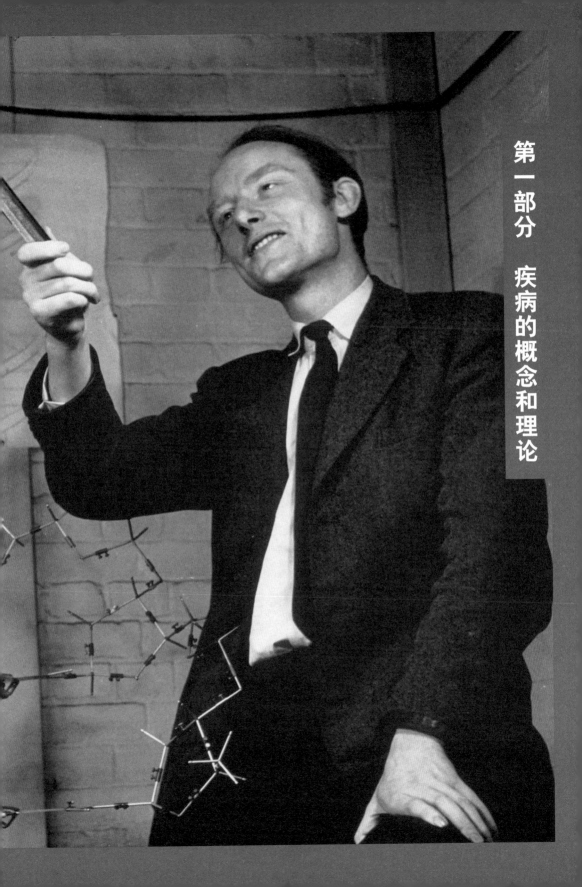

第一部分　疾病的概念和理论

17 世纪身穿鼠疫防护服的医生。在鼠疫流行期间，被专门任命的"鼠疫医生"会穿上特制的防护服，在"鹰钩鼻"处填上香料，并手持点燃的熏香。

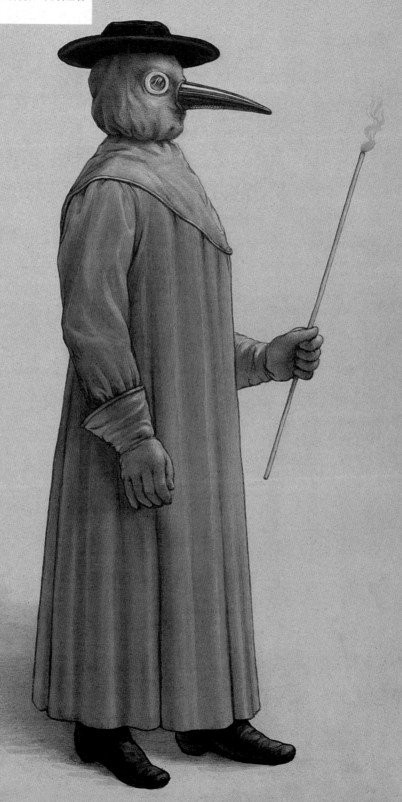

Chapter 1 | 第1章 |
坏血与坏气

他熟晓所有病的原因，

或冷，或热，或干，或湿，

知道是哪里得病，属于何种体液质；

他是一位很好的医生。

——乔叟，《坎特伯雷故事集·序言"医生"》，14 世纪

自古代以来，从瘟疫疾患到头疼脑热都被人们归咎为相同的原因——从恶鬼和迷信的影响，到神灵的惩罚和为人的失败。在解释个人的疾病时，古希腊和古罗马的体液论一度是最主要的理论之一，希波克拉底和盖伦的追随者强调疾病产生于自然的原因，与神灵无关。黑胆汁是会引起重病的体液，包括机体上的和精神上的疾病，被认为是过多的"坏血"，并且可通过放血来缓解。在几个世纪中，医生也在争论像鼠疫和霍乱这样的疾病，是否具有在人与人之间传播的接触传染性，或者是不是由"坏气"和恶臭引起的。甚至在科学家们揭晓很多神秘疾病的原因并找到治疗它们

的"魔弹"药物之前，人们已经有一些了不起的干预措施，例如天花的牛痘接种、改善卫生条件等等。

疾病的概念：从古埃及到东方

当巫术遇上医学，巫术方有效；当医学遇上巫术，医学方有效。

——埃伯斯纸草书，约公元前 1500 年

医学总是离不开了解人体，包括生病的和健康的机体。在古代，世界上曾出现过若干个伟大的传统医学体系，有的已经基本消亡，而有的经过几个世纪的更迭变化留存至今。全世界有关疾病及治疗的理论已不断交融，在不同的文化间交流传播，并适应于当地的环境和信仰而变化。

3500 年前的埃及纸草书为我们研究古代世界的医学理论、实践和治疗提供了一个非凡的视角。比如，古代埃及医学似乎是临床观察与埃及浓烈的神秘主义和宗教有机融合的结果。一方面，医学纸草书详细谈到了从外界进入人体的良性和恶性影响，正如埃伯斯纸草书中所记载的："生命的气息从右耳进，死亡的气息从左耳进"。埃及人还相信要想治愈病人，医者或巫师需要安抚病"魔"，通常是念一堆不同的咒语。鼠疫被认为是由埃及的瘟疫女神和保护神塞克荷迈特（Sekhmet）带给人间的苦难。

在另一方面，从纸草书上还可以看到，医学除了巫术—宗教的倾向外，也有其经验的部分，书上描写了无数的草药和其他的自然疗法，都是当时医生或 Swnw（用箭一样的东西来放血给患者治病的人）采用过的。曾有一位医生为病人开了一剂返老还童药，其主要成分是从苦杏仁中提炼出的油：

抹到脸上可以防止头部着凉。如果抹到身上，则可以滋润皮肤、抗皱

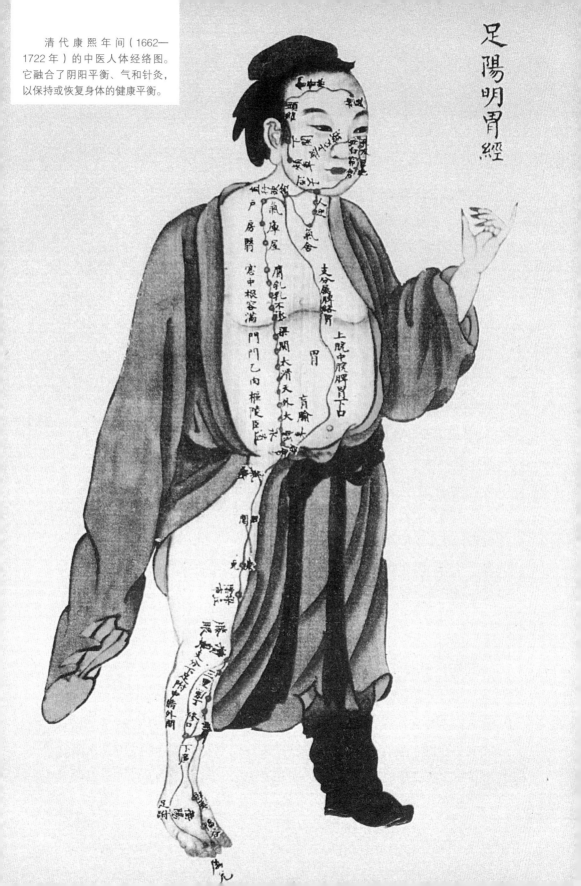

清代康熙年间（1662—1722年）的中医人体经络图。它融合了阴阳平衡、气和针灸，以保持或恢复身体的健康平衡。

除皱，去除老年斑，防止皮肤老化，并且可以治疗身体发热。系历经时间考验之良方。

维持身体健康需要有正确的生活方式，以及与神灵和鬼魂的和平相处。对于埃及人来说，时时处处为来世做准备——道德上、精神上和躯体上（木乃伊便是准备之一），也是非常重要的。

在古老的东方，比如印度次大陆和中国，共存着两种观念体系，一种是将超自然和恶鬼力量作为死亡原因，另一种则是更为系统化的医学进路，即将疾病与体内生命力的平衡联系在一起。经脉气流或者能量通路不顺会导致疾病。这些复杂的医学系统与精神信仰密不可分，而且根植于东方哲学中，用整体论的观点，将身体、心灵和精神视为一个由能量的流动和平衡协调控制的整体。

《遮罗迦本集》（*Carakā Samhitā*）和《妙闻集》（*Sushruta Samhita*）是古印度的两本经典论著，成书于2000多年前，阿育吠陀 [梵语中是"生命"（āyus，阿育）和"知识"（veda，吠陀）的意思] 是迄今现存最古老的医学体系之一。在中国，《黄帝内经》在2000年间都被奉为中国医学的经典，在今天依然被中医研究学习。公元6—9世纪，中医经由朝鲜半岛传到日本。对神的崇拜和敬奉依然是东方医学的重要组成部分，比如阿育吠陀对天医昙梵陀利（Dhanvantari）的崇敬。

血、胆汁和体液论的"疾病"观

在西方，体液论的疾病观可能是最著名的古代经典学说。它与古希腊名医希波克拉底（Hippocrates，约公元前460—约前375/370年）以及稍晚一些的古希腊—罗马医生盖伦（Galen，公元129—约210年）密切相关。希波克拉底通常被誉为西方医学之父，《希波克拉底文集》共收录了60—70本著作，均署希波克拉底之名，实属多位学者所作。其中汇集了古希腊时期丰富的医学实践和理论。对于疾病的原因当时有多种不同的解释，但是在盖伦的影响之下，体液论（以及他的解剖学理论，参见第2章）在古代晚期和中世纪早期一直都居于主导地位。

简而言之，体液论的疾病观认为身体是由四种体液组成的：黑胆汁、黄胆汁、黏液和血液。如果体液失衡，疾病（disease）或不适（dis-ease）便会发生。完美的平衡总要受到气候、季节和生活方式变化的侵扰。体液过多、过少都不是什么好事。

医生会寻找体液（bodily fluids，指具体的体液，如眼泪、鼻涕、汗水）的征象和表现，以此作为体液失衡的指征：脸红提示可能发热，流鼻涕提示可能是感冒了；尿液或粪便颜色异常或有血，则可用体液失衡来解释。希波克拉底还强调，疾病不是由超自然的力量所影响的，而是由自然因素所致。在希波克拉底关于癫痫的著作《论圣病》（*On The Sacred Disease*，公元前5世纪）一书的开篇，我们可以看到：

说起人们所谓的圣病：在我看来，它一点也不比其他疾病更神圣，而是和其他疾病一样，都是由自然因素造成的。

因此，自然也具有修复平衡的方法。《希波克拉底箴言》中有这么一句："我们体内的自然力量，是治疗疾病的真正良药。"腹泻、呕吐、排尿和出汗都是排出多余体液的自然方式。

遵循正确的摄生法是保持健康、防止体液失衡最佳也是最"自然"的方式。治疗的目的在于恢复机体的平衡，明确每个病人特有的需要。希腊人"养生"（diata）的理念包含了给人提供照护的所有内容，与生活质量的提高以及疾病的预防有关。不过，如果自然或均衡的生活方式无法使病人恢复健康，那可能需要用更为峻猛的干预措施了。一旦血液失衡——

古埃及医学纸草书

    古埃及的书籍是写在一卷卷的纸草纸上的,这种纸是用当地野生的纸莎草制作而成。最早的医学纸草书成书于公元前 3000 年,仍有 12 本现存于世。它们详细记载了疾病的概念及其诊断和治疗方法,包括使用草药、手术和咒语。埃伯斯纸草书是 1862 年在底比斯发现,并在 1872 年 3 月被德国埃及学家乔治·埃伯斯(Georg Ebers,1837—1898 年)购买的。

    该书写于公元前 1500 或前 1550 年,但其中的内容还要早 1000 年左右。目前保管于德国莱比锡大学博物馆中。《艾德温·史密斯外科纸草书》(*Edwin Smith Surgical Papyrus*,约公元前 1600 年,是已知最早的有关创伤的外科学论著)是被美国的埃及学家埃德温·史密斯(1822—1906 年)于 1862 年在卢克索购得,现保存于纽约医学会。

    对木乃伊的古病理学研究,对陵墓中的艺术品和象形文字的研究,都为探究古埃及的疾病提供了其他的医学证据。比如,通过采用无创技术对木乃伊体内进行探查,科学家们发现了血吸虫病存在的证据,这种寄生虫病已经在埃及存在了至少 5000 年。

埃伯斯纸草书的复制品。埃伯斯纸草书是迄今为止世界上最为古老的医学书籍之一。在古埃及,医生们认为疾病的原因除了有超自然因素,还是由构成身体的物质失衡所致,这种观点与古希腊的体液论类似。

血液太多、太少，抑或是坏血，放血就被认为是去除变质体液最理想的方式。（参见第 8 章）

古希腊和古罗马人纵然强调和观察造成疾病的自然因素和体液失衡，但他们也会诉诸宗教信仰。由此可见，俗世和神灵在治疗疾病时所扮演的角色总是犬牙交错、相互重叠的。疾病是由失衡所致，患者可以通过与神灵和平相处恢复健康。希腊人崇拜阿斯克勒庇俄斯（Asclepius，医药神）和他的女儿海吉亚（Hygieia，主司健康、清洁和卫生的女神）；帕娜赛亚（Panacea，万灵药，全治女神）、伊阿索（Iaso，痊愈女神）、阿克索（Aceso，治疗女神）、埃格勒（Aglæa，光彩女神）。病人投奔到埃皮达鲁斯（Epidaurus）、科斯和雅典的阿斯克勒庇俄斯神庙为恢复健康而祭拜，或者睡在神庙里，梦中以求得到神灵的医治。

当古希腊和古罗马医学遭遇中世纪的伊斯兰世界和欧洲

罗马衰落后，西方很少有人能够读到这些医学巨擘的著作。不过，很多古希腊和古罗马著作的手抄本还是传到了拜占庭（东罗马）帝国的首都君士坦丁堡，也就是现在的伊斯坦布尔。更重要的是，自 8 世纪中叶开始，它们陆续被翻译为阿拉伯语。

在长达 500 年之久的时间里，中世纪阿拉伯语世界，包括阿拉伯和波斯、穆斯林、基督教和犹太教的科学家、医生和哲学家对人们科学地理解世界做出了贡献。伊斯兰的扩张，连同中东、近东、印度和远东之间贸易和交流网络的拓宽，使得香料和丝绸，思想观念和技术发明（如中国的印刷术），文化和传统被广泛地传播。

这时，阿拉伯科学呈现为多中心的繁荣。巴格达（如今伊拉克的首都）成为当时最重要的文化知识中心，吸引了来自伊斯兰帝国各地的学者。在 8 世纪中叶至 10 世纪初，希腊语、波斯语和印度梵语的翻译家大量增加。公元 9 世纪，据说医生侯奈因·伊本·易司哈格（Hunayn ibn Ishāq，约公元 809—873 年）译著的价值堪比等重的黄金，他的工作是将这些古希腊和古罗马的经典翻译为古叙利亚语和阿拉伯语。他被奉为"翻译酋长"（Sheikh of translators）。盖伦的医学著作是他最重要的遗产，不仅因为它们打开了伊斯兰世界通往古希腊和古罗马医学的大门，而且正是通过这些阿拉伯语的翻译，我们在今天可以有幸读到盖伦的著作。

这些翻译过的文本被吸收采纳到伊斯兰医学中，多数阿拉伯语世界的医生都对希波克拉底和盖伦的理论推崇备至，其中就包括体液论。他们还完成了自己的著作。穆罕默德·伊本·扎科里亚·拉兹（Muhammad ibn Zakariya al-Razi，约 865—约 925 年）的《医学集成》（*The Comprehensive Book of Medicine*），伊本·西那（Ibn Sina, 980—1037 年，又称阿维森纳）的《医典》（*The Cannon of Medicine*）都是阿拉伯最全面也最为著名的医学经典。拉兹（在西方又被称为 Rhazes）和伊本·西那等人在医学科学的众多领域都做出了先驱性的工作。拉兹首次区分了天花和麻风。他甚至在其《盖伦的疑惑》（*Doubts About Galen*）一书中对古希腊的四体液理论提出了挑战。不过，这一观点并未得到后人的追随，反而是将体液论带回到西方医学中，并且成为伊本·西那的基本理论，而后者之于医学教育和实践的影响至少维持了 500 年之久。

到 11 世纪初，希腊希波克拉底和盖伦的中东译本以及经典的阿拉伯文本被再次翻译，只是这一次被翻译为拉丁文，送达西欧的医学学者和医学院手上。

就在希腊文本找到返欧之路的同时，从 12 世纪起，随着穆斯林对印度次大陆的统治，它们的阿拉伯译本也在南亚广为传播。犹那尼医（Unani Tibb，即希腊医学）是希波克拉底"体液论"的最后一个尚存于世的继承者，目前仍然活跃在印度、巴基斯坦和孟加拉国地区。

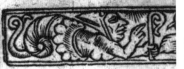

15 世纪的木版画，所示为四种体液（黑胆汁、黄胆汁、血液和黏液）。按照体液论的观点，古希腊和古罗马医生认为癌症是黑胆汁过多所致。到中世纪时期，体质开始与体液联系在一起。

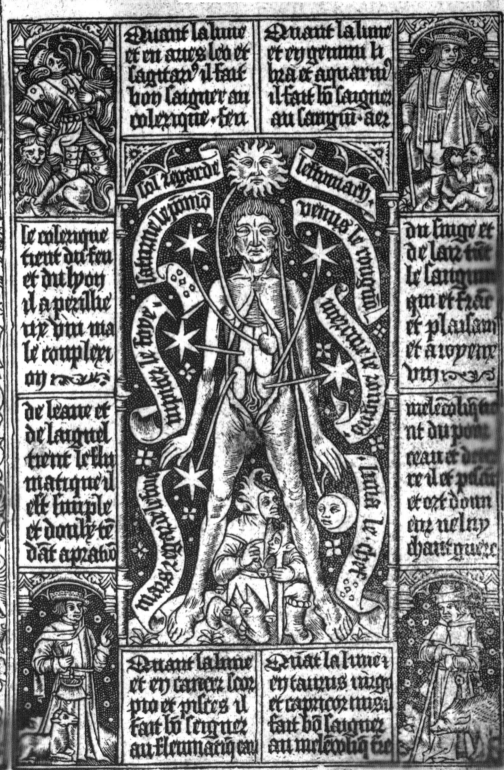

瘟疫

各种流行病总是会不时地横扫世界的大多数地区，总是造成死伤无数，也总会留下一些毫发无伤的活口。希波克拉底卷帙浩繁的文稿中有一本名曰《论流行病》（*On Epidemics*）的著作，但是很难将体液论套用到这些波及面广、杀伤力大的恶疾上，比如公元前430—前427年发生于雅典的瘟疫（其原因仍有争议，不过目前多认为是伤寒）。为什么会有如此多人死于这些瘟疫呢？为什么总有人活下来呢？他们又是怎么活过来的呢？

公元541—544年，拜占庭国王查士丁尼统治时期发生了一次重大的瘟疫流行（可能是第一次腺鼠疫流行）。从埃及到欧洲，查士丁尼瘟疫如同野火一般传遍了港口和城镇，最多的一天，仅君士坦丁堡就有5000人死亡。这次的瘟疫连同6—8世纪后续几次的流行，使大约2500万人口丧生，而他们共同的特征是腹股沟、腋窝或颈部淋巴结肿胀。连妙笔生花的作家们，比如拜占庭历史学家凯撒利亚的普罗科匹厄斯（Procopius of Caesarea，约公元500—565年），都觉得无从下笔来解释这场可怕的瘟疫：

根本不可能用言辞表达或者在头脑中想起任何解释，的确是除了神灵根本别无他想。因为它不是只在哪些地方或哪些人身上发生，抑或是固定在一年的哪个季节发生，如果是这样的话，我们还可能些微推测一下它可能暴发的原因，而它实际上是遍布全世界，伤害所有人……人们因为居住的地方不同，每日的生活规律不同，或天赋异禀或就就业业，或者其他种种而千差万别，只有在这场疾病面前变得人人平等。

面对1347—1353年的黑死病时，人们也表达了相似的情怀，这场流行洗劫了欧洲四分之一到二分之一的人口。它沿着丝绸之路从中亚草原传到欧洲、中东，乃至非洲的北海岸。其神秘程度丝毫不亚于其恐怖程度。意大利诗人彼得拉克（Petrarch，1304—1374年）便在1348年流行于法国阿维尼翁（Avignon）的瘟疫中失去了挚爱的爱人劳拉，他的悼词中如此缅怀：

我们亲爱的朋友如今身在何处？那些挚爱的面庞又在哪里？那些体贴温存、畅快淋漓的交谈去了哪里？是什么样的闪电吞噬了他们？又是什么样的地震山摇摧毁了他们？抑或是他们跌入万丈的深渊？曾几何时，我们相依相伴、熙熙攘攘，如今却徒留我们茕茕孑立、形单影只。

坟墓里堆满了正在腐臭的尸体，层层的尸体之间被撒上薄薄的一层泥土隔开，一位意大利作家非常无情地将这比作意大利千层面之间的"奶酪"。

人们对瘟疫流行做出了很多解释，其中包括上帝对人类原罪惩戒的结果，恒星和行星呈现某种不吉祥的位置关系所致。薄伽丘（Giovanni Boccaccio，1313—1375 年）在《十日谈》（*Decameron*）中将黑死病描述为一种"致死性的疾病，它的到来是因为天体的运行或者是愤怒的上帝对我们罪行的惩罚"。在基督教世界，圣徒科斯马斯、达米安、塞巴斯蒂安和罗奇都是预防瘟疫的神灵。黑死病后的数百年间瘟疫依然不断侵袭，于是百姓和牧师建起教堂以平息万能之神的愤怒。在威尼斯，由安德里亚·帕拉迪奥（Andrea Palladio，1508—1580 年）设计的雷登特（Redentore）教堂便是在 1575—1576 年的瘟疫发生后建立的供祈祷许愿之用的教堂，在那场瘟疫中有三分之一的威尼斯人罹难。在每年 7 月的第三个礼拜日，即赎身者的节日（Festa del Redentore）时，人们依然会庆祝威尼斯从那次瘟疫中劫后余生。

伦敦牧师托马斯·怀特（Thomas White，约 1550—1624 年）将原罪归为瘟疫的终极原因，并且宣称剧院会造成腐败，提出"造成瘟疫的原因是罪，如果你用心观察的话，就会发现造成罪的原因是戏剧：因此瘟疫的原因是戏剧"。鞭笞者将苦行赎罪发挥到了极致，他们用打结的皮鞭或铁镣鞭打自己或对方。然而，更为可怕的当属欧洲对犹太人实施的酷刑和杀

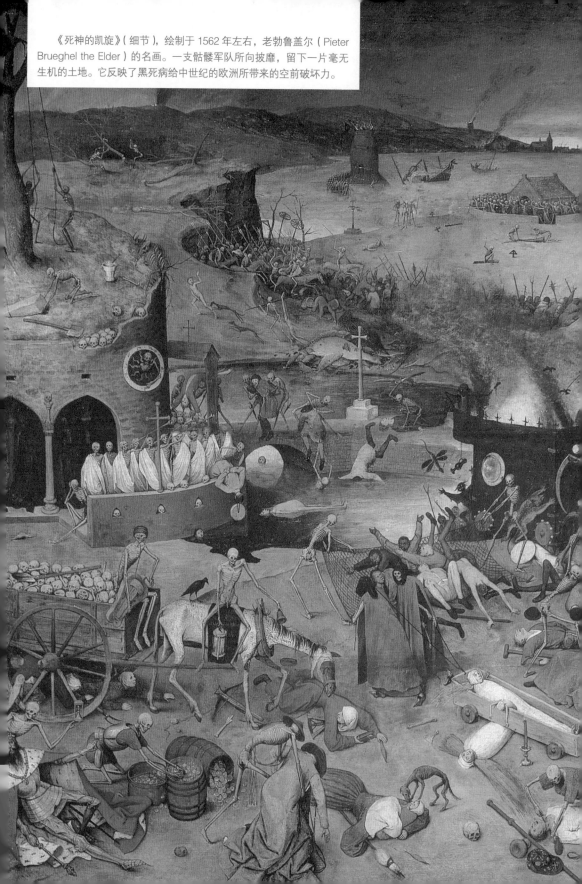

《死神的凯旋》（细节），绘制于 1562 年左右，老勃鲁盖尔（Pieter Brueghel the Elder）的名画。一支骷髅军队所向披靡，留下一片毫无生机的土地。它反映了黑死病给中世纪的欧洲所带来的空前破坏力。

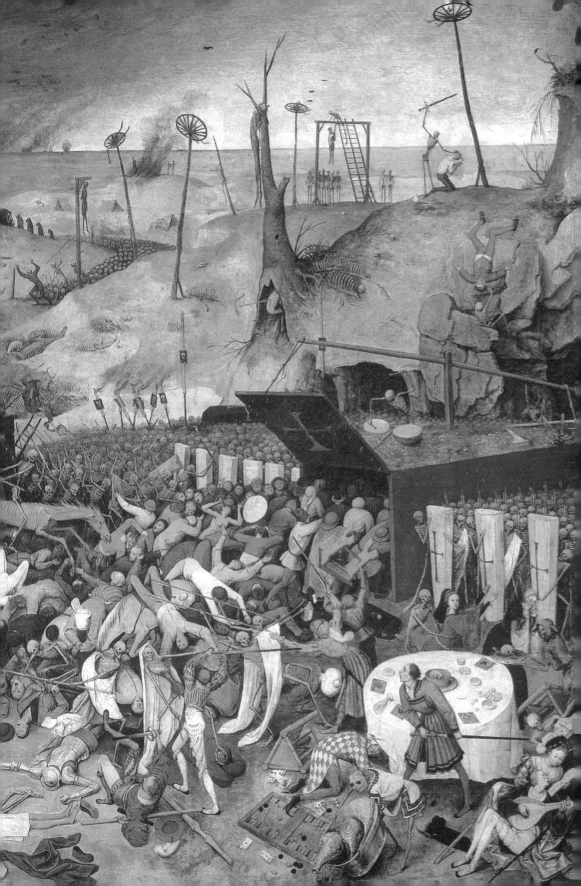

戮，指责他们在井水中投毒传播疾病。

　　当然，也有一些比较接地气的解释：地震、异常的天气，以及街道上堆集的垃圾和粪堆腐烂变质、散发出污染空气的瘴气。伦敦舰队街的排水沟被描述为"充满污秽、让人恶心作呕的臭水沟"，是香肠、内脏加工者处理下脚料的地方。1580 年，伦敦的尼古拉斯·伍德罗夫曾下令，清扫所有的街道和排水沟：为避免瘟疫的感染，处理城市里几条街上令人深恶痛绝的脏乱差。过于拥挤的楼房、监狱和"害虫医院"——穷人、病人和囚犯聚居的地方，通常都被认为是恶臭味聚集的地方。

　　这种谨慎接触感染的行为具有宗教和世俗的双重意义。"上帝对我们有慈悲之心"，在伦敦等城市，那些因瘟疫而封闭起来的大门上被画上红色的"十"字……

　　然后，人们开始在自己身上找原因：无论是有罪的、恶臭的还是生病的，人类总是与这个遭受瘟疫侵扰的世界同在，并且能够通过呼吸、淋巴结炎或衣物接触感染来传播疾病。人们试图采取预防措施保护自己不要感染瘟疫。疾病的原因被视为多方面的，各种各样的方法被用来自救，包括吸烟、坐在恶臭的厕所里，或者嗅玫瑰等。

　　1665—1666 年伦敦大瘟疫时期，著名的日记作者和当时新成立的伦敦皇家自然知识促进会（Royal Society of London for Improving Natural Knowledge）会员塞缪尔·佩皮斯（Samuel Pepys）对"自己和自己的气味都产生了错觉"，"不得不买些卷烟丝来闻一闻嚼一嚼，这样才能消除内心的恐惧"。据记录，伊顿公学的一位学生称，如果哪天早上没有抽烟就会挨鞭子。烟草成为预防感染的方式。香水连同祷告飘进了教堂的各个角落。丹尼尔·笛福（Daniel Defoe，约 1659/1661—1731 年）在记录 1722 年伦敦大瘟疫时，曾描述教堂中充满了悲恸、病患和忏悔，如同"一个嗅瓶，一边装着香水，一边装着香料、香脂和各种药品草药"。蝮蛇脂、蜘蛛网、蟾蜍毒液、木虱、蟹眼等都被用作偏方兜售。

　　有钱人，甚至是名医都离开感染瘟疫的地方逃生去了，而那些所谓的"瘟疫医生"都穿上了防护服，并在"鹰钩鼻"处塞上香料，手持熏香的火把，保护自己不受感染，远离恶臭。当局下令清除恶臭的粪堆，杀死猫、狗、猪和鸽子，并对感染者和接触过感染者的人实施隔离检疫。这种谨慎接触感染的行为具有宗教和世俗的双重意义。"上帝对我们有慈悲之心"，在伦敦等城市，那些因瘟疫而封闭起来的大门上被画上红色的"十"字。隔离检疫（quarantine，来自拉丁语 *quaranti giorni*，意为"四旬斋"，即禁食和忏悔 40 天）措施用来预防接触传染病可追溯到 14 世纪。意大利城邦在瘟疫时采取了严格的检疫措施，其他国家很快也纷纷效仿。

耶尔森杆菌经由跳蚤从感染瘟疫的黑鼠传播到人类，在 19 世纪末 20 世纪初最终被确认为造成腺鼠疫的原因。不过，医学史学家依然在争论历史上的某些瘟疫是不是经由鼠—跳蚤途径传播的。

传染性痘症和发热

接触传染论（contagion, 来自拉丁语 *contingere*，即"亲密接触"）是中世和现代早期用以解释瘟疫的理论之一。11—14 世纪欧洲多发的麻风（汉森氏病）也被认为具有很高的接触传染性，因而建立了"麻风院"来隔离和照顾病人。

在发现新大陆之后不久，接触传染性的概念再次被重视起来，15 世纪末欧洲遭遇到了致死性的"痘疹"，即后来所谓的"大疮"和梅毒（Great Pox 或 syphilis）。梅毒是不是从新大陆传到了旧大陆，目前仍有诸多争议，但不管其传播路径如何，一旦感染，症状绝对是非常可怕的。德国学者乌尔里希·冯·胡滕（Ulrich von Hutten，1488—1523 年）也是一位受害人，曾这样写道：

医生都不愿意看它……它刚开始出现，的确就已经可怕到无法直视了。他们的疖子个个挺着、如同橡子似的，从里面滋生出又脏又臭的东西，不管是谁闻到这种气味，都会认为自己被感染了。

　　不过，疾病传播与性交的关系没过多久就被发现了。实际上，梅毒（和淋病）开始被认为是性病（venereal disease，VD），即来自古罗马的爱神维纳斯（Venus）。1530 年，意大利医生吉罗拉摩·法兰卡斯特罗（Girolamo Fracastoro，约 1476/1478—1553 年）最早命名了梅毒，并在 1546 年的论著《论传染性、传染病及其治疗》（*De contagione et contagiosis morbus et eorum curatione*）中对它进行了描述。

　　天花和麻疹沿贸易之路迅速传播，随着之前与世隔绝的国家和新世界

天花病患初期腿和脚上的脓疱（约 1908 年）。天花被称为"长斑点的恶魔"，经与病人直接接触传播，不论是皇亲贵胄还是平民百姓都难逃一劫。

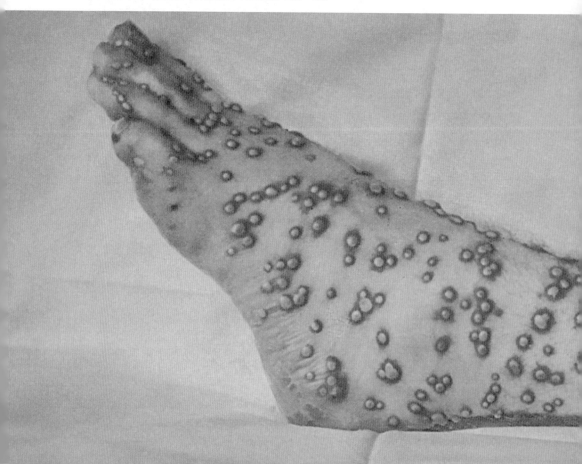

被发现及对外开放的实行，给人类带来了毁灭性的后果。人口稀疏的日本群岛在早期基本没有发生过大规模的流行病。但是自 6 世纪起，随着中日文化和贸易联系的建立，天花也开始光临了。在 8 世纪初，一次大流行就摧毁了日本的第一城市奈良。此后，天花或麻疹的流行每隔几年会暴发一次。这两种疾病很可能也是造成 15 世纪晚期美洲土著人几近灭绝的原因之一，来自非洲的水手将它们和其他的感染性疾病传染给了土著人，而他们之前从未碰到过，于是对这些疾病毫无免疫力。

自 18 世纪晚期开始，这些疾病传到澳大利亚和新西兰，对当地土著人带来了致命的打击。一个世纪之后，当天花或麻疹传播到法罗群岛（位于北大西洋）、夏威夷和斐济等原本与世隔绝的"天涯海角"时，这里的人们也都遭遇了毁灭性的疾病流行。这些流行病的戏剧性暴发提示人们，可能是某种接触传染的物质在作祟。

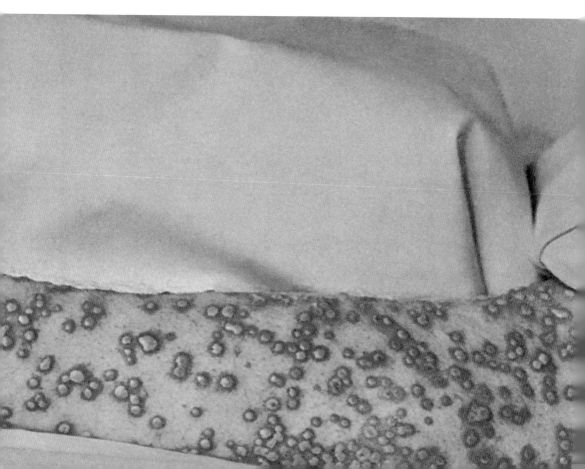

占星术——恒星的影响

塞缪尔·吉克（Samuel Jeake，1652—1699年），一位英国商人，患有发热、寒战（疟疾）和抑郁。他在《生活行为和意外日志》（*Diary of the Actions and Accidents of My Life*）中详细记叙了自己患病的症状和病程。尽管吉克认识到自己的病并没有唯一的解释，但他注意到出冷汗和热汗都与星相存在某种关系。

流感的名字（来自意大利语，相当于拉丁语 *influential coeli*，意为"上天的影响"）就是来自星相学或天体理论对疾病的影响。托马斯·威利斯（Thomas Willis，1621—1675年）描述了1658年的流行病，说似乎"是来自恒星的冲击，许多人都受到侵袭；在某些城镇，一个星期的时间内就会有1000余人同时生病"。

这些广泛传播、间歇性发生的流感流行给人类造成了很大的困扰。今天，我们看到流感的全球流行是由于人类或已感染的候鸟迁徙造成的，比如1997年以来的禽流感全球流行。

人们认为星相，特别是月亮的引力作用，对精神疾病有一定的影响，因此，英文古语中 lunacy（疯癫）和 lunatic（疯癫的）源自拉丁语 *luna*，意为"月亮"。

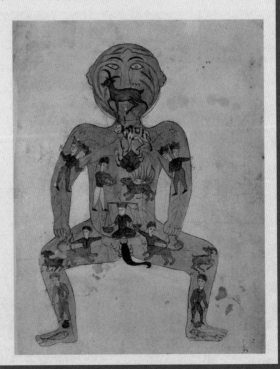

19世纪的一幅画像，根据波斯"黄道十二宫"或"占星术"的人体图绘制。在中世纪，"黄道十二宫"的征象被认为可以控制身体的某些不同部位和功能。比如，白羊座与头和眼睛有关，而天蝎座与直肠、膀胱、骨盆和生殖器官有关。

反思有关天花的早期传染性理论，人们开始实施以经验为基础的预防措施，即人痘接种术和18世纪末爱德华·詹纳（Edward Jenner）的牛痘接种术（参见第15章）。在对天花的致病原因得出任何科学解释之前，人们已经认识到，通过给以健康人微小剂量的天花或牛痘，他们再从别的病人身上感染天花（指的是完整病程的天花感染）的可能性便降低了。

自17世纪中期开始，黄热病成为另一种沿着贸易之路传播的、可怕的疾病，特别是通过运送奴隶的商船传播。它从非洲漂洋过海被运到加勒比和美洲，个别情况下还被传到了欧洲。它对北美东海岸一些地区也构成了长期的威胁，比如在查尔斯顿（美国西弗吉亚州首府）和费城，很多人被黄热病夺去了生命。隔离检疫措施被强制实施。有问题的船只必须挂起"黄杰克"（Yellow Jack，即检疫旗）的旗子，停留40天方才允许船上的人上岸。旗子成为了鲜明的标志，以至于有时候黄热病也被称为黄杰克。

沼地热：瘴气与疟疾

如常，空气对我来说完全是瘴气。哎，完全是来自沼泽的雾气，来自烟囱的浓烟、煤尘和马粪灰的混合物……不然还能是什么！我除了不断地咳嗽，唯一能做的就是不停地擤鼻涕。

——罗伯特·骚塞（Robert Southey，1774—1843年），

写自英格兰的信，1808年

公元前5世纪，希波克拉底在《论空气、水和所在》(On Airs, Waters, and Places) 中警告人们在沼泽多的地方生活不利于健康，事实证明这种地方的确是危险的。之后的几百年里，医生们开始探寻为什么越来越多的证据提示，沼泽地所散发出的腐败有毒的异味和臭气或者说"瘴气"（拉

丁语，来自希腊语 *miainein*，意为"污染"）是引发致死性发热的直接原因。这些发热性疾病名目繁多，包括沼地热、罗马热、冷战（ague）或哆嗦（shake）。意大利罗马附近的彭甸沼地（Pontine Marshes）便是出了名的不健康之地，差不多与英国的沼泽地齐名。丹尼尔·笛福在"大不列颠环岛"游历时，就曾庆幸自己走出了东盎格鲁沼泽地，因为对于一个外地人来说，呼吸这里的空气简直太可怕了。在英格兰，甚至牧师都会向主教请愿不要在沼泽地教区居住。正如 18 世纪时一位教区牧师所言：

> 隶属本教区的这段泰晤士河岸极为肮脏污秽，这完全是一片盐碱沼泽地，我很快发现自己患上了反复发作的寒战，以至于我的医生……告诉我千万不要在这里住了。

随着欧洲探险家者向热带地区，特别是非洲的西海岸、河流和内陆腹地挺进，很多人在这些炎热的地带染上了发热，环境和空气对这些疾病的作用也就更加明显了。非洲西海岸也以"白人的坟墓"的名号而成名。

疟疾或瘴气的英文 mal' aria（来自拉丁语 *mala aria*，意为"坏空气"），是 1740 年由贺拉斯·沃波尔（Horace Walpole，1717—1797 年）引入英语中的。他在意大利旅行时，曾在家书中写道："这里有一种很可怕的东西，叫作瘴气，每年夏天都会光临罗马，也总有人因此而丧命。"1827 年，约翰·麦卡洛克（John MacCulloch，1773—1835 年）写了一本颇有影响的书，名曰《瘴气：关于毒气的生产和传播及其生产场所的性质和所在》（*Malaria: An essay on the production and propagation of this poison and on the nature and localities of the places by which it is produced*）。他指出，在各种有毒气的地方——从沼泽地到屠宰场、监狱、下水道、舱底污水等等，任何疾病，都是由于瘴气引起的。他注意到，"这便是看不见、不了解的毒气，意大利称之为瘴气，我也借用了这个说法。这是发热的原因，不论是普通发热还是间歇热。"

1861 年，美国内战爆发时，疟疾之谜依然存在广泛的争议。当时新创刊的杂志《科学美国人》提醒士兵们注意瘴气的危险，但也补充道："至于瘴气是何物，还没有人知晓……不过，毫无疑问，瘴气是空气中某种神秘的毒气，并且仅限于在某些地方存在。"

经过几个世纪后，一些敏锐的观察家有些牵强地将蚊虫、沼泽和发热联系在一起，但是直到 19 世纪晚期，谜题才被最终破解，我们如今称为疟疾的疾病被证实是通过雌性蚊虫叮咬后传播的（参见第 12 章）。

罪恶的空气与结核

肺结核（pulmonary tuberculosis）是另外一种古老的疾病，它还有很多名字，包括消耗、痨病、瘰疬等等。古希腊和古罗马人将之归咎于"罪恶的空气"，然而几个世纪后，英国传教士约翰·班扬（John Bunyan，1628—1688 年）在他的《恶人先生生死记》（*The Life and Death of Mr. Badman*，1680 年）一书中，提醒人们注意该病的严重性：

他有水肿，他有消耗，他暴饮暴食，他有痛风，正如有些人所说，他的大肠里长满了痘疮。然而，这些死神没法把他带走，制衡他们的是消耗（即结核病），因为是它要把他拉到坟墓。

18 和 19 世纪，城镇的迅速发展，滋生出了众多肮脏污秽的贫民窟，结核病很快成为当时最令人痛苦的慢性病之一。其患者（通常在艺术、文学和歌剧中被刻画）似乎真的在被疾病一点点消耗掉，变得苍白和憔悴。究其病因，有一种解释认为个人的身体素质影响了疾病的严重程度和最终结局，这当然也广受争议。甚至"年轻男女的多愁善感"也被错误地认为是病因。结核病被越来越多地与肮脏和贫穷联系在一起，生活和工作环境拥挤、潮湿或满是积尘的人群中患病的比例非常高。

对于那些有钱也有闲的人，医生会推荐他们去别的地方换换空气。当英国诗人约翰·济慈（John Keats，1795—1821年）咳出血时，他写道："这滴血就是我的死刑执行令。我必死无疑了。"之后，他离开伦敦的家前往罗马避难。但是

> 结核病的病因有诸多争议……甚至"年轻男女的多愁善感"都被认为是原因之一。

对于济慈来说，为时晚矣。他于1821年因结核病死于罗马，享年25岁。为了杀死导致这种神秘又致命的传染病的物质，他的居所（位于西班牙阶梯的脚下）被熏蒸消毒，家具被焚烧。19世纪80年代，肺结核被发现是由空气传播的细菌性感染，于是结核病疗养院（sanatorium）（参见第5章）变得空前繁荣，患肺结核的病人们都被隔离到空气新鲜的地方。

霍乱流行——"接触传染论者"与"瘴气论者"

19世纪，霍乱（cholera，来自希腊语 cholē，意为"胆汁"）的到来是对西方最严峻的流行病打击之一。1831—1832年，起源于印度次大陆恒河三角洲中心地带的亚洲霍乱大流行第一次抵达欧洲。其特征是症状极为骇人，出现剧烈的呕吐和无法控制的腹泻，以及大量米泔水样排泄物，之后很快发展为快速脱水和死亡。19世纪30年代，霍乱侵袭莫斯科、汉堡、（英国的）桑德兰和伦敦，巴黎、（加拿大的）魁北克、纽约市，的的确确将亚洲霍乱均匀地洒遍了世界地图。

霍乱的死亡率超过50%，并且每次世界大流行都会沿着不同的轨迹传播，它被游人无意间带着漂洋过海，长途跋涉，而这些游人中有士兵和朝圣者，也有商人和难民。霍乱会感染年轻人，也会感染老人，会感染富人，也不会放过穷人，但最为显著的流行病学特征是它对朝圣中心，比如

恒河和麦加，以及迅速膨胀的欧美工业重镇具有毁灭性的破坏力。

由于对病因持有不同的观点，因此人们所采取的预防措施也截然不同。"瘴气论者"（也被称为"抗接触传染论者"）认为霍乱应当属于"脏病"一族，其中还包括伤寒和斑疹伤寒。他们的解决办法是清扫工业化城镇和贫民窟中的垃圾。接触传染论者提出实施隔离检疫措施，他们害怕霍乱是通过毒气由人到人传播的，而隔离检疫措施对工业化国家的商业活动构成了威胁，于是各国不得不召开卫生大会来协商这一问题。

埃德温·查得维克（Edwin Chadwick, 1800—1890 年）是英国的一位律师，也是瘴气论最忠实的拥趸之一，后成为公共卫生运动的领军人物。他在《英国劳动阶级卫生状况报告》（*Report of an Inquiry on the Sanitary Conditions of the Labouring Population of Great Britain*, 1842 年）里简明扼要地捕捉到瘴气论中"所有气味都意味着疾病"的观点：

> 所有浓烈的臭味都是造成急性病的直接原因；我们甚至可以说所有的臭味都会带来疾病，（它们）可抑制（人体）系统并使其更容易受到其他病因的影响。

英国医学统计学家威廉·法尔（William Farr, 1807—1883 年）提出，致死性的瘴气如同城市粪坑中冒出来的疯狗。在欧美，查得维克、法尔以及美国波士顿的莱缪尔·夏塔克（Lemuel Shattuck, 1793—1859 年）用"卫生"和"臭气"地图以及人口统计学的知识论证了自己的观点，发现城市中肮脏、拥挤或极贫地区死亡率最高。在意识到这一相关性极高后，1849 年伦敦《泰晤士报》中如是报道：

> 的确……我们生活在肮脏与垃圾中。在这样的犄角旮旯里，我们没有厕所，没有垃圾桶，没有下水道，没有水供应，没有排水。而苏豪广场

希腊街 Suer 公司的老板们，一个个肥头大耳，丝毫不理会我们的抱怨。整个贫民窟都恶心透顶。我们所有的人都在痛苦，很多还是病号，要是霍乱来了也唯有老天能帮我们了。

接触传染论者，瘴气论者，持观望态度者，以及"谴责穷人"的人们依然在为霍乱的原因争论不休，而当时的状况依然令人担忧。1853年，当第三次霍乱大流行横扫欧洲到达英国时，《柳叶刀》医学杂志的主编对疾病的性质提出了如下疑惑：

什么是霍乱？是一种真菌，一种害虫，一种瘴气，一种电紊乱，还是新鲜空气缺乏，抑或是肠道渣滓堆集病变？我们一无所知；我们待在各种臆测的漩涡之中……各种类比都告诉我们，霍乱的真正原因是一种可怕的毒，在某些适宜的环境下会发挥作用，变成血液中的酵素。

随着争论的升温，伦敦医生约翰·斯诺（John Snow，1813—1858年）找到了自己的答案，对各种观点

在 18 和 19 世纪，伦敦水的不洁颇负"盛名"。图中为一位女士在看到显微镜下的泰晤士河河水后惊恐地丢掉了茶杯。

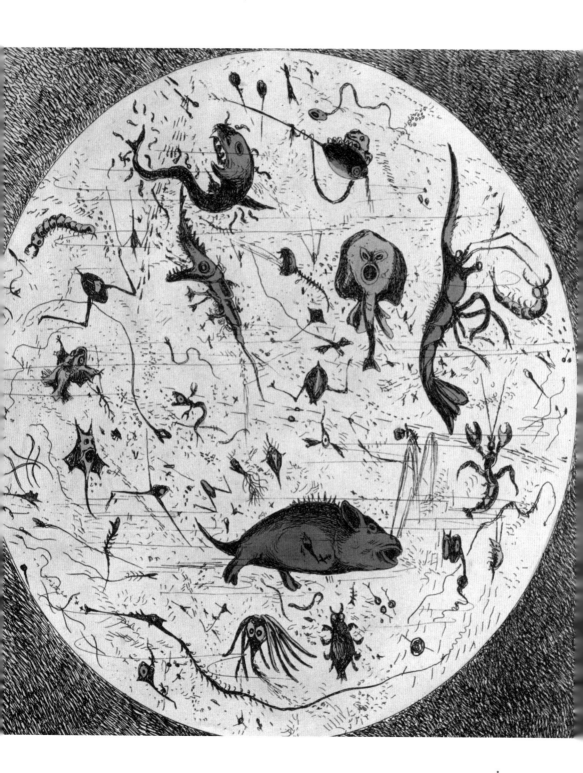

提出了挑战。经过一系列堪称高明的医学侦查工作，1854年，斯诺开始坚信是水中的某种东西导致了霍乱。

斯诺的"幽灵地图"

约翰·斯诺的故事和宽街水泵的撤除，对于预防霍乱的进一步暴发具有奇迹般的作用。1854年炎热的8月，居住在伦敦苏豪区黄金广场宽街40号的李维斯夫妇（托马斯和莎拉）的女婴病倒了，呕吐不止，排出绿色水样便，并发出"刺鼻的气味"。莎拉绝望地处理煮过的宝宝尿布，先在桶子里搓洗，然后把一部分水倒入自家门前地下室的化粪池里。第二天，他家楼上的邻居也都生病了；几天后，附近很多家庭生病，通常都是集体死在了自家黑暗、肮脏的房间里。10天之内，附近500个居民死亡，差不多是当地人口的10%。

约翰·斯诺是当地的医生，那时已经认为霍乱可能是由于吞下了被污物污染的水中"某种尚未明确的"感染性颗粒造成的，并且在1840年发表了第一份水源传播理论的报告。当1854年疾病流行侵袭苏豪区时，斯诺仔细检查了流行暴发中遇难者的饮水习惯。他注意到大多数得霍乱的人都是从宽街水泵中饮水，而水站就位于宽街40号。附近的厂房和酒厂有自己的供水，所以几乎没有人员伤亡。1854年9月7日，当地流行暴发开始两周后，斯诺说服当局拆掉了宽街水泵的把手。霍乱逐渐减退了。1854年秋季，斯诺绘制了霍乱死亡的"幽灵地图"和伦敦黄金广场地区水泵的位置。水源和疾病的关联并未立即得到重视，而水泵撤除时，疫情最严重的时期已经过去了。

在斯诺的直觉得到证实前，他便离开了人世。1858年，即他去世的那一年，伦敦经历了漫长而炎热的夏天，以及所谓的"大恶臭"（Great Stink）。在那个夏天，未经处理的垃圾漂浮在泰晤士河上，发出阵阵恶臭，以至于下院的成员们几乎无法工作。家家户户的窗户上都挂上了窗帘，而窗帘都在漂白粉中浸泡过。但即使这样也于事无补。感到窒息、恶心的政治家们扬言要搬离伦敦。此外，大多数公众认为这

10 天之内，附近 500 个居民死亡，差不多是当地人口的 10%。

种气味本身便是导致伦敦市民经常发生发热性死亡的原因。人们害怕这种"大恶臭"会导致这种流行的再次暴发。当时一位作家写道："恶臭是如此浓烈，我们完全有理由相信，它会上升起来，污染低空的空气。至少，如此程度的恶臭是达到历史高度了。"颇具讽刺性的是，英国医生威廉·巴德（William Budd，1811—1880 年）就曾被耸人听闻的预言忽悠，认为过多的臭气会大大抬高死亡率。他对 1858—1859 年的疾病和死亡报告进行了调研，发现：

奇怪的是，结果表明，不仅死亡率低于平均值，而且……发热、腹泻和其他类型被认为与呼吸毒气有关的疾病的患病率也明显降低。

斯诺的经水传播理论后来被罗伯特·科赫（Robert Koch，1843—1910 年）在 1883—1884 年证明是正确的，科赫在感染患者的饮用水、粪便和肠道中发现了"霍乱弧菌"（一种细菌性感染）。那时，人们已经花大力气建好了新的地下排污系统，并致力于改善公共卫生状况。大恶臭发生后，维多利亚时期的工程师约瑟夫·巴泽尔杰特（Joseph Bazalgette, 1819—1891 年）在 19 世纪 60—70 年代改革伦敦市排污系统中发挥了重要的作用，他所挽救的生命远比 19 世纪任何一位公共卫生官员都要多。正如詹纳的天花疫苗一样，这种成就告诉我们，要想预防疾病我们应该做些什么，哪怕是在科学家揭开疾病神秘的面纱之前。

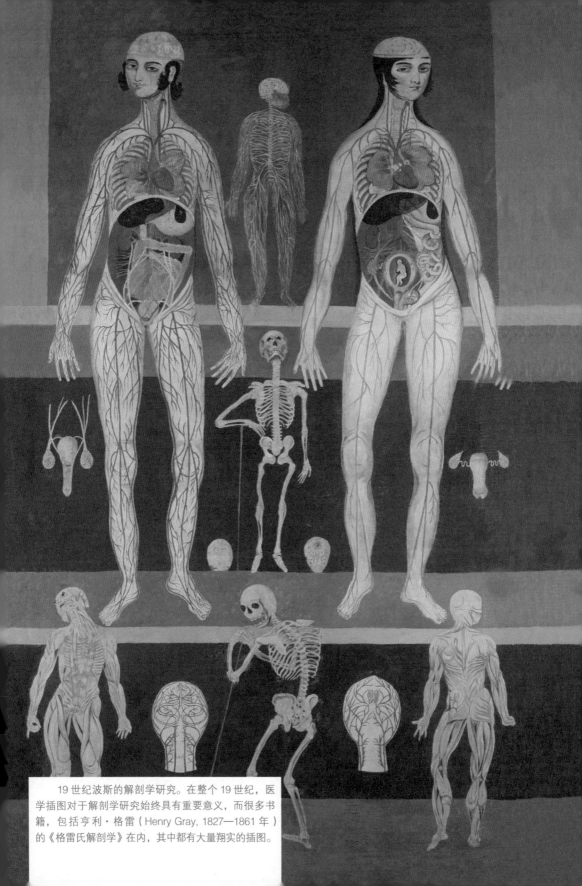

19 世纪波斯的解剖学研究。在整个 19 世纪，医学插图对于解剖学研究始终具有重要意义，而很多书籍，包括亨利·格雷（Henry Gray，1827—1861 年）的《格雷氏解剖学》在内，其中都有大量翔实的插图。

Chapter 2 | 第2章 |
血肉之躯

内部结构……大多是未知的；至少，人类的内部结构是这样，因而我们
不得不参考动物的内部结构，它们的自然结构与人类是相似的，应探查它们。

——亚里士多德（公元前 384—前 322 年）

一方面，医生和科学家们在争论疾病是不是由神秘的体液和瘴气所
致，与此同时，他们也开始探究人体的内部结构。盖伦大多数的解剖学
研究是基于动物的，直到 16 世纪安德里亚斯·维萨里（Andreas Vesalius，
1514—1564 年）通过解剖罪犯，方才改变了我们对人体的理解。维萨里
的这种做法维持了几个世纪，由此催生了众多科学发现和医学发现，其
中包括威廉·哈维（William Harvey，1578—1657 年）的血液循环论。自
18 世纪起，经由尸体解剖，有关人体病理改变的重要理论也出现了。外
科学从解剖学研究中获益匪浅，但是 18 世纪和 19 世纪初臭名昭著的"掘
墓盗尸人"无疑为这些成就抹上了一层阴影。19 世纪，有关异常和正常
器官、组织和细胞的作用与功能的知识开始形成，特别是鲁道夫·魏尔啸

（Rudolf Virchow）的贡献，他通常被称为"拿着显微镜的希波克拉底"。

打开身体：最早的解剖

基于宗教信仰的原因，古希腊和古罗马人禁止实施人体解剖。这主要是出于对死者的尊重，其次是由于当时的人们认为死者的身体仍然有部分的"意识"，因此埋葬时保留全尸是绝对正确的。Dissection（解剖）一词来自拉丁语 *dissecare*，意为"切开"，而 anatomy（解剖）差不多是直

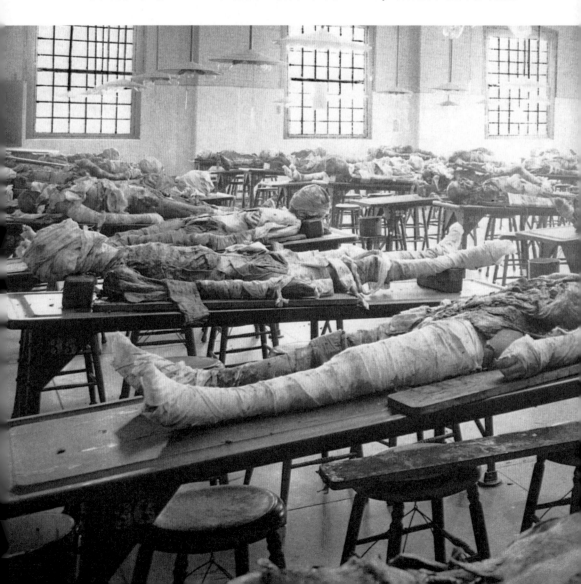

接借用了希腊语 *anatomē*，是由 *ana-*（彻底，全）和 *tomē*（切）组合而成。在埃及的亚历山大里亚，曾经有那么短暂的一段时间，自公元前 4 世纪至前 3 世纪，人体解剖被允许。卡尔西登的希罗菲卢斯（Herophilus of Chalcedon）和科斯的埃拉西斯特拉图斯（Erasistratus of Cos）对身体内部进行了研究并对罪犯进行了解剖。

后来，在公元 2 世纪，盖伦对死的（或者活的）动物进行解剖，然后在此基础上建立了人体解剖理论。他对猪、山羊和无尾猴，甚至有一次是对国王

1902 年，费城杰弗逊医学院的解剖室。

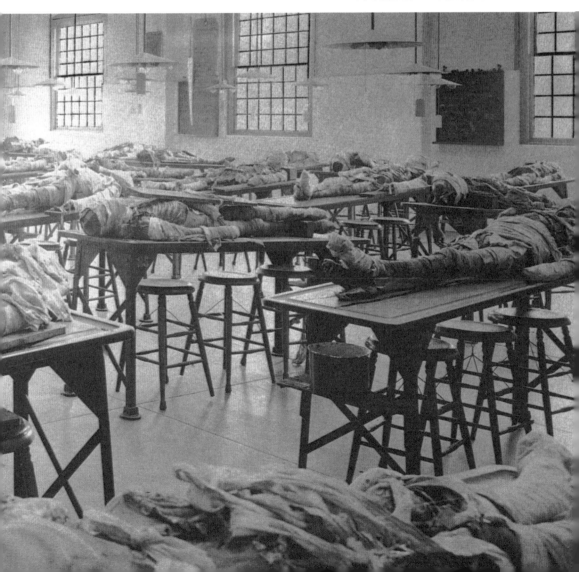

的宠物大象进行解剖，得以研究神经系统、大脑功能、心脏和其他各种器官。他指导学生们"不要有任何遗憾或同情地"切开动物，甚至是活着的动物（活体解剖）。传说，他最有名的绝活是能够切断活乳猪的脊神经，直至切到脖子上的最后一刀，乳猪方停止嘶叫。作为罗马的角斗士医生，他曾经观察胃部受伤的角斗士露在外面的器官，来研究人体的消化系统；毫无疑问，盖伦的确在他的能力范围之内，掌握了有关人体的知识。他对解剖结构的描述大多是根据动物来推断的，而他主要的著作得以保持权威长达几个世纪。

据记载，在1315或1316年，欧洲基督教世界开展了第一例人体解剖的公开演示，地点位于意大利的博洛尼亚市。罗马天主教会开始逐渐接受人体解剖作为医学教育的辅助手段，尽管每年被允许解剖的数量很少，仅限于少数死刑犯，解剖后可获得教会的安葬。一般解剖动刀的活儿都交给助手来做，而"大牌"教授们只需要宣读盖伦的字句即可。

血淋淋的绞刑架与维萨里的血肉躯体图

病人父亲：

　　当然，你的推理非常具有说服力。唯有一件事让我很诧异：那便是肝脏和心脏的位置。在我看来，你似乎是弄错了，心脏理应在左边，而肝脏在右边。

假医生：

　　是的，曾经的确是这样的；但我们已经完全改了。如今的医学已经今时不同往日。

——莫里哀（Molière, 1622—1973年），

《屈打成医》（*Le Médicin malgré lui*）

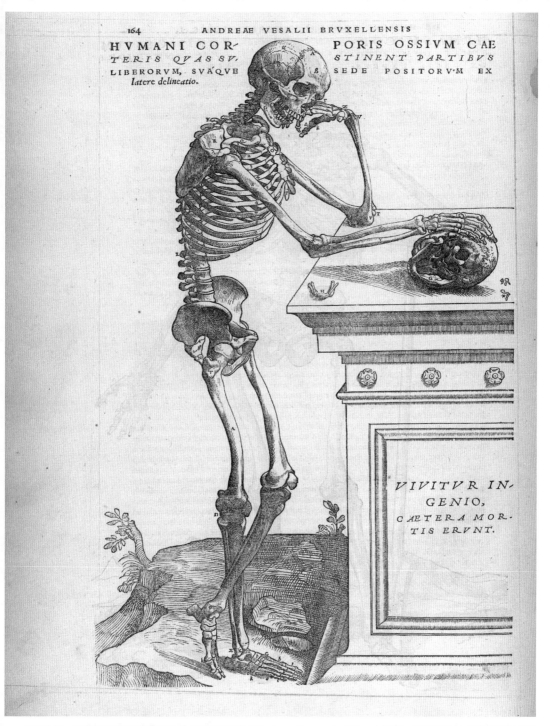

1543 年，维萨里不朽的插图著作《人体之构造》（ *De humani corporis fabrica* ）发表，使他成为从古到今最有名的解剖学家之一。在这幅插图中，骨架自然的姿势，栩栩如生，让读者可以理解关节是如何构成的。正在思考的头颅既是一种解剖学表现，也是现世生活的再现。

1536 年，在一个漆黑的夜晚，年轻的佛兰德解剖学家安德里亚斯·维萨里正走在回家的路上。突然，他看到卢万城墙外绞架上挂着一具死刑犯的尸体，立即产生了兴趣。在他的朋友数学家兼内科医生嘉玛（Gemma Phrysius）的帮助下，他将尸体偷进了城里。为防止烂肉腐败散发的臭味，他小心地把所有骨头煮熟，然后把骨架拼在一起，并用其他尸体上的骨头补充了遗失的骨头。于是，他就有了一具完整的人体骨架。在接下来短短的几年里，维萨里解剖了很多尸体——其中大多是死刑犯或从坟墓里偷来的。

维萨里是少数几个敢于挑战盖伦的人之一，他纠正了盖伦的很多解剖学错误，比如盖伦的遗漏（"亚当的肋骨"）。维萨里发现男人同女人一样，都是一侧 12 根肋骨。维萨里准确描述和绘制了骨骼、肌肉、血管、神经系统和身体内部柔软的器官，尤其是包裹在腹腔和胸腔内的器官。在一段时间里，很多有学识的医生依然执着于盖伦长期以来备受推崇的教条，尽管证据确凿，但是有些人仍然试图辩解说或许是人类的身体在历经几个世纪后发生了改变。

16 世纪，解剖学成为一种公共景观，在医学和外科学中心纷纷建起了解剖学"演示厅"，尤其是在意大利。帕多瓦、爱丁堡、乌普萨拉（瑞典东南部城市）、巴塞罗那和莱顿等地至今仍有保存完好或者重新修葺的解剖演示厅。1543 年，维萨里对雅各布 (Jakob Karrer von Gebweiler) 的尸体进行了解剖，后者是一名恶名昭彰的重刑犯，来自瑞士的巴塞尔。维萨里把骨头重新组装，并将骨架赠予巴塞尔大学，今天我们仍然可以在那里看到这具史上最古老的解剖学标本。

威廉·哈维与血液循环理论

1628 年，英国内科医生威廉·哈维发表了著作《动物心血运动的解剖研究》（*Exercitatio anatomica de motu cordis et sanguinis in animalibus*）。哈维

一生最著名的发现当属血液循环理论。他曾就读于剑桥大学，之后到意大利帕多瓦大学游学。帕多瓦是欧洲最知名的理科大学，伽利略（Galileo，1564—1642年）曾在这里担任数学教授，维萨里也曾于16世纪40年代在这所学校恢弘的解剖演示厅里实施公开解剖，并有鲁特琴的音乐声伴奏。

当哈维回到英格兰，他很快成为一位功勋卓著的医生，一位御医，以及一位执着的实验主义者。他开展动物解剖和活体解剖，并在"实验和观察"的基础上发展理论。哈维准确地描述了血液的肺循环。哈维认为心脏作为泵，推动着血液循环。他称，心脏是"一切生命的基础，一切的起源"。经过论证，他得出如下结论：血液是循环流动的，在静脉和动脉中不断地循环，再不断地回到心脏。暗色的静脉血流向心脏的右心室，鲜红的动脉血从心脏的左心室流出。血液通过心脏左右心室之间的通道流经肺脏（而不是像盖伦所认为的通过隔上看不见的微孔）。

哈维将自己的成就归功于帕多瓦的时光："我承认我学习和教授解剖学不是从书本上，而是从实体解剖中；不是从哲学家的立场，而是从自然的纹理之间。"他还受到了其他科学家及其发现的影响，其中包括在帕多瓦的授业恩师西伦姆斯·法布里克斯（Hieronymus Fabricus of Acquapendente，1537—1619年）医生，他曾描述了静脉瓣。一个有趣的问题是，哈维等人是否了解叙利亚伊本·那菲斯（Ibn al-Nafis，1210/1213—1288年）在13世纪对"血液小循环"的描述。那菲斯思辨推断出血液是从心脏的右侧运送到左侧，途经肺脏，这与盖伦观点是相反的，盖伦认为血液在人体内循环时有动脉和静脉两个独立的系统。

探索和命名人的内部结构

尽管哈维的血液循环理论在多年内并未被广泛接受，但它对科学的影响却是深远的。17世纪，很多其他的实验被开展，使得科学家能够开始更

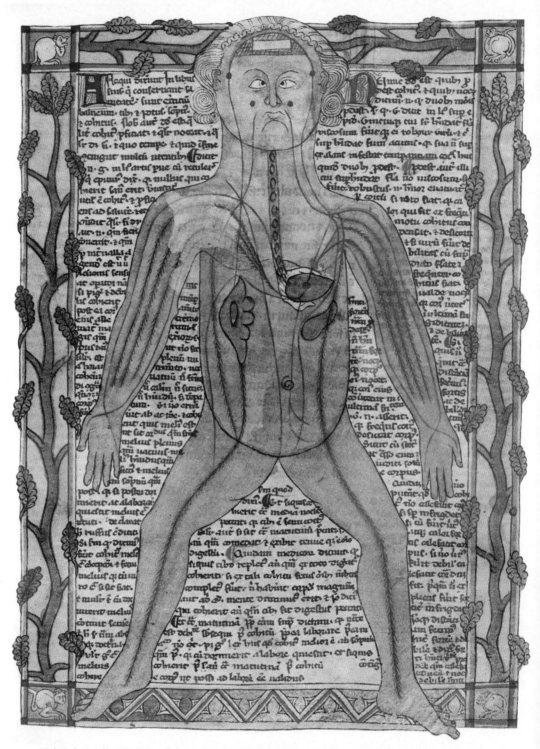

历史上有关人体的艺术品。我们可以看到人体内部器官和血管的状况。1628 年，威廉·哈维发现血液在人体内循环运行，而不是像盖伦描述的，血液是从心脏和肝脏流向四肢，在那里被消耗掉，并通过某种方式"再生"。

加准确地描述心脏、血液、肺脏、动脉、静脉、毛细血管、腺体、淋巴和神经系统的作用，以及后来更好地理解消化、呼吸、生殖和肌肉的功能。

人体新的部位逐渐被发现和命名。欧洲各地的解剖学家纷纷宣称自己有了关于人体内部构成的新发现，开始互相为自己是否发现人体之前未知的部位争论不休。法罗皮奥管（输卵管）、欧斯塔奇管（咽鼓管）、威利斯氏环（脑底动脉环）、希厄维尔斯导水管（中脑导水管）、马尔比基层（表皮生发层）、斯卡帕神经节和斯卡帕三角（股三角）等等，这还只是一些现在的外科医生比较熟悉的身体器官，都是用发现者的名字来命名的。英国内科医生兼解剖学家托马斯·威利斯的著作中描述了大脑、脊髓和神经系统，其中脑底动脉环（又称威利斯氏环），便是用他的名字来命名。解剖时，他试图将不同疾病的症状，包括"躁狂症""忧郁症"和"歇斯底里症"与大脑的病变联系在一起。直到今天，大脑仍然被视为人体最为复杂的器官之一。

一些解剖学家还把自己的遗体捐赠出来，供后人研究。意大利解剖学家兼外科医生安东尼奥·斯卡帕（Antonio Scarpa, 1752—1832 年）便是一位捐赠者，他的头、两个肾脏和四根手指都被腌制、肢解，今天我们在意大利帕维亚的大学历史博物馆中仍然可以看到。

显微镜——但还没有看到微生物……

对于大多数疾病来说，解剖学既没有告诉我们病因，也没有告诉我们治愈的方法，那么我想，它对于解除人类的疼痛和病症便没有什么助益。

——约翰·洛克（John Locke），约 1668 年

16 世纪末，显微镜的发明对于科学家来说是十分重要的。英国博

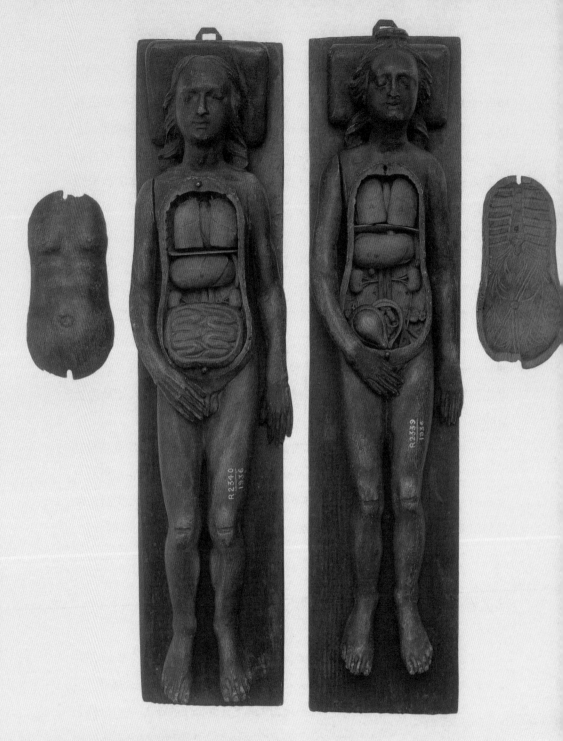

这些 17 世纪的解剖模型直接明确地展示了人体的主要器官。截至 19 世纪，医学对人体之结构组成的理解已见雏形。

物学家罗伯特·胡克（Robert Hooke，1635—1703 年）用新发明的显微镜透镜观察软木塞的薄片，并发明了"细胞"一词。与此同时，安东尼·范·列文虎克（Antonie van Leeuwenhoek，1632—1723 年）用显微镜在唾液和痰液标本中发现了被他称为微动物（*animalcule*）的东西。在当时，微动物并没有被认为是能够传播疾病的生命体或微生物，这一谜题直到 19 世纪才被路易·巴斯德（Louis Pasteur）和罗伯特·科赫所破解（参见第 3 章）。

的确，这些实验是如此的激动人心和具有革命性，它们开启了现代医学科学的肇始，但是当时依然存在着花样百出、千差万别的有关躯体、精神疾病病因的理论。17 世纪末，佩皮斯亲眼见证了当时开展的多个实验，包括输血的早期尝试。他曾评价罗伯特·胡克 1665 年的著作《显微镜学》（*Micrographia*），用透镜打开了他的视野，是他"平生读过的最具有独创性的书"。然而，当他试图解释自己多次得病的原因时，他把它们归咎于多重因素，并将多种观念和解决办法进行了排序。

他强调是"冷"，即黏液的作用，在从 1660 年到 1669 年的日记中，他上百次记录到"着凉"。因为冷阻塞住毛孔，使得腐败的体液无法正常排出。他认为这是天气的原因，而天气还导致了其他的不适，诸如丘疹、瘙痒、尿痛。有时，他也会说是自己的愚昧所致：忘记戴假发，站在风口，穿了潮湿的衣服。1662 年 11 月 2 日，他潦草地写道："回家卧床，因为小便时有点疼，可能是早上光着脚磨鸡眼的时间太长，着凉了。"

从床边到停尸间："疾病的位置"

18 世纪，医生不再只是对住院病人做临床检查，更要对死者进行尸体解剖，将症状与病理改变联系在一起，从而拓展了理解疾病的方法。意大利解剖学家乔瓦尼·莫干尼（Giovanni Morgagni，1682—1771 年）构想了一个大胆的课题，即"基于病变尸体的解剖做出诊断"。1761 年，他在《论用解剖学探查疾病的位置与病因》（*De sedibus et causis morborum per anatomen indagatis*）一书中发表了几百篇报告。这一被称为临床病理学或病理学的新兴领域，很快与巴黎市大规模的都会医院联系在一起，这些医院大多是在 1789—1799 年法国大革命后兴建的。

巴黎解剖学家比沙（Marie-François-Xavier Bichat, 1771—1802 年）曾写道，"剖开尸体：所有的黑暗立刻在你面前消散了，只有视线无法被挪开。"据说，为了能够有最多的机会解剖尸体，他有时会睡在巴黎主宫医院的停尸房里。巴黎成为著名的"尸体的首都"，吸引了来自整个欧洲和美洲的学生。然而无论如何，这一发展并没有对研究和理解发热产生更大的帮助。

发热对于医生们而言，始终是一个复杂的领域。有关发热的描述各种各样，根据外观或疾病的症状，可分为：猩红热、黄热病、斑点热、胆汁热、炎症热或者歇斯底里热；根据发热症状的周期性或严重程度，可分为：间歇热、恶性热、腐败热或瘟疫热；按照季节或地区分布，可分为：秋季热、饥荒热或监狱热。

观察病房内发热的症状并通过尸解检查内在病灶，医生们可以愈加准确地分辨不同的疾病。不同种的发热会在特定的器官和组织上留下印记或病损。在 19 世纪中期以前，斑疹伤寒热（typhus fever）与伤寒热（typhoid fever，或 enteric fever，即肠热）是通过其病理征象而非发热的症状进行鉴别的。伤寒病人在尸检时会看到小肠有病理病变；而斑疹伤寒的病人则不存在病变。但这仅仅是解答了谜题的一部分。差不多又过了 50 多年，这两种感染性疾病的根本病因才得以找到，才在科学的基础上划定了二者的界线。在 19 世纪 80 年代，人们发现伤寒是经由被污染的水传播的；1909—1910 年，斑疹伤寒被发现是经由体虱传播的。二者都与肮脏、贫穷和不卫生有关。

结核病，又被称为痨病，是19世纪人类首要的死因之一，而当时人们对它却知之甚少。19世纪初，法国内科医生勒内·雷内克（René Laënnec, 1781—1826年，因发明听诊器而闻名于世）发现了肺、肠、肝脏或大脑上的结节（小瘤子），提示该病可能是由单一病因所致。1882年，科赫发现了导致结核病（缩写为TB，最初代表的是结核杆菌）的细菌。雷内克还发明了"肝硬化"（小组织的生长，会导致肝细胞再生）和"黑色素瘤"（暗色区域，提示皮肤癌的存在）两个词，他本人也死于结核病，终年45岁。

解剖学之于外科学的重要性

很快，解剖死者被视为用外科拯救生者的关键。解剖学和外科学变得犬牙交错、亲密无间，两者关系越来越被医学专业人士所看重，即在外科医生在病人身上舞锯弄刀之前给以解剖学的培训，使之全面地了解人体是至关重要的。正如伦敦圣巴塞洛缪医院（St. Bartholomew Hospital）的外科医生约翰·阿伯内西（John Abernethy，1764—1830/1831年）告诉学生们的那样，"获取知识的途径只有一条……我们必须与逝者为伴。"尽管有些灰暗，但外科医生—解剖学家（历史上，兼任解剖医生和外科医生的"医生"有别于"内科医生"，其地位明显较低。——译者）汲汲于解剖学这一重要知识的故事仍然堪称医学史上最摄人心魄的记录之一。

很多有影响的医生都建立起自己的私立医学校，一边做解剖，一边为学生讲授外科学和解剖学。出生于苏格兰的外科医生—解剖学家兼产科医生威廉·亨特（William Hunter, 1718—1783年）开办了伦敦最为有名的医学校。他的弟弟约翰·亨特（John Hunter, 1728—1793年）也是一位技艺娴熟的解剖学家。1789年，当年轻的菲利普·费西克（Philip

> 获取知识的途径只有一条……我们必须与逝者为伴。
>
> ——约翰·阿伯内西

Syng Physick, 1768—1837 年）同自己的父亲从费城来探访约翰·亨特时，费西克的父亲就提出要了解一下亨特将如何教授自己儿子外科学知识。亨特指着他的解剖室和几具已经剖开的尸体，回答道，"这些是您儿子在我的指导下要学习的'书'……至于其他的（印刷书）就所用不多了。"费西克后来将亨特的方式带到了美国。伦敦外科医生阿斯特利·帕斯顿·库珀（Astley Paston Cooper, 1768—1841 年）注意到：

> 没有解剖，便没有解剖学……我不会和一个不熟悉解剖学却试图做手术的人待在一个屋子里……如果他不曾在死人身上动过刀，他势必会毁掉活人。

"偷尸人"

很快，解剖或尸检迫切地需要越来越多的尸体。以 16 世纪的英国为例，理发师—外科医生的团体获准每年有权解剖 4 具死刑犯的尸体；一个世纪后增加到 6 具。18 世纪中期，法官判处谋杀犯死罪，之后也可用于解剖。即便如此，合法的尸体数量远远不能达到解剖学家的需求。那么该想点什么其他办法呢？

从坟墓里偷刚刚掩埋的新鲜尸体似乎是一种选择。他们会聚集一伙人趁夜深人静之时挖坟掘墓，这其中往往会有医学生。他们会用铁锹把棺盖撬开，然后小心地把尸体搬出来，以确保不会有衣物或其他物品被顺走。因为如果有这样的事情发生便会被视为"贼"，而尸体不是"财产"（即使盗墓本身已经是违法行为）。这种团伙会将尸体放进袋子里，然后飞奔到某个解剖学校的后门。人们把他们叫作"偷尸人"，解剖学家会把他们叫作"尸体复活者"。成人尸体被隐讳地称为"大号"，小孩尸体或者小个子的尸体（即所谓的"小号"）则是按照身高来出售。大卫·帕特森是外科医生兼解剖学家罗伯特·诺克斯所开设的私人解剖学校的门房，其职责包括：

看门、清洗和打扫屋子，生火看火，擦洗桌子，清除和掩埋解剖室里的内脏；将准备带到教室的尸体清洗干净；侍候学生，帮他们做一些零碎的工作，比如洗骨头，刮骨，将解剖衣送洗（由帕特森的母亲和姐姐来做），并时刻准备接收包裹（即尸体）以及去找尸体。

在解剖台上——鲜血四溅、内脏四溢

外科医生—解剖学家及其学生们不得不身手敏捷地剖开解剖台上的尸体。解剖前要穿上围裙（但没有手套），解剖过程要按顺序进行，一般是按照不同身体部位腐烂的速度不同来确定。首先，打开腹腔，把大肠、长长的小肠、脾脏、胆囊和胰脏拿出来；接着是肺脏，不过得先用钢锯锯开胸廓。之后，要取出心脏——17世纪末被认识到是生理系统的中心，再者是剩下的重要器官：大脑、肝脏、膀胱、肾脏和生殖器官。最后是腐烂速度最慢的肌肉，需要从骨头上剥下来，剩下的骨头可以用线再串成一具彼此相连的骨架。

器官通常要风干然后腌制，一般放在酒精（19世纪晚期开始用福尔马林代替）中保存。有色树脂和蜡被注入器官、血管和软组织内。医学生被鼓励触摸和检查每个器官，甚至品尝体液的味道，比如胃液和尿道中的黏液。对于一些医学生来说，解剖台的恶臭和对解剖的恐惧是难以承受的，而对于另一些来说，知识的获得以及最终对人体的理解则意味着掌握了拯救他人性命的技能。一位颇具批判精神的报纸记者写道，"一天过去了，但几乎没有人会谈到又有新的受难者因为'科学兴趣'而理所当然地'光荣牺牲'了。"

对于很多人，特别是那些深信在上帝最后审判日时必须保持身体的完

解剖的血腥事实

作曲家埃克托·柏辽兹（Hector Berlioz, 1803—1869 年）在 18 岁时按照父亲的意愿进入巴黎的医学院，结果 5 年后退学。他在《回忆录》中写道：

> 我走进那间可怕的人类停尸房，残断的四肢满地都是，可怕的面孔、劈开的头颅，一摊摊的血泊，一群群的麻雀争抢着肉渣，角落里的老鼠还在啃噬着流血的椎骨，一种恐惧感涌上心头，我从窗户一跃而出，赶忙逃回家去……与其被迫进入这个行业，我宁愿去死。

他揭开了医学训练的实情：肮脏的医院，悲催的医学生，可怕的尸体，尖叫的病人，濒死者的呻吟和喉音。这似乎"完全有悖于我原本的生活状态，让人恐怖而又绝望"。

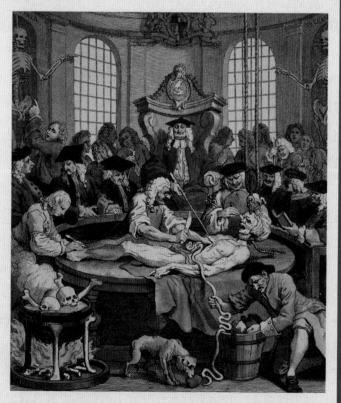

威廉·贺加斯（William Hogarth）的雕刻画《酷行的奖赏》（*The Reward of Cruelty*，1751 年），描绘了公开解剖一名罪犯的恐怖场景。

整才能进入天堂的人来说，一想到死后可能会被解剖，他们就吓得汗毛倒立。人们还为富人发明了铁笼子（尸体保险柜）来防止尸体被盗。然而，约翰·亨特还是想方设法"购得"了查尔斯·伯恩（Charles Byrne, 1761—1783 年）的尸体。伯恩身高近 8 英尺（约 244 厘米），是著名的"爱尔兰巨人"，并凭借"世界上最高的人"的称号谋生。有关他的故事有这样一个版本，他说服他的朋友们，在他死后把他的尸首安置在海边铅制的棺材中，确保他不会被解剖掉。尽管计划周详，但是他死后不久，他的骨架还是被装在一个华丽的玻璃箱中，陈设在约翰·亨特的博物馆中。可以想见，肯定是亨特收买了看守尸体的人，花高价买了下来。亨特没有解剖尸体，而很可能是将其煮熟后做成了骨架。"爱尔兰巨人"的骨架，目前仍然可以在伦敦亨特博物馆里看到。现在看来，他的巨人症是因为患有由一种罕见的基因突变引起的垂体肿瘤所致。

伯克的躁狂

> 伯克是屠夫，黑尔是盗贼。
> 诺克斯来买牛肉。
>
> ——无名氏

臭名远扬的盗尸贼最终在 1828 年走到了尽头。威廉·伯克和威廉·黑尔，住在苏格兰爱丁堡一间廉价的公寓里，二人发现如果把人的尸体卖给当地的外科医生兼解剖学家罗伯特·诺克斯，可以发一笔横财。他们把尸体送到诺克斯门房帕特森那里，由他负责接收，第一次送去的尸体是一位正常死亡的老人，但后来交易的尸体都是死于非命的（穷苦的）流浪汉或妓女。伯克和黑尔会给他们灌酒，等到喝醉失去意识，就把他们闷死。

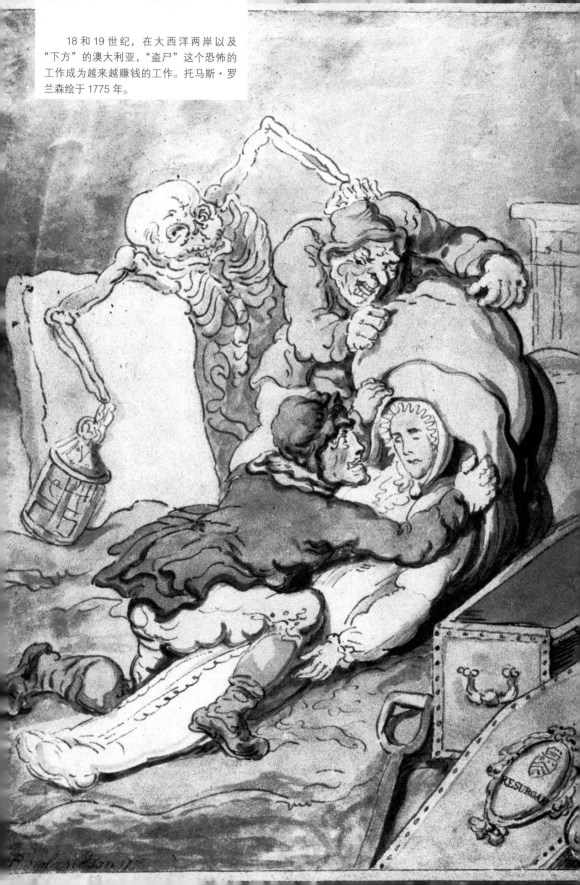

18和19世纪，在大西洋两岸以及"下方"的澳大利亚，"盗尸"这个恐怖的工作成为越来越赚钱的工作。托马斯·罗兰森绘于1775年。

最后，他们对第 16 个被害人、年迈的爱尔兰妇女玛丽·多彻蒂行凶后被捕，他们在 1828 年 10 月 31 日谋害了她。在将她的尸体运到诺克斯的解剖学校之前，伯克和黑尔举行了一个万圣节派对，他们用开玩笑的方式告诉客人们不要到伯克的床边去。由于被吊起了胃口，客人们偏偏这么做了。于是他们发现了藏在一捆稻草底下的玛丽·多彻蒂的尸体。伯克和黑尔赶紧把她送到帕特森那里，但为时已晚，警察已经立案调查了。二人被捕：黑尔作为证人告发了同犯，而伯克被处以绞刑，之后他的身体也被解剖了。他的遗骸被当作"纪念品"放在爱丁堡皇家外科学会外科大厅博物馆展出，正如当时的地方法官所说，"这样，后世子孙可以记住你犯下了怎样的滔天罪恶。"黑尔后来失踪了，诺克斯则离开了苏格兰。

盗尸贸易依然存在于西方部分国家。英国于 1832 年通过了《解剖法案》，解剖学家可以合法地获得"无人认领的"穷人尸体，以供"解剖检查"之用。这意味着在原则上，任何死于医院、工厂、监狱或其他慈善机构的人，只要没有特别说明他们不想被解剖，或者是在 24 小时之内没有亲戚前来认领，就合法地成为解剖学家的"财产"了。

著名的医学教科书《格雷氏解剖学》（*Gray's Anatomy*, 1858 年）很可能就是基于"合法批准的尸体"，插图由亨利·范戴克·卡特（Henry Vandyke Carter, 1831—1897 年）绘制，该书直到今天仍在再版。伦敦圣乔治医院的亨利·格雷称，写该书的目的是要"让学生和从业者对人体解剖有更准确的把握，尤其是将这门科学更多地应用到外科实践中"。

实验室科学和细胞

19 世纪见证了很多有关人类身体和精神的医学发现。实验室以及医院太平间和解剖台，让越来越多的科学家和医生得以动手实验并发展新的专业领域。实验生理学便是一个这样的领域。著名的法国生理学家克洛德·贝尔纳（Claude Bernard，1813—1878 年）提出了"稳态"的概念，以及很多生理学参数，比如温度和血糖。稳态的概念帮助我们解释了有机体如何通过维持在一个很窄的范围内发挥功能。他在研究胰腺和肝脏的功能方面开展了重要的工作，并且都是在动物实验的基础上，认为实验室是医学科学真正的圣殿。

鲁道夫·魏尔啸是这一阶段另一位顶级的科学家，被誉为德国"病理学之父"，"拿着显微镜的希波克拉底"。他将肉的切片和血液的涂片放在显微镜下观察，发现在肉眼看来没有分别的一块肉，事实上是由无数个细胞构成的，而这只有在显微镜下才能看到。他认识到，细胞是生命的基础，并在他的《论细胞病理学》（*Die Cellularpathologie*，1858 年）中表述了这一观点，还留下一句名言"所有细胞都来自细胞"。魏尔啸发现并命名了白血病 [leukaemia，来自希腊语 *leukos*（白色的）和 *haima*（血液）]，描述的是白细胞的异常增殖。他认为疾病都是由于细胞内发生异常改变所致，经过细胞分裂和传播到身体的其他各处致使病情加重

"游走的胃"

一些生理学家认为胃是碾子，也有一些认为它是发酵桶，还有一些认为它是炖锅。

——威廉·亨特

古希腊人早已在询问消化的问题，几个世纪后，这个问题进入了科学界。1822 年，加拿大的国界处发生了一桩怪事，一个年轻皮草贸易商的胃部被子弹射伤，美国陆军外科医生威廉·博蒙特（William Beaumont）在给他治疗时，亲眼看到了消化是怎么回事。博蒙特为了不让胃里的内容物从伤口流出来，不得不给他装了一个塞子，并用绷带固定起来。不过，伤口的洞让博蒙特得以观察到神奇的消化过程。在大量实验的基础上，他发现胃液可分解胃里的食物并且在消化过程中起重要作用。

超出控制；从而开启了肿瘤学（癌症）的现代研究。

19 世纪中叶，疾病逐渐被西方医学重新认识，即病灶位于器官、组织和细胞，而不是"体液"之中。但是，对于很多致命性的和致衰性的疾病来说，问题依然存在，人们需要做的首先是寻找病因，然后是解决公共卫生学家和接触传染论者之间的争论（即瘴气论和接触传染论之间的争论。——译者）。

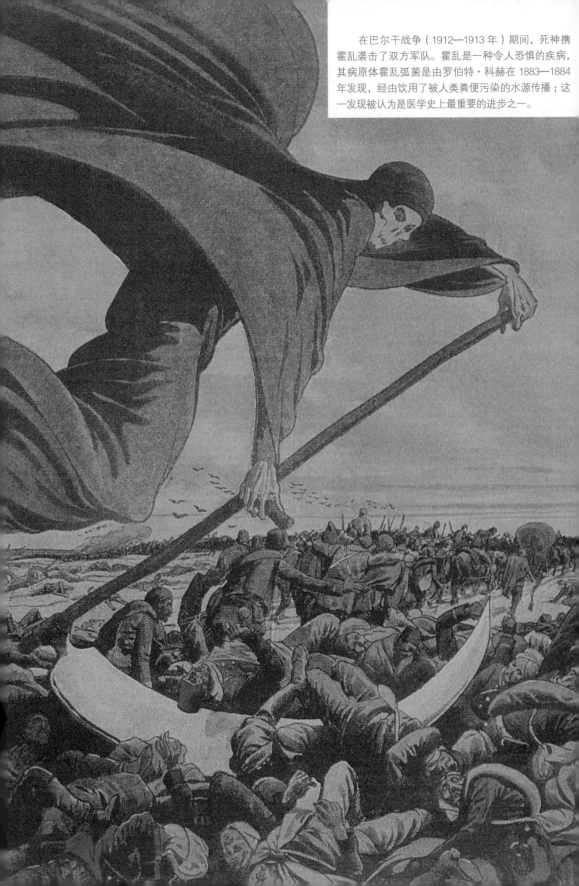

在巴尔干战争（1912—1913 年）期间，死神携霍乱袭击了双方军队。霍乱是一种令人恐惧的疾病，其病原体霍乱弧菌是由罗伯特·科赫在 1883—1884 年发现，经由饮用了被人类粪便污染的水源传播；这一发现被认为是医学史上最重要的进步之一。

从细菌到基因

微生物如此之小，

小到你根本无法看出，

乐观之人如此之多，

希冀用显微镜将其看穿。

——希莱尔·贝洛克（Hilaire Belloc, 1870—1953 年），摘自
More Beasts for Worse Children（1897 年）一书的"微生物"一节

19 世纪 60 年代，法国化学家路易·巴斯德的伟大发现表明，"微生
物"并不会像一些人认为的那样"自然发生"，而是存在于空气中。巴斯
德的研究推动了公众对"细菌理论"的理解，这堪称医学发展史上最伟大
的里程碑之一。德国医生罗伯特·科赫也对这一领域做出了重要的贡献，
19 世纪 90 年代，他发现了结核病和霍乱的致病菌，而这两种疾病正是当
时人们最为害怕的杀手。传染性疾病的其他病因也陆续被发现，比如疟疾
寄生虫被发现是由蚊子传播的。截至 20 世纪 30 年代，导致流感和脊髓骨
灰质炎（俗称小儿麻痹症）的病毒也被发现。对于人体的构造也有了新的

视角，生物化学、生理、免疫和遗传因素以及生活方式的危险因素都被视为健康或是生病的决定因素。1953 年 DNA 分子结构的发现和 1990 年人类基因组计划的启动，都为理解传染性和非传染性疾病的病因增加了新的维度。

早期的"细菌理论"

　　路易·巴斯德是斯特拉斯堡大学和里尔大学的教授，并在巴黎多个学术机构任职。他对发酵的研究为酿酒业解决了实际问题。他发现将酒加热到 50℃，即可杀死导致变质的酵母，而将牛奶加热处理也可以防止其变酸。此外，他通过实验发现，被人们广为接受的微生物"自然发生说"（认为活的有机体可以从无机质中出现）是错误的。巴斯德进一步解决了蚕的传染性疾病问题，这一疾病一度威胁到了法国的丝绸业。他明确提出疾病是由活的有机体引起，并从 19 世纪 70 年代开始发表人类疾病的"细菌理论"。

路易·巴斯德挑战旧的医学理论

　　我恐怕你引用的实验会不利于你啊，巴斯德先生。你要带我们前往的世界实在是太奇妙了。

——《新闻报》（*La Presse*），1860 年

　　1881 年巴斯德演示的动物炭疽疫苗实验，大概是他最为大胆的公开实验。他最大的竞争对手罗伯特·科赫已经成功分离出导致炭疽的"细菌"，即一种细菌微生物（参见本章"罗伯特·科赫与细菌理论的发展"）。巴斯德的实验不仅证明了疾病是由细菌所致，同时也证明了疫苗的价值。炭疽是一种致命性的疾病，不论对于动物还是人类。他将炭疽细菌

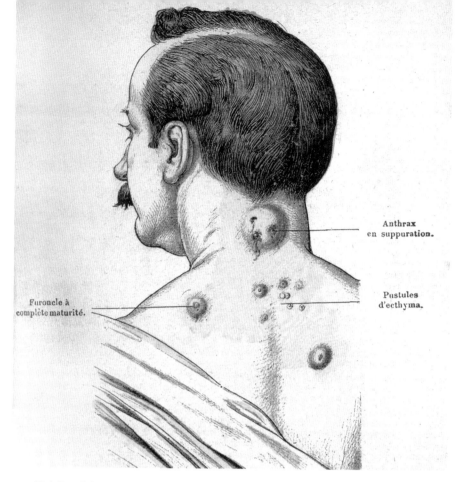

Anthrax
en suppuration.

Pustules
d'ecthyma.

Furoncle à
complète maturité.

炭疽是一种会累及动物和人的危险疾病，并且可能致命。该图展示了炭疽的症状表现。巴斯德发明了炭疽疫苗和狂犬病疫苗。

暴露于空气中，降低其毒性，从而制成了炭疽疫苗。同时，依然有很多人强烈地反对"细菌理论"，其中以德高望重的兽医希波吕忒·罗西尼奥尔（Hippolyte Rossignol）最为强烈，他是《兽医学杂志》（*La presse veterinaire*）的主编。为挑战巴斯德，罗西尼奥尔在自己位于巴黎东南部的农场上试验这种疫苗，满心想要羞辱这位"自命不凡的"科学家。

一群绵羊、山羊和奶牛被接种了巴斯德的疫苗，另外一群农场的动物则"未施加保护"。一个月之后，所有动物都注射了三次致命的炭疽。两天后，即1881年7月2日，巴斯德及其同事查尔斯·尚伯朗（Charles Chamberland，1851—1908年）和埃米尔·鲁（Émile Roux，1853—1933

年）在新闻记者的瞩目之下步入了农场。接种过疫苗的动物健健康康地在他们周围欢腾，而另一边，没有接种的动物苟延残喘，两只有幸活下来的绵羊踉跄了几步，然后就死在了大家面前。伦敦《泰晤士报》驻巴黎的记者亨利·德·布洛维茨（Henri de Blowitz）直接给伦敦发电报说"普宜堡农场的实验是一次完美的成功"；报纸称巴斯德是"法国的科学荣耀之一"。

"巴斯德研究所"成立于1888年，其资金主要来自公众募资，巴斯德担任所长直到1895年去世。他的名字依然存在于我们的日常生活中，比如当我们喝巴氏消毒过的牛奶，或者吃巴氏消毒过的奶酪时。

罗伯特·科赫与细菌理论的发展

是先有细菌再有疾病，还是先有疾病再有细菌呢？我们仍然没有答案……我心里想说先有细菌，但我的理性一直在说"恩，等下，等下"。

——卡尔·蒂尔施，约1875年

卡尔·蒂尔施（Karl Thiersch，1822—1895年）是一位和巴斯德同年的德国外科医生，是对细菌引发疾病的作用产生怀疑的众多人之一。尽管是巴斯德为找寻"细菌理论"的证据搭建了舞台，但却是他的对手罗伯特·科赫找到了导致特异性疾病的特异性微生物，并为无数让人束手无策的问题提供了答案。对于很多困扰人类逾千年的传染性疾病，科赫和巴斯德一样，坚信微生物可能是造成它们的元凶。他的导师雅各布·亨勒（Jacob Henle）在1840年发表了关于瘴气和接触传染病的文章，提出是看不见的、有生命的微生物引发了传染病，并得出结论：这些微生物可能是非常重要的。科赫一定是注意到了这种观点，而愈加坚定地要去证明就是这么回事。

科赫在细菌学领域的第一项成就，是1876年对炭疽病的研究。法国医生卡西米尔·戴维恩（Casimir Davaine, 1812—1882 年）的研究是起点，他在 1863 年证明炭疽病是由血液中一种小棒状的结构所致。科赫描述了炭疽杆菌完整的生命周期，并在动物实验中成功复制了这一疾病过程。他由此证明炭疽杆菌可在动物之间传播，之后他发现了一个重要的事实，细菌可以形成"休眠芽孢"，隐匿于土壤中休眠多年。这便是兽群中会自发发生炭疽流行的原因。著名的植物学家兼细菌学家费迪南德·科恩（Ferdinand Cohn）认识到科赫工作的重要性并积极地给予支持。

科赫先后在布雷斯劳（Breslau）和柏林工作，发展了很多用于细菌观察、染色和生长的新技术。他采用染料对细菌进行染色制备，如将亚甲蓝加入苛性钾中；他还发现了用于细菌培养的固体培养基，由此可获得比普通液态培养基更好的结果。他首先选择用土豆，后来同事妻子建议尝试琼脂（一种海藻的提取物），因为琼脂用来做果冻特别好。科赫的助手朱利叶斯·理查德·佩特里（Julius Richard Petri, 1852—1921 年）设计了玻璃培养皿，来培养细菌菌落用于研究。佩特里培养皿现在仍然被医学科学家在使用。通过将琼脂抹在培养皿上，科赫和他的团队发现了培养任何细菌的方法，并且将污染的常见问题减到了最少。科赫还描述了很多必要的条件，以"证明"某种疾病是由某种"病菌"（germ）引起的。这后来发展成为人们所熟知的科赫法则。

科赫另一个重要的成就是他在 1882 年发现了结核分支杆菌，从而揭示了肺结核的病因，而当时在欧洲和美洲，每四个人就有一人死于肺结核。1882 年 3 月 24 日，他在柏林向公众报告了这一新发现，引起一片哗然；他还呈现了全套的实验室随身装备：试管、玻璃盖玻片、染色的细菌标本、染料和装有组织样本的玻璃皿。年轻的保罗·埃利希（Paul Ehrlich, 1854—1915 年）当时坐在观众席中，后来他将这一段经历描述为其"科学生命中最为重要的经历"。科赫在 1905 年因"结核病相关的研究和发现"获得了诺贝尔生理学或医学奖。

发现霍乱病因的竞赛

19 世纪中叶伦敦发生霍乱流行之后，内科医生约翰·斯诺坚信霍乱是由饮用了被污染的水而传播的（参见第 1 章）。在佛罗伦萨，意大利内科医生兼显微学家菲利波·帕西尼（Filippo Pacini, 1812—1883 年）已经在病人的排泄物和小肠内容物中观察到导致霍乱的微生物，但这一很有价值的成果并没有引起重视。

1883 年，两个彼此竞争的团队，一个是法国队，一个是德国队，被派遣到当时霍乱横行的埃及亚历山大里亚，比赛谁能更早找到其病因。法国的"巴斯德"探险队铩羽而归，回到法国时还有一位队员染上了霍乱。由科赫率领的德国队，观察了 12 位霍乱患者，颇有成果。他们对 10 位霍乱病人进行了尸检，在小肠黏膜中明确了特异性的致病菌。科赫确信"这些细菌在霍乱的病程中站了一班岗"。

第二年，在物产丰富、霍乱肆虐的印度加尔各答郊区，科赫在当地的饮用水和病人的"泔水便"中发现相同的"逗号"状霍乱细菌（霍乱弧菌）。他坚信可以证明"我们已经找到了引起霍乱的病原体"。

约翰·斯诺和菲利波·帕西尼都是对的，霍乱是一种水源性的疾病，主要通过被污染的水，经由粪—口途径传播。不过，仍有人对此表示怀疑。对科赫表示怀疑的人中，德国的卫生学家约瑟夫·冯·佩腾科弗（Joseph von Pettenkofer, 1818—1901 年）就有一套复杂的理论，认为霍乱是由于瘴气或者是腐败的物质散发出的颗粒污染了空气，呼吸这种空气的人才会被感染。1892 年，冯·佩腾科弗做了一个极端化的公开实验。他从科赫那里拿到一个含有"细菌"培养基的烧瓶，并将它们喝了下去，结果只是得了一场轻微的腹泻——尽管异常高的胃酸可能是一种解释。佩腾科弗不承认过滤和煮沸饮用水作为预防手段是很重要的，1892 年，霍乱的大规模流行使多达 8000 人丧命，结果使佩腾科弗名誉扫地，于 1901 年自

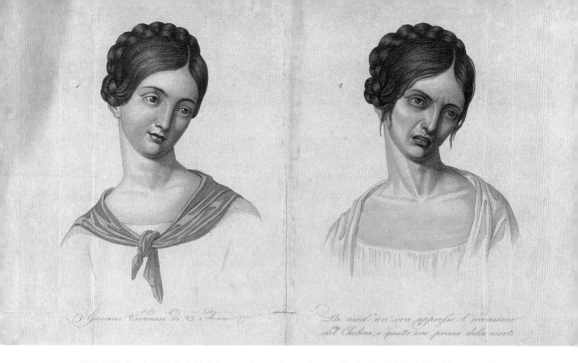

霍乱的影响。年轻的维也纳小姐，年方 23 岁，左右两图分别是她感染疾病前后的对照（约 1831 年）。在遭到霍乱侵袭的地区，人们纷纷倒下，因此在发现其病因、找到可能的预防或治疗措施方面的确是刻不容缓，也着实存在着行业内竞争。

杀离世。沙土过滤水厂帮助汉堡逃脱了霍乱及伤寒（另一种细菌性、经水传播的疾病）反复流行的厄运。实际上，在西方世界的很多地区，诸如此类以区分污水与饮用水为目的的公共卫生措施，在控制"脏"病传播方面发挥了主要作用。不过，霍乱在某些卫生条件差的国家依然是悬而未决的问题，如 2010 年海地地震后发生了严重的霍乱流行。

细菌学时代的黎明

帕特里克先生：理应没有细菌……

拉夫尔先生：不可能……一定有细菌：不然病人怎么会生病？

——萧伯纳（George Bernard Shaw），

《医生的两难选择》（*The Doctor's Dilemma*），1906 年

到 20 世纪初，大多数的医生和科学家都已改变了思维观念，向巴斯德靠拢，至少在西方世界是如此。有关致病菌的发现层出不穷，到 20 世纪 60 年代时，细菌理论已经十分盛行，以至于受到剧作家萧伯纳的调侃。实验室科学的兴盛，令技师和医生迫切地想要增加显微镜的精度、倍数和辨识度。医院实验室中，尿液、粪便、痰、脓、血液和组织活检都可以就地分析。新一代的医学从业者可以放下古代的卷宗和希波克拉底、盖伦及其后继者的体液论了。他们赶上了医学史上最为激动人心的时代，见证 1500 多年来疾病的概念和理论最为迅速和基础的改变。

细菌理论作为疾病解释模型的胜利，也为研究疫苗和药物来预防和杀死致病微生物提供了依据。19 世纪 90 年代，在发现白喉的一些细菌可以产生对人体有害的毒素之后，血清疗法（抗毒）开始被用于白喉的治疗。这后来被白喉疫苗所取代，但是它挽救生命（特别是儿童）的贡献，对细菌学的推广发挥了积极作用。很多传染性疾病的疫苗都被开发出来，通过免疫接种实施疾病预防成为细菌学年代早期重要的成功范例（参见第 15 章）。

第一种"魔弹"药物在 1910 年被用于梅毒的治疗（参见第 13 章）。抗生素等治疗手段的发现仍然需要假以时日，以适应不断发展的细菌学知识，科学家也才认识到有些疾病并不是由于细菌的存在所致，而是某种重要的营养元素缺失所致，比如脚气病和糙皮病。细菌理论为公共卫生措施的效果提供了佐证，比如卫生学、海港检疫和传染病人的隔离，这些措施如今看来是符合病因的细菌学模型的。随之，防腐杀菌术的采用，为医院和外科带来了重要的变化和改进。

细菌微生物尽管肉眼看不到，但细菌理论还是抓住了公众的想象。随着预防疾病传播的宣传，家和工作场所的清洁开始有了新的意义。新型漆布地板的主要卖点是"结核病人在屋子里咳嗽过后"，它很方便被清洗。家里的厨房、厕所和洗碗槽都是滋生细菌的天堂。"不得随地吐痰"和"拍死苍蝇"这样的标语都被张贴在公共场所，在他人面前打喷嚏的危险性也被广泛宣传。这一理论甚至对时尚也有影响：女人的裙子变短，防止把布满细菌的尘土从街上带回家里。

热带病侦探

古代人是非常正确的——这病（疟疾）是由于沼泽的散发物所致。不过，散发物并不是气体，甚至也不是活的接触传染物，而是昆虫。

——罗纳德·罗斯（Ronald Ross），1910 年

希拉细胞（HeLa cell）：最古老的人类细胞株

1951 年，巴尔的摩约翰·霍普金斯医院的乔治·奥特·盖伊（George Otto Gey，1899—1970 年）收到了一份恶性细胞样本，样本来自一位年轻的宫颈癌病人汉丽埃塔·拉克丝（Henrietta Lacks，1920—1951 年），她对自己的病并不知情。通常，样本会死去，但是病人的细胞可以被培养然后一直存活下去。盖伊将它们繁殖成为不死的人类细胞株，即希拉细胞。从那时起，它们就被免费地使用，被用来开发新的治疗方法：小儿麻痹症疫苗；癌症的生物医学研究；基因图谱；体外受精。拉克丝的家人本来不知道她的细胞被使用，后来才发现她对医学科学做出的非凡贡献。

热带的危险因素，不管是从事贸易、发动战争还是进行探险，将西方人暴露于各种各样的致命的"热带病"，包括象皮病、疟疾、血吸虫病、锥虫病（或称非洲昏睡病）、利什曼病（黑热病）、盘尾丝虫病（河盲症）、钩虫病、麦地那龙线虫病和恰加斯病（或美洲锥虫病）。

1877 年，苏格兰内科医生帕特里克·曼森（Patrick Manson，1844—1922 年）做出了热带医学的第一个重要发现，并因此被称为"蚊子曼森"。象皮病或淋巴丝虫病会导致严重肿胀，尤其是腿和男性生殖器的肿胀，以及造成肾脏和淋巴系统的内部损伤，早期理论认为显微"线"虫（微丝蚴）可能是导致该病的原因。曼森在中国厦门工作时继续进行探究，他推断蚊虫可能与微丝蚴的传播有关。

曼森在自家园丁身上做实验，最先得出疾病是由虫媒传播的结论。曼

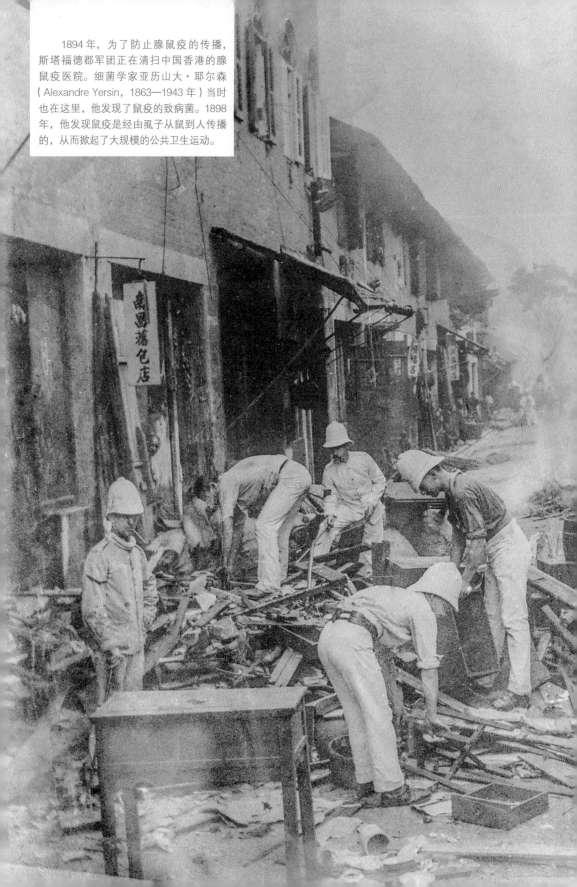

1894 年，为了防止腺鼠疫的传播，斯塔福德郡军团正在清扫中国香港的腺鼠疫医院。细菌学家亚历山大·耶尔森（Alexandre Yersin，1863—1943 年）当时也在这里，他发现了鼠疫的致病菌。1898年，他发现鼠疫是经由虱子从鼠到人传播的，从而掀起了大规模的公共卫生运动。

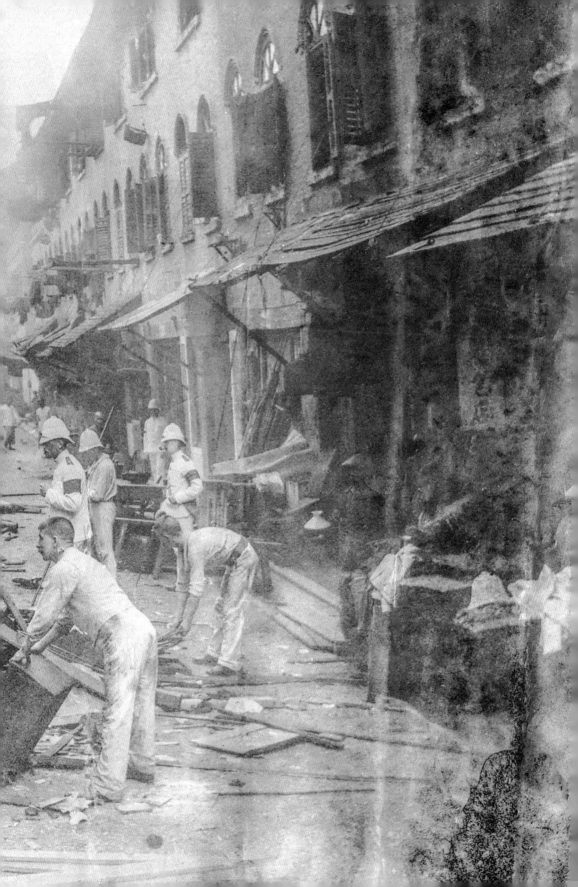

森的观点也得到了其他人的追随。20世纪初，感染性蚊虫叮咬的作用及淋巴丝虫复杂的生命周期都已明确。"寄生虫"（parasite，来自希腊语，*para-* 即"在旁边或附近"，*sitos* 即"食物"）逐渐进入医学词汇中，意为生活在两个宿主中的病原体。

曼森的徒弟罗纳德·罗斯是印度军医所（Indian Medical Service）的外科医生，在1897和1898年发现，蚊虫叮咬了被感染病人的血后，它的体内就存在疟疾寄生虫。他还发现鸟的疟疾周期。同时，包括乔瓦尼·巴蒂斯塔·格拉西（Giovanni Battista Grassi，1854—1925年）在内的意大利科学家明确了蚊虫（按蚊）传播人类疟疾的作用，从而迈出了关键的一步。1900年，曼森的儿子、病理学家帕特里克通过将自己暴露于具有传染性的按蚊、让其叮咬自己，检验了蚊虫传播的假说。在疟疾发展的过程中，他在血涂片中观察到寄生虫，并用奎宁来治疗自己。

尽管采用了蚊帐这一类环境措施来杀灭

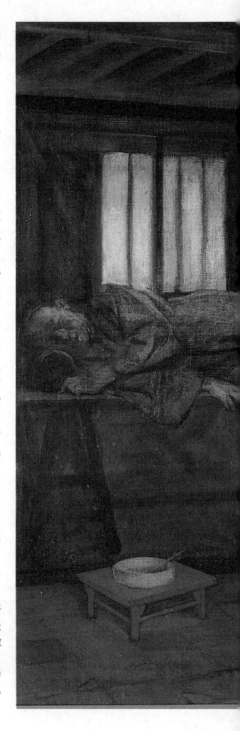

约1876—1877年，曼森在他的园丁辛洛身上进行实验的情形，欧尔内斯·伯德（Ernest Board）所绘。曼森怀疑蚊子可能是传播淋巴丝虫病（象皮病）病原体微丝蚴（幼虫）的虫媒。他将辛洛关在一间"蚊子屋"里，然后在他的血液中发现了微丝蚴。之后，他对吸食了辛洛血液的蚊子进行了解剖，由此观察到丝虫的幼虫阶段。毫无疑问，该实验第一次证明了疾病是经由昆虫传播的。

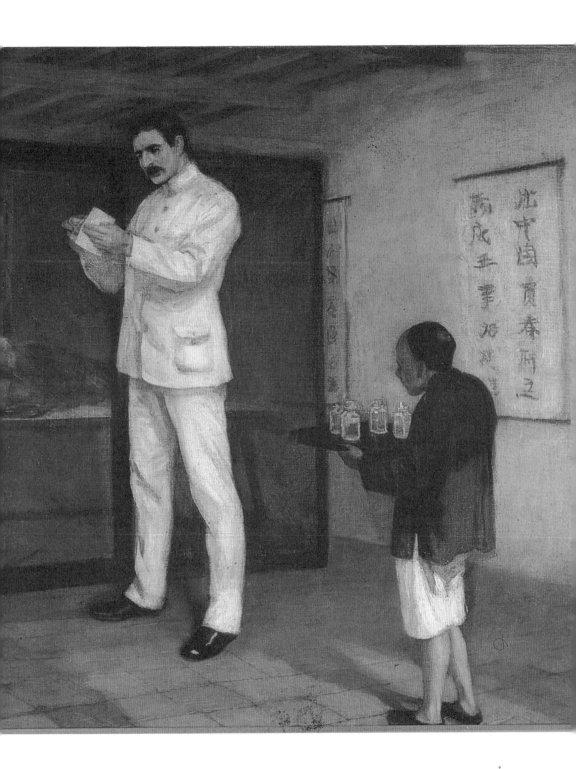

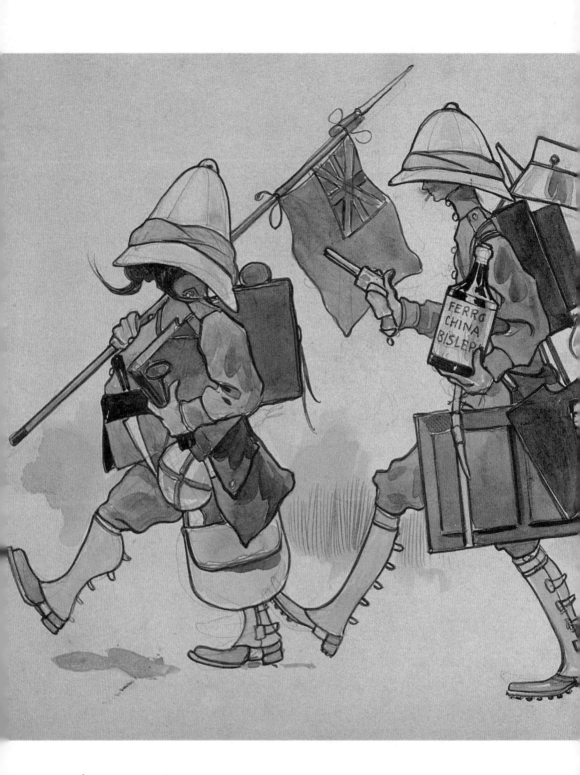

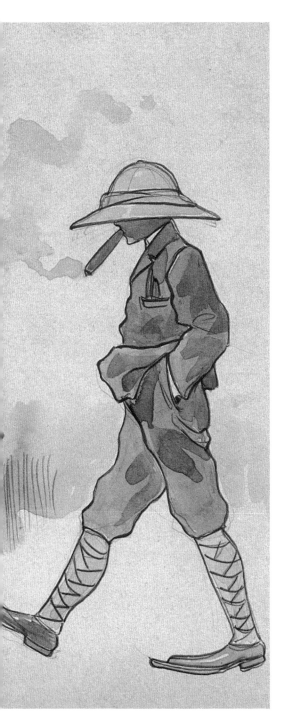

虫媒，并且使用抗疟药物，但悲剧的是，每分钟依然会有一名非洲儿童死于这一致命的疾病。

黄热病是另一个被发现经蚊虫传播的疾病，其特征是黄疸、出血和黑色呕吐物等骇人的症状，之后通常是昏迷和死亡。和疟疾一样，黄热病在几个世纪中都在不断侵扰热带和温带地区。1793 年，美洲黄热病流行使费城大约 5000 人丧命，大约占全城人口的 10%。1804 年，医学生斯塔宾斯·弗斯（Stubbins Ffirth）为了证明不可能"得上"这种怪病，可谓是走了极端。他把黄热病人刚吐出来的"黑色呕吐物"敷到胳膊的切口上，并且口服了一部分，在依然没有被感染的情况下，他又尝试用病人的血液、唾液和尿液重复实验。19 世纪 80 年代，古巴医生卡洛斯·芬利（Carlos Finlay）提出黄热病与蚊虫有关，

英国罗马平原疟疾委员会（Roman Campagna Malaria Commission）成员在去往意大利某地的路上，该地区在 20 世纪初曾大规模流行疟疾。他们睡在防蚊帐篷中，来检验蚊虫致疟理论。和当地其他人不一样的是，他们都没有染上疟疾。

后来在 1900 年，美国陆军医生沃尔特·里德（Walter Reed）的实验证实了这一说法，证明黄热病并不是由肮脏或是被污染的衣物被褥所致，而是由被感染的蚊虫引起的（后来被证明是由埃及伊蚊传播的病毒所致，它还可以传播登革热）。

其他很多虫媒传播疾病（以及中间宿主和动物宿主传播的疾病）也陆续被发现。如今看来，千奇百怪的嗜血排便的昆虫，比如不同的蚊子、采采蝇、黑蝇、南美猎蝽、虱子、跳蚤、沙蝇、水蛭、螨虫、家蝇和扁虱，都会导致人类疾病，而寄生虫在多种疾病复杂的生命周期中也有一定的作用。主要的公共卫生机构都在找寻可以连续抗击疾病（如疟疾、黄热病和钩虫病）的方法。1913 年，慈善机构洛克菲勒基金会成立，"旨在全世界推动人类的福祉"。

今天，世界卫生组织（1948 年成立，联合国机构）以及慈善机构，如比尔与梅琳达·盖茨基金会等，都在支持全球的健康和疾病项目。它们不仅提高了人们对"被忽视的热带病"或"贫困病"的重视，还为其提供了资金上的资助。

病毒"猎人"

从天花到普通感冒，很多疾病都不是细菌所致，而是"病毒"（比细菌更小，只有在有机体活的细胞内才能复制）引起的，有关这一事实最早的线索来自荷兰科学家马丁乌斯·贝杰林克（Martinus Beijerinck，1851—1931 年）在 1898 年对烟草花叶"看不见的"病原体所进行的研究。

用筛孔足够小的过滤器可以滤出细菌，有关病毒存在的早期证据就是从这种实验中获得的。通过过滤器的液体可以将疾病传播给健康的烟草，从而证明余液中存在疾病介质（"可溶解的活性微生物"），但在当时的技术条件下无法看到，直到 20 世纪 30 年代电子显微镜的引入，才使得疾病介质被观察到。脊髓灰质炎和流感的例子说明，病毒学新兴的领域使科学家得以转变我们对这些病毒性疾病的认识。

1916和1917年的两个夏天，美国发生了历史上最早的大规模的脊髓灰质炎流行，导致了巨大的恐慌，也引发了人们对其病因的多种揣测。人们害怕苍蝇和各种污秽、流浪猫和流浪狗、被污染的牛奶瓶，甚至是被狼蛛污染过的香蕉，可能都会致病。超过6000人死亡，还有无数的人瘫痪，并且大多数是儿童，尤其是纽约市受累及最为严重。20世纪40年代末，马萨诸塞州波士顿儿童医院的科研人员在人类非神经组织中成功培养出脊髓灰质炎病毒，为疫苗的开发铺就了道路，也正是因为疫苗的发现让我们今天得以有希望消灭它（参见第15章）。

1918—1919年，第一次世界大战后期，一场流感的世界大流行（或称为西班牙流感）横扫全球，在几年内杀死了至少5000万人。这是人类历史上死亡人数最多的一次世界大流行。期间，公共卫生机构积极推行街道和家庭消毒，并将水源进行消毒灭菌，禁止随地吐痰和握手，对船只进行隔离检疫，强迫人们戴上口罩。科学家们误认为它是由细菌所致，并制造了错误的疫苗。最后，在20世纪30年代，流感被发现是一种在人与人之间传播的病毒性疾病，因咳嗽、喷嚏和不洁的手形成散播于空气中的飞沫来传播。通过对永久冰冻的患者尸体进行尸检，现在看来西班牙流感实际上是A型流感，即H1N1的亚型。由继发性细菌性肺炎所引起的并发症，可能是导致这次世界大流行中死亡如此惨重的原因之一。

至20世纪下半叶，科学家普遍相信他们已了解多数传染性疾病的病因和传播途径。通过采取有效的治疗和疫苗，疾病模式已经从传染性疾病转变为非传染性疾病，即与老龄化、遗传和生活方式风险因素相关的疾病，诸如癌症、心脏病和中风等。

因此，在20世纪80年代初至中期，宣布天花的全球消除（参见第15章）若干年之后，当一种全新的、摧毁性的人类传染病艾滋病（AIDS）

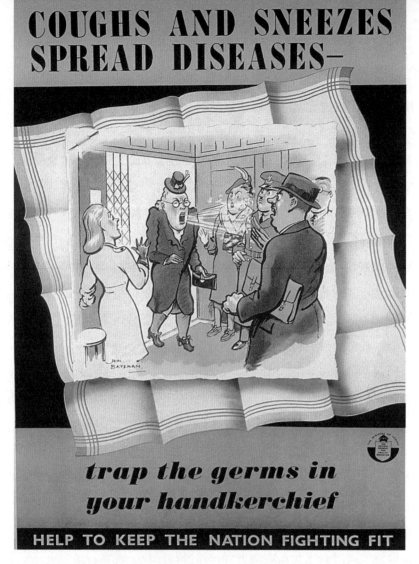

COUGHS AND SNEEZES
SPREAD DISEASES—

trap the germs in
your handkerchief

HELP TO KEEP THE NATION FIGHTING FIT

　　20 世纪 40 年代，英国卫生部发布的海报，提醒人们注意病菌的传播。继数百万人死于流感之后，在 20 世纪 30 年代，它被发现是一种可以在人与人之间经空气飞沫传播的病毒性疾病，咳嗽、喷嚏和不洁的双手都会在空气中产生飞沫。

进入医学和公众的视线时，其震惊程度可想而知。AIDS 成为历史上有记载可查的最具破坏力的流行病之一，其病因在 1983—1984 年分别被美国和法国的两个科学家团队发现，即是一种逆转录病毒，并最终被命名为人类免疫缺陷病毒（HIV），其传播主要经由性接触，暴露于被感染的血制品或被污染的针头。尽管抗逆转录病毒药可以控制 HIV/AIDS 的症状，然而研发出能够预防或阻止其传播的疫苗依然是当今全球病毒学家和免疫学家的主要目标。结核病也再次死灰复燃，尤其是在 HIV/AIDS 高发的发展中国家，其治疗也较为困难，特别是对抗生素产生耐药性的肺结核愈来愈多。

20 世纪 60 年代晚期以来，另一批病毒性和细菌性疾病被发现，也对人类敲响了警钟：埃博拉病毒（1976 年），莱姆病（1975 年）和 SARS（严重急性呼吸综合征，2003 年）。其中一些疾病，包括 HIV/AIDS 在内，已经跨越了从动物宿主到人的种属间屏障，其毒性也是长江后浪推前浪。它们可以归为一大类疾病，即人畜共患病。1996 或 1997 年开始发生的 H5N1 禽流感流行和从 2009 年开始的 H1N1 猪流感流行，至今已导致了广泛的恐慌和惨痛的人员伤亡。在流感故事中，被感染的禽类和动物被投以异样的目光。今天，我们有抗病毒药物来治疗流感，有抗生素药物来治疗继发性的细菌感染，有疫苗来预防人们感染流感，但是，它依然是人类潜在的重要威胁。

揭开"生命的秘密"：DNA与人类基因组计划

> 当我们看到答案时，我们不得不掐自己一把。
>
> ——詹姆斯·沃森（James Watson）

1953 年 2 月 28 日，两位剑桥的科学家弗朗西斯·克里克（Francis Crick，1916—2004 年）和詹姆斯·沃森（生于 1928 年）走进了一个 17 世纪风格的剑桥酒吧——老鹰（The Eagle），来庆祝他们破解了 DNA（脱氧核糖核酸）的结构，称（根据 BBC 的新闻报道）他们"已经揭开了生命的秘密！"就在那天早上，他们破解了 DNA 的双螺旋结构，明确了 DNA 是携带遗传信息的分子，可从上一代传递到下一代。对生命的理解

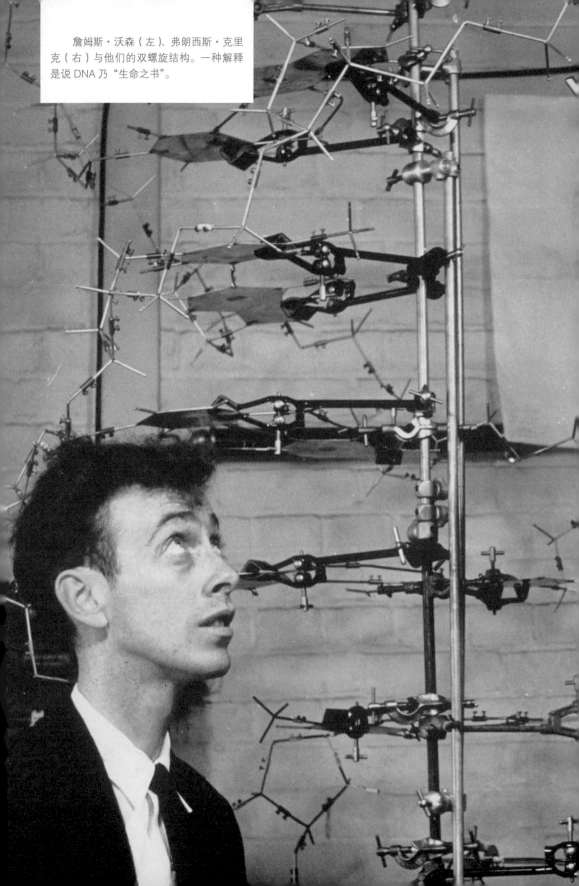

詹姆斯·沃森（左）、弗朗西斯·克里克（右）与他们的双螺旋结构。一种解释是说 DNA 乃"生命之书"。

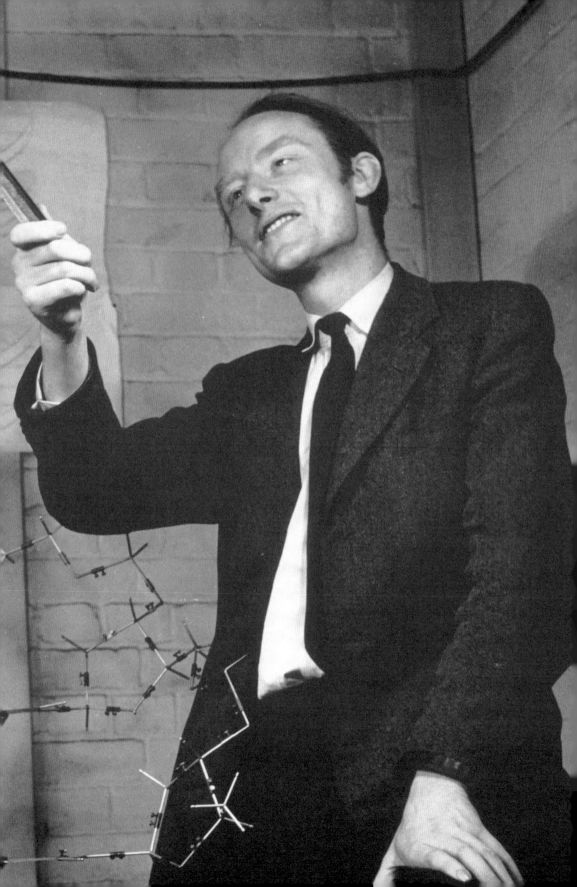

已经从器官转移到组织、细胞和分子。

这一成就为医学的发展带来了无穷的希望，并且解决了科学家们一直未曾破解的谜题。1953 年 4 月 25 日，沃森和克里克在《自然》杂志上发表了他们著名的文章，开篇说道："我们希望能够提供脱氧核糖核酸结构之中的一种。这种结构的特殊性具有可观的生物学意义。"9 年后，克里克和沃森与伦敦国王大学的莫里斯·威尔金斯（Maurice Wilkins, 1916—2004 年）分享了 1962 年的诺贝尔生理学或医学奖，理由是"解决了最重要的生物谜题之一"。令人惋惜的是，另一位科学家罗莎琳德·富兰克林（Rosalind Franklin，1920—1958 年）在威尔金斯的实验室做了关键性的实验，但在 1958 年因癌症去世了。

遗传学是生物学的分支之一，主要研究有机体的某些物理和生物化学属性是如何从一代人传递到下一代的。它可以追溯到 19 世纪 50—60 年代奥地利僧侣格雷格尔·孟德尔（Gregor Mendel, 1822—1884 年）的工作，他研究了豌豆容易被识别的特征是如何遗传的。但他关于遗传的研究直到 1905 年才被重视，当时英国科学家威廉·贝特森（William Bateson, 1861—1926 年）命名了遗传学（genetics），他是查尔斯·达尔文进化论坚定的支持者。尽管后来科技水平不断进步，但是为"破解遗传学密码"奠定基础的依然是 DNA 双螺旋结构的发现。这使科学家能够对其进行测序，并确定 DNA 四个化学基团（常简称为 A、T、C 和 G）的准确顺序，从而在 1990 年确立了人类基因组计划（HGP），来测绘人类基因组图谱。该项目主要是受美国政府（通过能源部和国立卫生研究院）、英国威康信托基金会以及全世界其他团体的赞助和支持，其结果被放在互联网上供全世界所有科学家免费使用。

仅仅 10 年后，基因组草图即已完成。时任美国总统比尔·克林顿在白宫郑重宣布：

凭借这种意义深远的新知识，人类即将找到新的强大的治疗手段。基因组科学将会对我们所有人——尤其是对孩子们的生活产生真切的影响。它将对大多数疾病的诊断、预防和治疗带来革命性的影响，如果不是全部疾病的话。

人类基因组计划实施过程中很快便发现人类基因比之前预想的要少，并不是之前以为的 10 万个以上，而是有 20000—25000 个负责编码蛋白质的基因，与果蝇基因组的数量相差不大！似乎只有一小部分的 DNA 负责蛋白质的编码，仅为 1.2%。另一个跨国项目"DNA 元件百科全书"（ENCyclopedia of DNA Elements，ENCODE）开始于 2003 年，也正在揭晓人类 NDA 更为有趣的秘密。之前被认为是"垃圾 DNA"（并不构成基因的 DNA，对某种蛋白质的合成并不起核心作用）的 DNA 目前看来似乎对于细胞的功能具有重要的作用，可能通过开启和关闭某些基因的 DNA 片段产生作用。

21 世纪的头 10 年是基因组科学全面加速发展的阶段，特别是对肿瘤学和致癌基因的发现具有重要的意义。生物技术公司开发出日益复杂的基因检测技术，包括产前检查和胚胎筛查。怀疑成人或未出生的胎儿患有某种疾病或者有患病的风险时，便可以利用基因检测来检测错误基因。正如克林顿所预言，人类基因组计划之于诊断、预防和治疗的意义在于 DNA 科学被应用于医学。基于药物基因组学新兴的领域，个体化或分层（personalized or stratified）医疗的发展，使得我们有希望根据患者的基因资料、以身体内特定的位点为靶向，来量身定做选取"适宜的或个性化的药物"。不过，人类基因组计划也引发了伦理、法律和社会等一系列问题，成为研究、立法和争论的焦点。

如今，科学和医学的发展正以空前的速度前行，"转化"和医学领域已为我们带来了希冀：实验室中的基础发现最终将会被转化为日后的治疗方式，不过

> 21 世纪的头 10 年是基因组科学全面加速发展的阶段，特别是对肿瘤学和致癌基因的发现具有重要的意义。

其间的挑战和巨额的成本也是不容低估的。正如美国怀特海德研究所基因组研究中心主任埃里克·兰德（Eric Lander）提醒我们的：

> 我们如今处于科学史上非凡的时刻。就好像我们已经登上了喜马拉雅山之巅。我们第一次可以看到人类基因组的如此美景。在接下来的很多年里，我们将会探索前方高原上错综复杂的细节。在我们最终获悉基因组要告诉我们的所有秘密之前，还有很长的路要走。

包括癌症在内的很多疾病都是特别复杂的，遗传易感性仅仅是众多因素之一。比如，多发性硬化作为大脑和脊髓的恶性炎症，环境是其触发因素，甚至对于一些存在免疫系统相关的复杂的遗传风险的人来说，病毒感染也会是触发因素。如今看来，病毒和细菌感染也并发于多种癌症，如宫颈癌、肝癌、博基特淋巴瘤、卡波西肉瘤和胃癌等。澳大利亚科学家罗宾·沃伦（Robin Warren）和巴里·马歇尔（Barry Marshall）在 20 世纪 80—90 年代所开展的研究证明，幽门螺旋杆菌会导致溃疡，因此而荣获诺贝尔奖。抗生素联用奥美拉唑（减少胃酸）已成为治疗消化性溃疡的标准疗法。

医学之谜：朊病毒到蛋白质折叠异常疾病

巴斯德和科赫提出细菌理论 100 年以后，科学界于 1982 年觉醒，在享有声望的《科学》杂志上刊载了一种全新的传染源，被称为朊病毒（朊粒）。美国内科医生—基础研究科学家斯坦利·普鲁西纳（Stanley Prusiner）文章的发表点燃了希望的火种。

普鲁西纳对动物和人类的一些非常神秘和恐怖的疾病具有浓厚的兴趣，比如库鲁病（巴布亚新几内亚在 20 世纪 50 年代之前存在的吸食死去族人

大脑的祭奠仪式，被认为与库鲁病有关），以及克雅
病（Creutzfeldt-Jakob disease，CJD），一种罕见的退
行性脑病，会导致大脑出现海绵状疏松。以仓鼠为研
究样本，他证明了该病有一种新的生物学感染机制，
这些疾病的病因并不是"非传统的慢病毒"[在 20

世纪 60 年代以后，受到美国诺贝尔奖获得者卡尔顿·盖杜谢克（Carleton
Gajdusek，1923—2008 年）及其同事的支持]，而是一种异常蛋白，他称之
为朊病毒。尽管朊病毒可以自我复制，但其体内并不存在核酸，这一点是
不同于其他传统性的感染源的，如细菌、病毒、寄生虫和真菌等。

　　势必有一些科学家对此表示怀疑，但是 80 年代中期牛群中暴发的疯
牛病（BSE）流行，以及之后发生的人类克雅病（克雅二氏病或 vCJD），
后者与食用了被污染的牛肉有关，这才让多数人信服普鲁西纳的观点是正
确的。BSE 和 vCJD 都是与朊病毒相关的疾病，是蛋白质相关疾病淀粉样
变性中的一种。朊病毒的复制是通过将正常蛋白质分子变成危险的蛋白质
分子而进行的，即通过将良性分子还原，以改变其形状。1997 年，普鲁
西纳因其发现获得了诺贝尔奖。

　　其他杰出的科学工作也彻底颠覆了我们对神经退行性疾病，乃至其
他疾病的认识。在过去 10 年左右的时间里，特别是由于克里斯托弗·道
布森（Christopher Dobson）及其在剑桥大学的同事们的工作，日益明
朗化的一个事实是，朊病毒是一大类疾病的罪魁祸首，包括老年痴呆症
（Alzheimer's Disease，名字取自爱罗斯·阿尔茨海默，Alois Alzheimer，
1864—1915 年）、帕金森氏病（取自詹姆斯·帕金森，James Parkinson，
1755—1824 年）、亨廷顿氏病（Huntington's disease, 取自乔治·亨廷顿，
George Huntington，1850—1916 年）、II 型糖尿病，以及诸如"致命性家
族性失眠症"等十分罕见的病症。这类疾病都与一个现象有关，即蛋白质
折叠异常，凝结成块在不同的组织内形成毒性蓄积，呈现为淀粉样纤维或

来自生活方式的风险因素

　　自古代起，一些特殊的生活方式便被认为是会导致不健康、残疾和早衰早亡的影响因素：暴食、暴饮、缺乏锻炼；从事采矿、磨坊、加工业或者久坐的职业等。

　　在近期，基于人口调查的研究证实了吸烟与肺癌，以及慢性阻塞性肺病（COPD，全世界第三大杀手，排在心血管疾病和下呼吸道感染之后）之间的关系。肥胖是主要因素，这也是为什么近年来 II 型糖尿病发病人数不断增加的原因。心血管疾病是全世界第一位的死亡原因：估计 2008 年有 1730 万人口死于心血管疾病，其中低收入国家受累极其深重。

　　据估计，大约 80% 的心血管疾病和 30% 以上的癌症是由于行为风险因素所致，从体育活动过少到酗酒等。要想降低多种非传染性疾病的伤害，"预防胜于治疗"可谓是不二法门。

　　20 世纪中国的导引图，其中涉及动物的有鸟、鹞、鹤、颤、猿、猴、龙、熊等八式。一般认为是由公元前 168 年的长沙马王堆导引图（又称帛书导引图或马王堆汉墓导引图，是最早的导引图）发展而来。

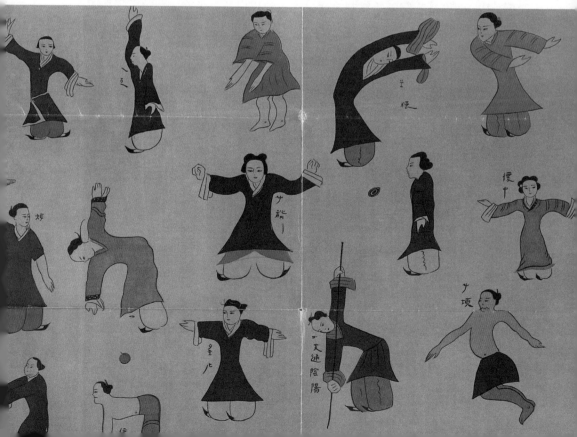

斑块。对于老年痴呆症等神经退行性病变，蛋白质病变会在大脑中蓄积，导致认知障碍；而在 II 型糖尿病患者中，则是在胰脏蓄积。

科学家目前正在研究、探索蛋白质折叠异常及异常沉积的原因，可能的影响因素包括基因变异（参见家族性疾病，如亨廷顿氏病和老年痴呆症早期）和生活方式的风险因素（包括肥胖，与 II 型糖尿病成年期发病相关），而大多数痴呆（阿尔茨海默病和帕金森氏病）都与老龄化有关。考虑到在不久的将来老龄化人群的增加，对当下这些不治之症加以理解具有不可估量的重要性。目前大约有 3500 万人患有痴呆，预计这一数字在 2050 年会增加到 1 亿以上。

随着医学科学不断地将我们对人体的基本认知向前推进，我们对疾病病因学的理解也在不断加深。在 21 世纪接下来的几十年里，我们是否又会找到传染病其他的病原体，或者其他的传播途径也未可知。

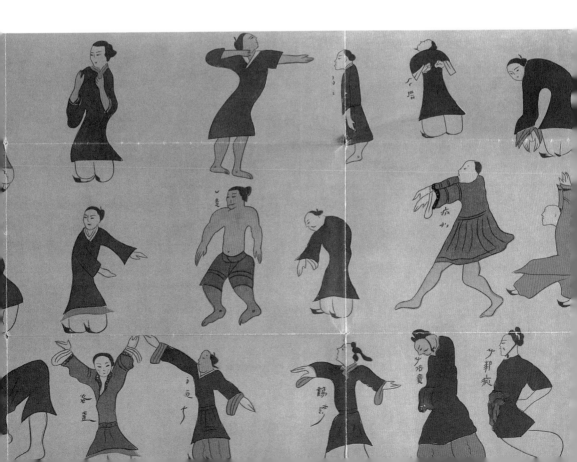

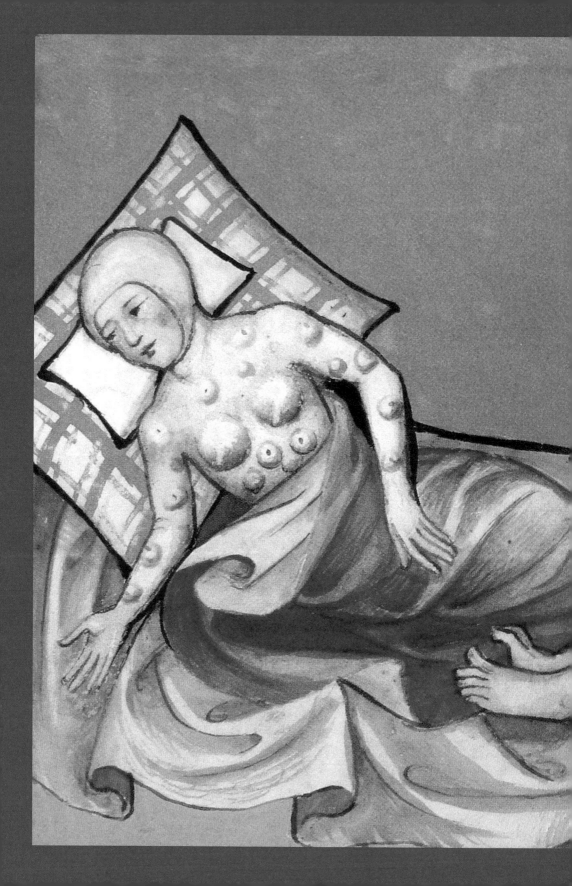

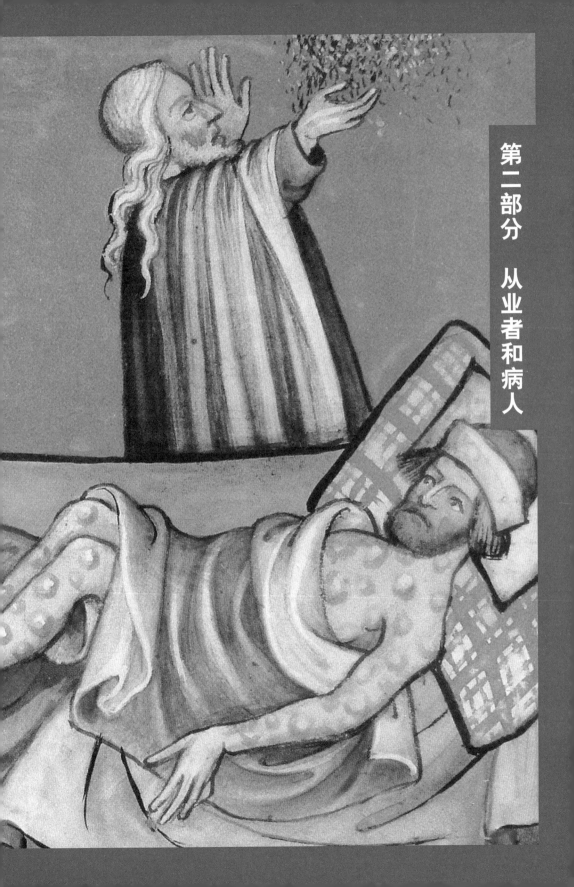

第二部分 从业者和病人

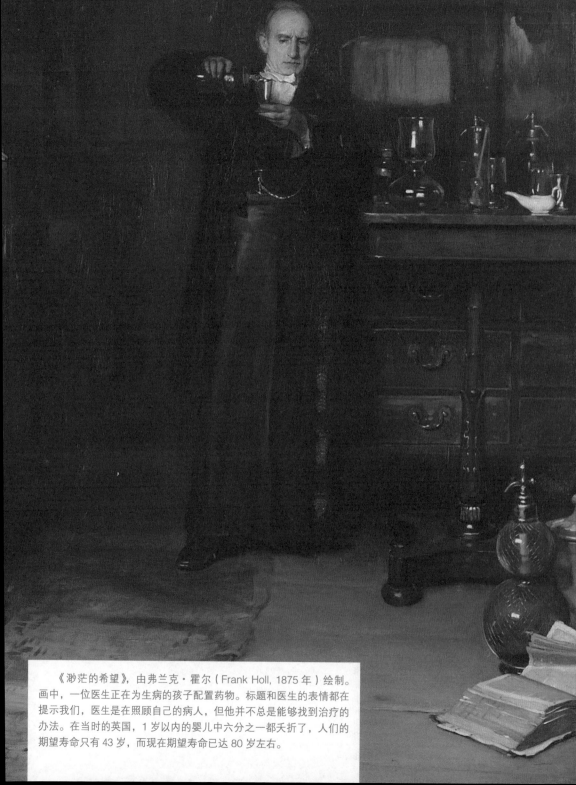

《渺茫的希望》，由弗兰克·霍尔（Frank Holl, 1875 年）绘制。画中，一位医生正在为生病的孩子配置药物。标题和医生的表情都在提示我们，医生是在照顾自己的病人，但他并不总是能够找到治疗的办法。在当时的英国，1 岁以内的婴儿中六分之一都夭折了，人们的期望寿命只有 43 岁，而现在期望寿命已达 80 岁左右。

内科医生与郎中

我们医生莫不是一群简单、容易轻信的家伙吗？

难道不是我们深信盖伦 1500 年，坚信希波克拉底 2000 多年吗？

——威廉·奥斯勒，1909 年

    在人类历史中，数不清的男男女女投身到照料、治疗和救治病人的事业之中，一些医生收获了名誉，甚至是财富；有些则声名狼藉。早期很多人通过拜师学医进入此行业。在上古时代和中世纪的伊斯兰世界也存在过几个重要的医学校，然而西方基督教世界真正的医学教育则是从中世纪意大利萨勒诺医学校开始的。在中世纪和现代早期的医学市场上，曾经有很多不同的治疗者和医学从业者：庸医、炼金术士、瘟疫医生（plague doctor）、理发师—外科医生、药剂师、草药师、灵媒治疗师（spiritual healer）、牧师、助产士和护士，他们向病人和生命垂危者提供服务（通常要收取费用）。在现代，依然有很多种不同的治疗者团体，从西方医学的医生和护士，到传统医学、替代医学或补充医学的从业者。

古代世界的医生

> 医者艺术也，它有三个要素：疾病、病人和医生。医生是医艺的仆人。
>
> ——希波克拉底，《论流行病》，卷 1

我们很难估计人类社会是从什么时候开始遴选一部分人来做郎中（healer，直译为医治者，多指靠宗教迷信或家传秘方给人治病的人。本书中将其译为郎中，因其扮演的角色与中国古代郎中类似。——译者），直到今天，在传统文化中依然有相当于郎中的巫医（medicine man）或萨满（shaman）。世界各地的壁画（包括法国，约 17000 年之久）上都绘有带有动物头颅、跳祭祀之舞的人，这大概是现存最古老的巫医画像。

掀开美索不达米亚早期文明（大致相当于现代的伊拉克），我们可以领略各式各样的郎中，也可以看到我们对医疗事故最早的洞察。公元前 1000 年，写有象形文字的陶土片上，便有关于古代郎中的专业文本。其中主要是"医学征兆"和治疗处方、咒语和仪式。在《治疗—预后手册》中，有时是基于某些症状，诊断出某种疾病，比如眼疾、腹胀，甚至"臭病"，更多的情况下是与某种神灵相关的"诊断"。

《汉谟拉比法典》（名字取自巴比伦国王汉谟拉比）可追溯到公元前 18 世纪，对医疗事故及医疗不当所应承担的责任做出了规定。巴比伦医治者：占卜者（Bōrû）与招魂者（Āshipu）不用对神灵或恶魔导致的疾病负责，但用"青铜刀"治疗病人的医生（Asû）则要对直接的人类过失负责。处罚视情节而定，一条法律规定："如果医生用手术刀在病人身上划开大的切口，把人害死，或者用手术刀切开了病人的太阳穴并使其变盲，则应切掉医生的手。"

> 埃及医生在实践中会用到多种方法和治疗措施，包括外科、药剂学以及咒语、仪式和祈祷。

在古埃及，也有证据显示存在着各种各样的医生，包括皇家和宫廷医生，寺庙和牧师医生，巫师，以及专科医生（swnw），比如专事肛门疾病的"肛门的牧民"（herdsman of the anus）。根据公元前 5 世纪希腊历史学家希罗多德（Herodotus）所说：

> 他们每个人掌握一部分医术，每位医生专事一种疾病，而且仅限一种。每个地方都有很多医生；有的医生分管眼睛，有的分管头，有的分管牙齿或者腹部，还有的治疗隐疾（身体内部疾病）。

埃及医生在实践中会用到多种方法和治疗措施，包括外科、药剂学以及咒语、仪式和祈祷。在诊断疾病时，如医学纸草书中所描述的一样，医生会向病人询问症状，并检查其外在的疾病体征，看病人的痰、尿、粪便和其他的身体分泌物，比如有一例颅骨受伤的病例就与"羊尿"联系在了一起。然后，他们检查了病人的脉搏，"认为脉搏是心脏之所言……每个医生和塞克荷迈特（战争女神）每个祭司都会用手指摸一下这里"。他们可能还会摸一下"肚子"，感觉一下肿胀的程度。

古代中医对此最为精妙的阐释当属中国的博学家沈括，他在公元 12 世纪这样写道：

> 古以治疾者，先知阴阳运历之变故，山林川泽之窍发 。而又视其人老少肥瘠，贵贱居养，性术好恶，忧喜劳逸，顺其所宜，违其所不宜，或药或火，或刺或砭，或汤或液，矫易其故常，捽摩其性理，搞而索之，投几顺变，间不容发。而又调其衣服，理其饮食，异其居处。

古代"整体论"的治疗方法，依然是今天传统中医、阿育吠陀和其他东方医学传统的特征。它还与古希腊和古罗马的治疗术有一些相通之处。

希波克拉底是古代最为知名也最有影响力的医生。他大约公元前460年出生在爱琴海上的科斯岛，据说一生游历希腊和小亚细亚。尽管希波克拉底的医学方法是客观和理性的，他仍提醒我们医学是一门"艺术"而且是"学无止境的"！他众多的箴言中有这样一则：

ars longa, vita brevis, occasio praeceps, experimentum periculosum, iudicium difficile.（拉丁文）

译为中文则为："生命短暂，艺术长存，机会转瞬即逝，实验毫不可靠，判断何其困难。"

在希氏医学中，需要问患者一系列的问题才可做出诊断，有效的治疗则需要将每个病人视作整体。饮食、睡眠、工作和锻炼都被认为是恢复健康的重要手段，并且认为体液失衡是导致疾病的原因。预后（预见和预言疾病的结果）是希波克拉底派医治者最热衷的话题。《希波克拉底誓言》是古代医学实践的法典，诞生于古希腊（很可能是希波克拉底的追随者所撰），是医生入行时要参考的伦理学框架。

古希腊最著名的医学学派之一位于希腊埃及的亚历山大里亚，在公元前4世纪初—公元3世纪达到鼎盛。希罗菲卢斯（古希腊外科医师）及其同辈的埃拉西斯特拉图斯曾在这里教学，并开展最早的人类解剖（参见第2章）。公元2世纪时，古希腊—罗马医生盖伦在亚历山大里亚接受了早期的训练，并获得了行医的经验。后来在罗马，他成为达官贵人的医生，并从公元169年起，成为皇室（包括马可·奥里利乌斯）的御医，当然也为平民治病。他的医术闻名遐迩，每次治病时，都会有很多人在周围围观，他向公众演示动物解剖实验时尤甚。

与希波克拉底一样，盖伦对医学理论的影响至少延续了1700年。作为医学"艺术"的实践者，盖伦为自己是一个"好医生"感到自豪；尽管在18世纪 80 年代，一位医生写道，"他厚颜无耻、着急忙慌地向所有医生炫耀自己；更过分的是，他竟然宣称自己是唯一配得上医生这个头衔的人。"

花开两朵，各表一枝，在古希腊和古罗马，还有一大类宗教治疗者，像祭司、占卜者和招魂者。依赖实践经验的经验主义医派也跃跃欲试想要贡献自己的力量。而自救自助永远都存在，家人在治疗过程中也总是不可或缺。

大约 1890 年，一位中国医生在为病人把脉。在中医看来，不同的疾病会有不同的脉象。

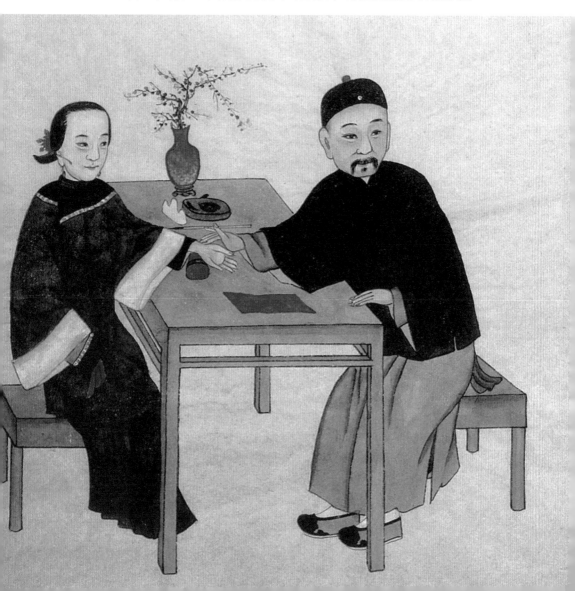

从中世纪伊斯兰到欧洲文艺复兴的医学教育

在中世纪伊斯兰世界，医院是治疗病人和医生教学的重要场所。博学家兼医生拉兹在很多这样的医院中行医，其中就包括巴格达，直到1258年匈奴侵占巴格达将其毁于一旦之前，它一直都是医学、科学和人文研究无可匹敌的中心。公元10世纪阿拉伯医生哈里·阿巴什（Haly Abbas）在《医艺全书》（*Complete Book of the Medical Art*）中写给医学生的建议，在今天还是十分受用：

> 对于从事这门艺术的学生来说，要求之一是他应当在医院和病人所在的地方当值；关于病人的状况和病情，应当多多向医术高明的老师请教；经常检查病人的病情和症状，时时要想起书本上学过的有关知识，了解如何是谓好转、如何是谓加重。

拉兹认识到即便是医术高超的医生也并非包治百病，于是写了这样一篇文章，标题可谓恰如其分："论医术最高超的医生不能包治百病的事实"。

公元10世纪，在南意大利萨勒诺这个欧洲基督教医学校，基督教、阿拉伯、希腊和犹太医学的思想汇聚一堂。1140年，萨勒诺的罗杰（Roger of Salerno）描述了医学教育的仪式，"从现在起，想要行医之人若想通过考试，就必须在我们这些长官和考官面前表现自己。"萨勒诺学制五年，在此之前需先学习三年逻辑知识。13世纪著名的长诗，《萨勒诺摄生法》（*Salernitan Regime of Health*）也是出自这所学校。其最耳熟能详的双行体（1608年的译本）为：

> 三位医生依然管用：首医生安静，
> 次医生快乐和三医生饮食。

到文艺复兴时，欧洲大学的医学教育也日益繁荣起来：意大利的博洛尼亚、帕多瓦、那不勒斯和帕维亚；法国的巴黎和蒙彼利埃；英国的牛津和剑桥。拉丁语是最初的医学语言，大多是通过阅读和学习古代文本来传授。据记载，当时只有一位合格的女医生，即劳拉·巴斯（Laura Bassi，1711—1778 年），她在 1732 年被聘为意大利博洛尼亚大学的解剖学教授。

当时医学从业者之间的关系是十分紧张的，特别是在北欧。内科医生有资格或执照在行医时使用药物，但外科医生或理发师—外科医生则是靠"手艺"吃饭，他们有时候需要剪头发、切鸡眼、拔牙兼放血和截

要命还是救命！在这幅 1802 年左右的讽刺画中，这个江湖郎中信誓旦旦地宣称自己可以治疗不同行业、不同身份地位的病人，他的药包括"专治老佣人的丑闻眼药水"和"诗人的至臻长生不老药"。

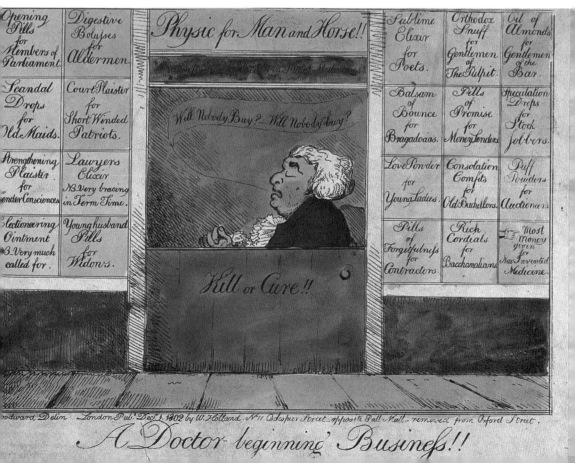

肢。从那时遗留下来一种非常有趣的现象，在英语国家的一些地区，不管如何杰出，他们仍然被称作某某先生（master 的变体），而不是某某大夫（doctor，来自拉丁文 *docere*，意为"教学"）。

现代早期欧洲的庸医

庸医是世界上最杰出的骗子，仅次于他们的病人。

——本杰明·富兰克林（1706—1790 年）

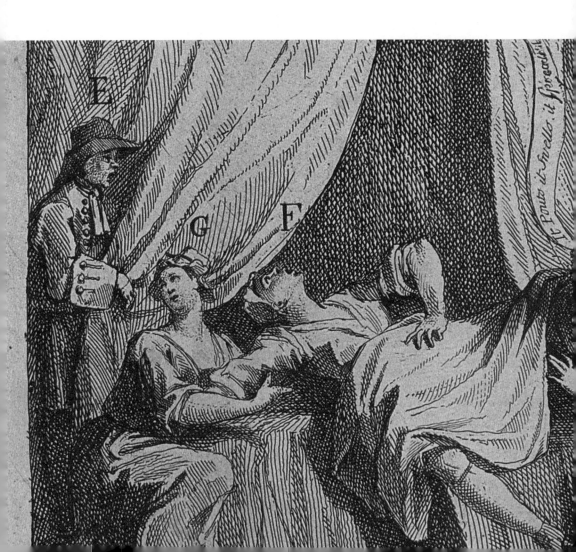

在现代早期的欧洲，所谓的"庸医"与精英和受到专业训练的医生同列，职责都是"治病救人"，导致了激烈的竞争。在英国，由学者托马斯·林纳克（Thomas Linacre, 约1460—1524年）牵头的一小众医生向国王亨利八世（1491—1524年）请愿，在1518年成立了伦敦内科医师学会（从1674年开始称为皇家内科医师学会），欧洲其他国家也成立了类似的团体。他们希望当权者能够为有资质的医生授予行医执照，并对那些没有资格的从业者以及非法行医者给予惩戒。

荒诞的医疗恶作剧可谓耸人听闻，往往登上报纸的头版头条。1726年，玛丽·托夫特被报道说生出了兔子。实际上，是一个同伙事先把一只猫的一些部位及一些死掉的小兔子塞到了她的阴道里。蹲大狱就是给作恶者的"奖赏"。

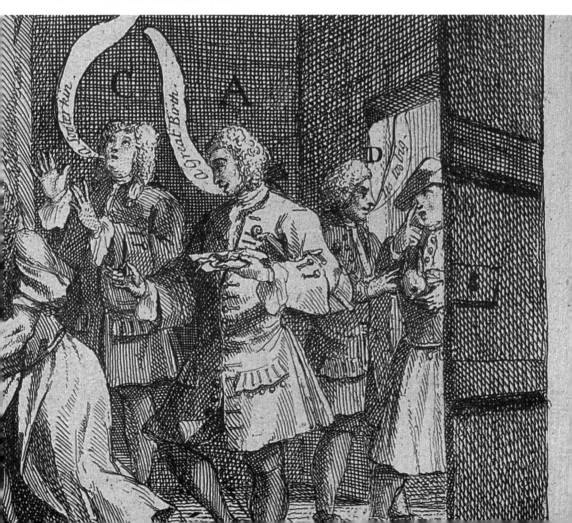

英语文献中最早提到庸医（quack）是在《海淫的学校》（*Schoole of Abuse*）中，发表于1579年，其中有这样一句话"a quackesalver's（庸医、骗子）budget of filthy receites"。其衍生词可能是来自荷兰语 kwaksalver（意为"药膏贩子"），或德语 *quacksalber*（意为"庸医"），此外还有"汞剂"之意，因为汞是梅毒的治疗药物，庸医擅长这种治疗。

"江湖郎中"（horse mountebanks）等庸医通常是跑江湖的卖货郎，卖命吆喝坑蒙拐骗把手上的货卖出去，然后在那些假冒伪劣的药片、药粉和补品被揭穿之前赶紧换到下一个地方。1783年，一位法兰德先生就在布里斯托尔的媒体上登了一则广告，宣称他可以治愈：

> 跌打损伤，不需支架固定；癌症，不需手术切开……所有眼病，即便是失明；……兔唇，8天包好；久治不愈的性病，药到病除。

一些有经验的江湖郎中可能会宣称自己有某些技能，比如接骨术或读尿术（看尿算命）。甚至还有"屁股医生"，认为所有的病都必须从肛门排出。女庸医又被叫作"穿衬裙的骗子大夫"。

现代早期是庸医的巅峰期。其中有名的庸医，诸如莎莉·迈普（Sally Mapp）夫人和"接骨师"疯子萨尔（卒于1737年），以及詹姆士·格拉哈姆（James Graham，1745—1794年），他在伦敦的蓓尔美尔街建起了非同寻常的海曼庙，因帮助性生活有问题的夫妇而出名。

炼金术士、占星家与"皇家的触摸"

炼金术士是另外一群非常有意思的"郎中"，形式多样，良莠不齐，在世界上很多地区都曾经存在过，包括埃及、中国、印度、中东和欧洲。炼金术士认为世间的物质都受到超自然力的控制，他们试图通过混合现有的元素创造新的金属和自然化合物，从而将贱金属变成贵金属，即真金白银，但也有些人试图找到"哲人石"（philosopher's stone）和"长生不老药"。中世纪伊斯兰世界的贾比尔·伊本·哈扬（Jabir ibn Hayyan）和拉兹可算是某种炼金术士。在英国，罗杰·培根（Roger Bacon, 1214—1294年）、乔治·里普利（George Ripley，约 1415—1490 年）以及伊丽莎白一世的信臣约翰·迪伊（John Dee，1527—1608 年），都是有名的炼金术士。我们在很多博物馆和图书馆看到的炼金术卷轴，又称为里普利卷轴，其中有很多颇有象征性的图画和秘方。

医学炼金术受到瑞士治疗者泰奥弗拉斯托斯·菲利普斯·奥卢斯·庞贝士·冯·霍恩海姆（Theophrastus Philippus Aureolus Bombastus von Hohenheim，约 1493—1541 年）的追捧，他自称帕拉塞尔苏斯（Paracelsus，含义是"超越名医塞尔苏斯"）。他可谓行万里路，读万卷书："向流浪汉、屠夫和理发师请教，我也从不会感到羞耻。"这些影响让他对盖伦和大学教授的医学非常抵触。他对四体液论的传统观念也不以为意。他认为身体是一套化学系统，需保持内在平衡，并与环境保持和谐。帕拉塞尔苏斯在这一理论的基础上，将新的化学成分引入医学中，包括金属汞被用来治疗梅毒。1527 年，他被聘为瑞士巴塞尔大学教授；一年后，他公开焚烧了盖伦和伊本·西那的著作，想要颠覆经典，却因此被从巴塞尔驱逐。

有些医生（比如帕拉塞尔苏斯）会把医术或炼金术与古代的占星术结合在一起。西蒙·福尔曼（Simon Forman，1552—1611 年）是伊丽莎白时期伦敦最有名的医生之一，自称玄学大师。病人来找他看病时，通常要问"我得的什么病？""我是怀孕了吗？""我会死吗？"，福尔曼会"掐指一算"，占卜一下星象。天象有上千种，并且可能预示某种大难。他在伦敦十分受欢迎，有诸多拥趸，每年诊治 2000 多位病人。可他也被贴上了这样的标签："不学无术、目无法纪的医生，潜伏在城市的各个角落。"

福尔曼和他的学生牧师—占星师—医生理查德·纳皮尔（Richard Napier，1559—1634年）记录了50000例病历，最近已被剑桥历史学家劳伦·卡塞尔（Lauren Kassell）电子数据化。在"重度抑郁"的病例中，超过50例是因为孩子早夭悲伤所致。

多少有些诡异的是，法国和英格兰皇室在几个世纪中都认为自己是一种病，即瘰疬（scrofula）或称"国王的罪"（King's Evil，淋巴结核）的治疗者，而这是上帝赋予的能力。在特定的日子，他们用手触摸患者的仪式被称为"皇家的触摸"。在英格兰，这种治疗可以追溯到11世纪早期。塞缪尔·佩皮斯和约翰·伊芙琳（John Evelyn, 1602—1706年）描绘了斯图亚特时期举行这种仪式时人潮涌动的画面：甚至有人会被挤死。法国的查理十世（1824—1830年在位）在1825年进行了最后一次触摸。"瘰疬"英文来自拉丁语 scrofa，意为"种母猪"，形容的是病人脖子上的淋巴腺体肿胀，看上去像"小猪"一样。

床边医学：观察和倾听病人

托马斯·西登汉姆（Thomas Sydenham, 1624—1689年）通常被称为"英格兰的希波克拉底"。尽管与他同辈的很多书呆子医生依然拘泥于闻和看尿液（验尿术），甚至不去观察病人，或者试图通过解剖尸体来寻找"科学"的原因，或者做着江湖郎中的行当赚取功名利禄，但是西登汉姆推崇的是观察和经验。他在床边观察病人，记下疾病的临床记录，为后人留下了有关痛风、歇斯底里热、天花等很多疾病形象生动的描述。他试图将疾病分类（疾病分类学），并认识到同样的疾病在不同的人身上会导致相同的症状。他为很多穷人治病，用试错纠错来寻找最好的治疗办法："要说解剖，我的屠夫也可以把关节完整干净地剔出来；年轻人啊……你必须走到床边，唯有在那里你才能了解疾病。"

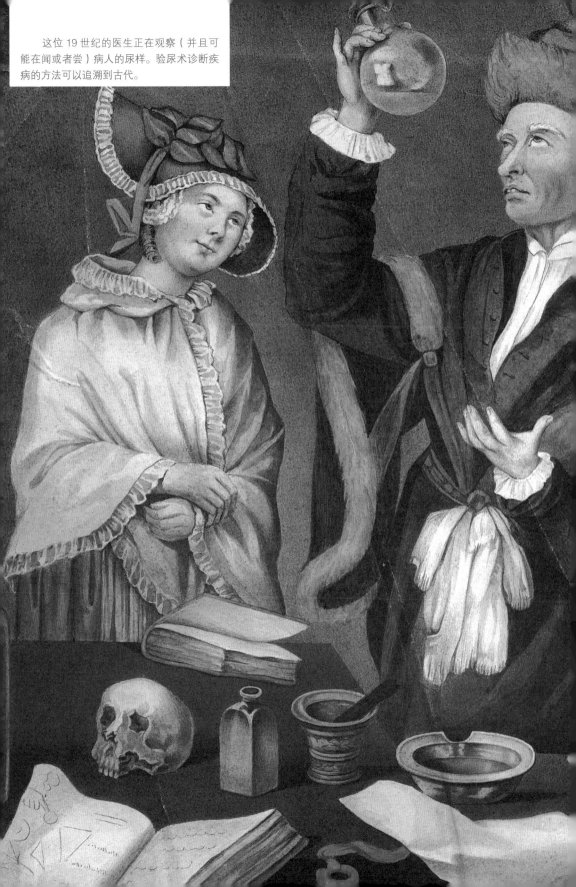

这位 19 世纪的医生正在观察（并且可能在闻或者尝）病人的尿样。验尿术诊断疾病的方法可以追溯到古代。

荷兰莱顿大学的赫尔曼·布尔哈维（Hermann Boerhaave，1668—1738年）在一个专门用来教学的医院研究病人，全欧洲众多学生慕名前来求学……他记录了一位死于食管撕裂的病人，这份病例报告开创了记录临床病史、体格检查和尸检顺序的先河。布尔哈维将自然科学、解剖学、生理学和病理学纳入医学课程中，由此影响了18世纪爱丁堡、维也纳、哥廷根和费城一批新兴的医学校。

1726年，毕业于莱顿大学的亚历山大·门罗（Alexander Monro, *primus*，1697—1767年）受聘爱丁堡大学，在一间被专门用于临床教学、可容纳12张床的病房内工作，其中包括多位来自美国的学生。美国名医本杰明·拉什（Benjamin Rush，1745—1813年）曾在爱丁堡大学接受教育，师从著名的"苏格兰的希波克拉底"威廉·库伦（William Cullen，1710—1790年），在那里他学习到采集病人病史材料的重要性。"要想从病人本人那里采集病史"，他建议如此提问：

他病了多久了？什么时候病倒的？有什么表现？可能的病因是什么？生病前一周有何习惯，穿着如何，以及饮食如何等，特别是急性病……若是慢性病，询问他们的主诉和生活习惯，时间要更早一些。

"床边"医学真正的转变发生在18世纪末19世纪初，特别是法国大革命之后，当时很多大型的市立医院建立，学生们因此可以在病房学习，而不再只是阅读古希腊和拉丁文的书本。只要合乎礼数，刺激和探查病人的反应或状况都是被鼓励的。1816年，法国医生勒内·雷内克发明了听诊器，这是一种简单但颇具革命性的创新。当时他在巴黎的内卡河医院（Neckar Hospital）工作，需要给一个年轻又有点丰腴的女病人听诊心跳，但是觉得直接把头放得离其胸部太近过于亲密有些不妥。因此他把笔记本卷起来，其中一头放在少妇的胸膛上，另一头放在自己的耳朵上。他不仅

医学图文史｜改变人类历史的7000年｜
The Story of Medicine: From Bloodletting to Biotechnology

象 人

　　约瑟夫·梅里克（Joseph Carey Merrick, 1862—1890 年）是著名的"象人"，因童年时患上的致畸肿瘤（普洛提斯综合征）加重所致。他和当地一个音乐厅的主人共同组织了一场公众表演。抵达伦敦后，梅里克吸引了医生们的注意，外科医生弗雷德里克·特雷弗斯（Frederick Treves）将他带到伦敦医院进行检查和照顾。梅里克在 1890 年去世。他的骨架被安置在伦敦内外科学校，科学家正在用新的扫描技术对其进行检查。

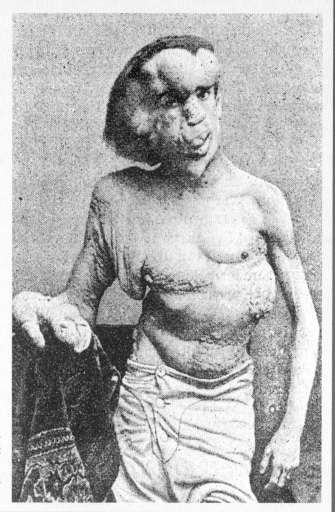

"象人"梅里克在 1889 年拍摄的一张照片，从中可以看到他的畸形程度。

可以清楚地听到她的心跳声，还可以听到她的呼吸声。很快，一种空心的木制听诊器被使用，后来又发展为可弯曲型。对此，罗伊·波特（Roy Porter）曾这样写道：

> 听诊器使医生可以听到身体的声音——呼吸的声音、心脏搏出血液的声音，改变了医生了解身体内在疾病的进路，从而改变了医生与患者之间的关系。最后，活的身体不再是一本合上的书：病理学也可以在活人身上开展了。

在中世纪和现代早期，治疗方面并没有大的突破，医生遭到百般嘲讽，比如马修·普莱尔（Matthew Prior）在 1714 年曾嘲讽道："昨天病刚好，晚上就死在医生手上。"另一方面，有些疾病更多的是想象出来的，我们大多数人应该都知道疑病症患者（hypochondriac）！在解剖学中，hopochondium（季肋部）是指肋骨下的腹部区域，古希腊人认为这个区域下方的器官是导致情绪紊乱的所在。如今，这个词被用来描述害怕得病或者过于关注身体症状的状况。查尔斯·达尔文（Charles Darwin）身患多种令人不解的疾病，他曾写道："我想，我的很多朋友都认为我有疑病症。"

"伤寒玛丽"

"伤寒玛丽"又名玛丽·马隆（Mary Mallon, 约 1869—1938 年），在 1910 年被一本杂志描述为"美国最无害又最危险的女人"。她在纽约为有钱人家做饭，是一名厨师。在玛丽工作过的地方，人们都纷纷因患上严重的伤寒热而倒下了。经过调查发现，她的粪便中含有高浓度的伤寒杆菌——她是伤寒携带者但没有症状。玛丽被隔离在北兄弟岛的河边医院，后被释放，但条件是不得再做厨师。不过，当斯隆妇产医院暴发伤寒流行时，人们发现她化名为"布朗夫人"在那里工作。后来，她在一个隔离医院度过了余生。

合格的女医生

在几百年的时间里，女人很难甚至几乎不可能进入医学行业，尽管她们在护理和助产方面一直发挥着重要的作用。詹姆士·巴里（James Barry）是一位在爱丁堡接受训练的军队外科医生，"他"在1865年去世时被发现是一个女人，真名是玛格丽特·安·巴尔克利（Margaret Ann Bulkley）。与此同时，在美国，出生于英国的伊丽莎白·布莱克威尔（Elizabeth Blackwell, 1812—1910年）1849年从纽约上州日内瓦医科大学毕业，是第一位正式毕业的女医生。在英国，伊丽莎白·加勒特·安德森（Elizabeth Garrett Anderson, 1836—1917年）在1865年获得了药剂师学会授予的行医执照；五年后，她在巴黎获得了医学学位。

这些女同胞无疑鼓舞了更多妇女跨入医学的大门，甚至建立起专门接收妇女的医学校和教学医院。但是，年轻女子要想与男同事们一道成为医生却还要更长久的时间。今天，在有些国家，申请医学院的女生要比男生多得多，但是在教授和高级顾问医生水平上，女人的身影要少得多。

科学与医学"安慰术"

19世纪，医生与护士在医院照料生病的穷人方面发挥着越来越多的作用。一些医生将慈善工作与为有钱人服务的盈利性的个体开业结合在一起。19世纪末，伦敦哈利街成为名医当然也是收入颇丰的资深大夫的聚居区；科学和细菌学知识更为其名望增加了筹码。一些医生开始走专业化道路，或者专注于医学研究和教学。还有大量的医生开始攻坚医学的"替代"领域：弗朗茨·麦斯麦（Franz Mesmer）的麦斯麦术，塞缪尔·哈内曼（Samuel Hahnemann）的顺势疗法，丹尼尔·帕尔默（Daniel Palmer）的脊椎指压疗法，安德鲁·斯蒂尔（Andrew Still）的整骨疗法。（参见第11章）

最伟大的全能型临床医生当属加拿大人威廉·奥斯勒。他开始学医时，细菌致病理论刚刚有了科学依据。他广为传颂的著作《医学原理与实践：供医学从业者和医学生之用》（*The Principles and Practice of Medicine: Designed for the Use of Practitioners and Students of Medicine*），将医学的科学和艺术结合在一起。这位"现代医学之父"敦促医学生了解医学的科学原理，"观察、记录、汇总、交流；发动五感；了解病人远比了解病人所得的疾病重要"。

有些医生依然采取私人开业的形式（通常是在他们自己家里）。在英

路克·费尔德斯爵士（Sir Luke Fildes）的名画《医生》（1891年）。家庭医生在病人的家中，仔细地照看一个生病的孩子，反映了医学所谓的"安慰术"。

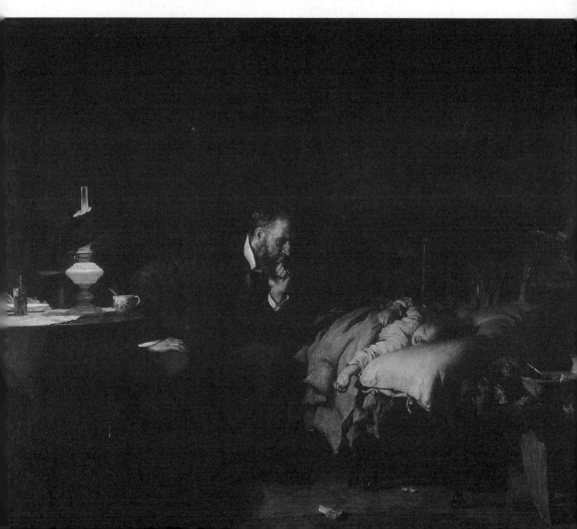

国，自 19 世纪初开始，全科医生摆脱了较早期的团体（如外科医生—药剂师团体），将他们的角色从制药人和药剂师变成为病人诊断和治疗的一般医生。罗伊·波特发现"有成千上万默默无闻的、任劳任怨的家庭医师，被一堆呆坏账和将死的病人所困扰"。美国医生卡尔·班热（Carl Binger，1889—1976 年）就捕捉到人们对旧式家庭医生的怀旧情怀：

> 想当初……家庭医生给宝宝接生、指导宝宝的护理、帮宝宝断奶、照护宝宝出牙，给宝宝种牛痘，照看他们出麻疹、长水痘。他告诉男孩生命的事实，给女孩治疗痛经。他指导饮食和休息，提供泉水补药、为扁桃体止血、接上断的胳膊，安抚因为生意烦心而无法入睡的父亲，挽救得了伤寒或双侧肺炎的母亲，训斥厨子，为要上大学和择业的年轻人给出建议，安慰健忘、焦躁的奶奶，临终之际为其阖上双眼。

20 世纪初，尽管真正的治疗方法寥寥无几，但"安慰术"是必不可少的。阿瑟·赫茨勒（Arthur Herzler）在 1938 年所写的自传《马与马车医生》（*The Horse and Buggy Doctor*）中写道："不管老大夫能治到什么程度，医生到来所带来的安全感无疑是给病人及其家人吃了定心丸。"

现代医学实践的转变

直到 20 世纪，白喉、猩红热、麻疹、脑膜炎和百日咳等传染病依然是可怕的儿童杀手。由于新的治疗手段的发明和可及，特别是 40 年代末青霉素的发现，之后是"神奇药物"和疫苗（如 50 年代小儿麻痹症疫苗），以及医学教育和公共卫生的进步，医学实践已然发生了改变。初级卫生保健医生 [英国的全科医生（GP）和美国的家庭医生] 可以为病人开处方，或者将严重的病例和要手术的病例转诊到医院的专科医生那里。

在某些国家和地区，使"人人"享有卫生保健的卫生体制改革已经初见成效。1883年，德国第一任总理奥托·冯·俾斯麦（Otto von Bismarck, 1815—1898年）引入了早期的"国家"卫生保险制度，雇工和雇主共同分担费用。1948年，英国引入国家医疗服务体系（NHS），在"递送点"提供免费的初级卫生保健和医院健康保健，并支付NHS员工的薪水。日本是第一个提供全民卫生保险的非西方国家，于1961年纳入医疗保险制度，称作 *kaihoken*。不过，在由谁为不断攀升的医疗保健和治疗成本掏腰

从 X 线到 CT、PET 和 MRI 扫描

1895年威廉·康拉德·伦琴（William Conrad Röntgen, 1845—1923年）在巴伐利亚州的维尔茨堡大学发现X线，这是人类伟大的突破。如图是伦琴妻子手的X线成像，显示她佩戴了一枚戒指。

后来的诊断影像技术包括计算机轴向断层成像（CAT扫描），正电子发射计算机断层扫描（PET扫描）以及核磁共振成像（MRI）。这些新的检测工具出现于20世纪60—70年代，改变了影像科医生和临床医生观察和检测异常的方式。如超声扫描可用来为子宫中的胎儿成像。

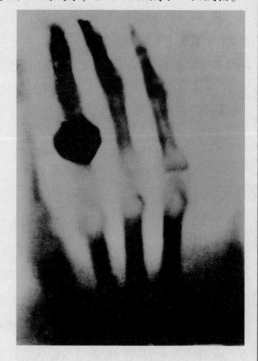

包方面，各国之间存在着巨大的差异。随着人类平均寿命的延长，对不断壮大的老龄化人群提供照顾已成为现代社会的主要挑战。

全球疾病和残疾负担的差别，与医务人员数量和水平的不均衡也有一定的关系。2010年的数据显示，在部分地区，比如北美、英国、欧洲、澳大利亚和日本，每200—500个居民对应一位医生。但是在撒哈拉以南的非洲国家，这一比率则要低得多，差不多每3万—5万居民共享一位医生。

技术的进步使医生能够比之前更快也更准确地筛查和诊断疾病。远程医疗（telemedicine）使医生能远程"看"病人，智能手机和医学的手机应用也使患者可以监测自己的血糖、血压、心跳、可疑的痣、血脂，听力、视力和记忆力的下降，行为的改变等，并且有望将结果无线传送给医生。在美国，科学家正在开发一种高科技呼吸监控仪，用来检查呼出的气体，寻找疾病的体征，让我们不禁想起几百年前医生闻和尝病人尿液来诊断疾病的行为。

不论是古代希波克拉底传统的"床边医学"还是传统中医、日本汉方医学、印度医学，都有很多值得我们学习借鉴的地方，这些医学系统都保留了"整体观"和个体化的治疗方法。人类健康的未来在于医学的"科学"和"安慰术"能够极大的融合。

第一次世界大战期间，美国招募志愿者的海报，护士被作为医疗保健的象征。在 1859 年目睹了索尔费里诺战役中伤兵的惨状后，瑞士商人亨利·杜南（Henry Dunant，1828—1910 年）于 1863 年发起了国际红十字会运动。

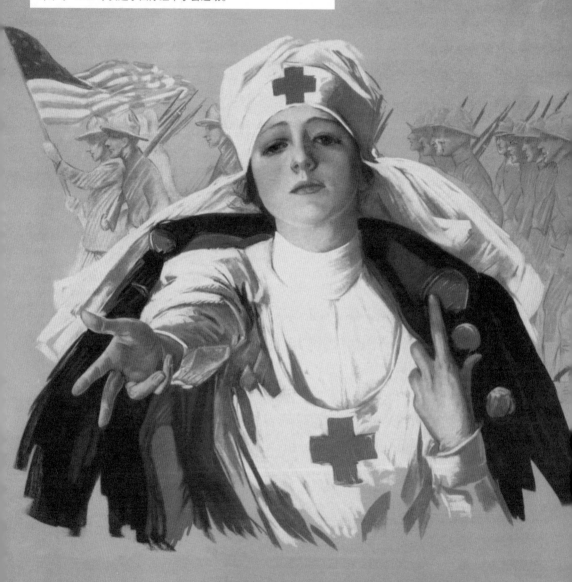

Have you answered the Red Cro
Christmas Roll Cal

Chapter 5 | 第5章 |
医院与护理

"先生，6个病人死了。"

医生查房时，护士告诉他。

"嗯？我给7个都开了药的呀。"

医生一边步入另一间病房，一边沉思地说。

"是，但其中有1个没有吃。"

多么荒唐啊！

——阿农（Anon），约 1850 年

　　古希腊人有"医学神庙"，而古罗马人建立起供"体弱多病"者和军队之用的"医院"。在中世纪和现代早期，各种各样形形色色的医院和"救济院"被建起来了：从伊斯兰世界的穆斯林诊所，到由慈善机构和宗教组织为照看病人和穷人提供的"避难所"。截至 18 世纪，欧洲很多大规模的城市医院都是拥挤不堪、气味熏天和尘土飞扬的。19 世纪晚期，弗洛伦斯·南丁格尔（Florence Nightingale，1820—1910 年）推动了医院和护理的改革。在现代，内科医生、外科医生、护士和助产士（以及医辅人员）共同分担了为住院和门诊病人提供治疗、照顾和安慰的职责，而有些医院也已经成为医学教育和研究的重心。

古老的医学神庙

在古希腊，疗养之用的神庙也是病人们祈祷之所，从头疼到消化不良和肚里生虫，再到不孕不育和眼盲，生病的人都会到这里祈求痊愈。医学神庙被称为阿斯克勒庇俄斯神庙，取自希腊医神阿斯克勒庇俄斯。在这里，可通过锻炼、精神刺激和放松达到自我治疗；有些神庙还设有体育馆、图书馆和剧院等。

所谓"在神庙睡觉"，即在一个特别的房间睡一觉之后，举行净身仪式并祭拜神灵，希望医神阿斯克勒庇俄斯能够解梦，然后获得治愈或得到如何治愈的嘱托。有时，阿斯克勒庇俄斯神庙的女儿帕娜赛亚和海吉亚会在无毒蛇的帮助下治疗病人；阿斯克勒庇俄斯手中缠着蛇的神杖一直被视为医学的象征。

被治愈的病人充满感激，于是将被治好的身体部位做成泥塑，放在神庙中，以示自己无尽的感激和祝愿。大约在公元前 500—前 400 年，一个手瘫的病人到埃皮达鲁斯的阿斯克勒庇俄斯神庙寻求帮助，它在古典世界是最有名的治疗中心。他们的经历都被刻在墙壁上："睡着后，他看到了一幅画面……神灵把他的手指一根一根地伸直……然后问他是否还怀疑墙上的这些铭文。他说，不。……拂晓时，他从神庙走出时已经痊愈。"

罗马病人院（*valetudinaria*，出自拉丁语 *valetudo*，意为"健康状态"）是最早的平民医院，可向老百姓，尤其是士兵和奴隶，提供医学和护理照顾。随着罗马帝国的扩张，战地医院也被建立起来专门用于照护生病和受

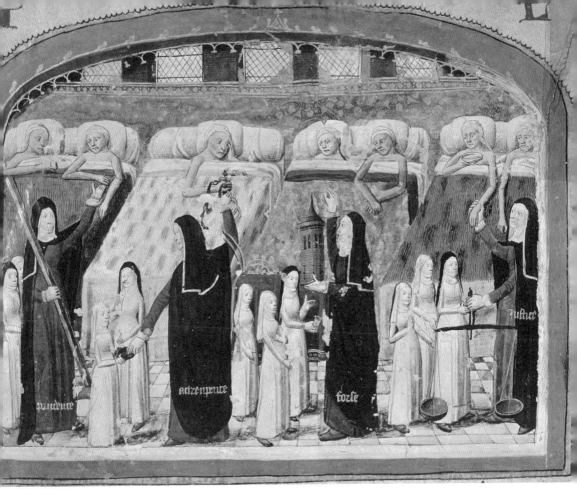

　　15世纪巴黎主宫医院中的病人和修女。在欧洲早期，医院为生病的穷人提供照顾、安慰和精神的治愈。医院规模从小教堂到大教堂式的建筑不等，比如12世纪君士坦丁堡的潘托克拉托尔（Pantokrator）医院。

伤的士兵，毕竟骁勇善战的部队对于罗马的扩张计划是十分重要的。在战事要塞，有的战地医院成了永久性的建筑，还有些医院的设施非常简单，就建在前线附近。

伊斯兰"穆斯林医院"

　　中世纪伊斯兰穆斯林医院（*bimaristans*，来自波斯语，*bimar-* 意为"病人"，*-stan* 意为"房子"）在公元10—12世纪达到鼎盛时期。当拉兹在巴格达为新医院选址时，他把一些鲜肉片放在不同的地方，并选定腐败变质最轻微的地点，作为空气最为新鲜的指标。

穆斯林医院的治疗和康复训练都是免费的，伊斯兰人认为治疗病人是一种义务，不管他们有没有偿付的能力。此外，他们还愿意照看精神病人和老人。男女被安置在分开的病房，但照看他们的护士则是有男有女。这些医院属于世俗的，而不带有宗教的属性，通常会雇佣信仰基督教、犹太教及穆斯林的医生。

在叙利亚大马士革的努里穆斯林医院，是伊斯兰世界最伟大的医院之一。12世纪，一位游历者曾这样评价，"每天医生很早到达医院，给病人做检查。他们会为每位病人开合适的药物和食物。"音乐治疗和讲故事都被用来缓解病人的压力。在出院时，医院会给病人提供衣物和金钱以支撑他们康复期的花费。

中世纪和现代早期欧洲的保健、同情心与慈善机构

对于大多数病人来说，以医院为基础的医学或护理照顾通常是例外，而不是常态，大多数人都是找当地的护士、助产士、医生或治疗者提供家庭药方或治疗。在中世纪和现代早期的欧洲，"收容所"（hospice）和"医院"会为病人和穷人提供护理服务、食物和避难所。其中很多都是基督教机构（可追溯到公元4世纪早期的拜占庭医院），在主要的城镇、沿着朝圣之路沿途设立。护理工作通常是由虔诚的"姐妹"和"兄弟"来完成。施惠者认为，得到心怀感激的穷人的祈祷，他们可以从炼狱中得到救赎。医学和道德之间有永远说不清的关联，拯救灵魂与拯救生命是至为重要的。

圣巴塞洛缪医院的起源是一则非常有趣的故事，这一医院现在叫作巴特医院，是伦敦主要的医院之一。在公元12世纪，一位年轻的弄臣（中世纪宫廷或贵族家中的小丑）拉合尔（Rahere）在见到太多的皇室人员死

亡后，决定赴罗马朝圣。在他费尽周折穿过罗马附近的彭甸沼地时，不幸感染了严重的热病（很可能是疟疾）。他住到一个教堂附属的小医院里，位于台伯河（意大利中部，流经罗马）的一个岛上，并受到僧侣的照顾，这个教堂中供奉着圣徒圣巴塞洛缪，于是拉合尔宣誓，如果上帝给予他健康，让他回到英格兰，他将为生病的穷人建一座专属医院。

拉合尔痊愈后回到伦敦，在国王亨利一世（1100—1135 年在位）和伦敦主教的支持下，他建立了圣巴塞洛缪医院和一座教堂——圣巴塞洛缪大教堂，后者位于伦敦的史密斯菲尔德区，宗旨是"给予每一个生病之人和无家可归的流浪者帮助"。1552 年，医院称，在之前的 5 年中已经治愈了 800 个生病的穷人，其症状"包括水痘、瘘管、肮脏的伤口和溃疡"。1609—1643 年，威廉·哈维 [血液循环理论的发现者和查理一世（1625—1649 年在位）的御医] 曾被聘为该医院的医生。

至于在医院中，病人能获得多少医疗照顾，而不仅仅是护士的护理，差别是非常之大的；很多情况下，医生不过是偶尔来医院看一下。意大利最早开始提供住院医疗服务，其大型医院受到现代早期其他欧洲国家的称赞。1500 年，"华丽壮观"的佛罗伦萨圣玛丽亚纽瓦医院强调由医生、药剂师、外科医生和大量的护士一同提供医学治疗。病人被描述为"肮脏，散发着恶臭，难相处"的，但护士却要在病人中间忙前忙后，因此被誉为劳动模范：

> 一会给这个送热水，一会给那个送大麦茶，一会送糖浆药水，一会又要送糖水。他们总是手忙脚乱，一会给这个穿衣服，一会去管那个，一会还要给另一个拿便盆。有的病人哭了，有的在哆嗦，还有的发疯了。但是所有的一切都要护士来承受，用虔诚和耐心来对待。

亨利七世（1485—1509 年在位）1505 年建立于伦敦的萨沃伊医院便

是以此为范本的。很多意大利医院也为年轻医生提供培训，至 16 世纪末，意大利已经成立了解剖学校。从托马斯·摩尔（Thomas More，1478—1535 年）的《乌托邦》（*Utopia*，1516 年）中，我们可以一窥人们对新医院的热忱：

[乌托邦的]每个城市都有四所医院，就在城墙外不远处，宽敞得像个小镇。医院规模庞大……这样病人……就不用不舒服地拥挤在一处，而且对于有传染病的人（可能从一个人传染给另一个人），也可以隔离起来。医院可以提供照顾病人所需的所有东西，病人也会得到悉心的照料。医术高明的医生也常伴病人左右、随叫随到……城里没有一个人愿意在家里治疗，都愿到医院里去。

隔离感染者

尽管用仁慈和善意来照顾"病人和弱者"是大多数宗教和平民医院的目标，但有些病人通常是被排除在外的，比如"麻风病人、传染病人、疯子和孕妇"。

针对那些患有麻风（如今称为汉森氏病）等会致畸毁容的病人，专门的收容机构——麻风病院被建起来了。在欧洲，整个 13 世纪共建立 19000 所麻风病院。医学史学家卡罗尔·罗克里夫（Carole Rawcliffe）在《中世纪英格兰的麻风病》（*Leprosy in Medieval England*, 2006 年）中引用了一则 14 世纪的英国布道，强调传教士为麻风病人提供了一种精神和躯体的药方：

通过忏悔，他缓解了我们的疼痛；通过告解，我们就好比通了一次便；通过让我们斋戒，为我们推荐了一种健康的饮食；痛哭流涕就好比让我们泡了一次药浴；重拾对基督的热情就好比给我们做了一次放血。

鼠疫医院与腺鼠疫

中世纪，随着麻风的消退（其原因至今未完全获悉），一种更具传染性而且更加致命的疾病腺鼠疫开始登上中心舞台。收治鼠疫病人的鼠疫医院也建立起来，逐渐取代了中世纪古老的麻风病院。在一些"瘟疫蒸气"的下风口也建起了临时的收容所。

鼠疫医院有多么恐怖，我们现如今只能靠想象了：在那里，一张床上要挤着四五个重病或"接触传染"的病人。1630 年，一位红衣主教描述了意大利博洛尼亚几所鼠疫医院的惨状，他看到病人"衣服全部脱掉，赤身裸体，有些已经死去，有些全身发黑，还有一些已经神志不清"。他还补充道："在这里，让人无法忍受的恶臭会让你崩溃。在尸体之间，你基本无法插足。在这里，你会感到束手无策，但又会对死神产生深深的惧怕。这里就是人间炼狱。"

这幅图来自 1411 年瑞士版的《吐根堡圣经》，刻画了一对患有黑死病的夫妇。这场致命的腺鼠疫流行席卷了 14 世纪的欧洲。

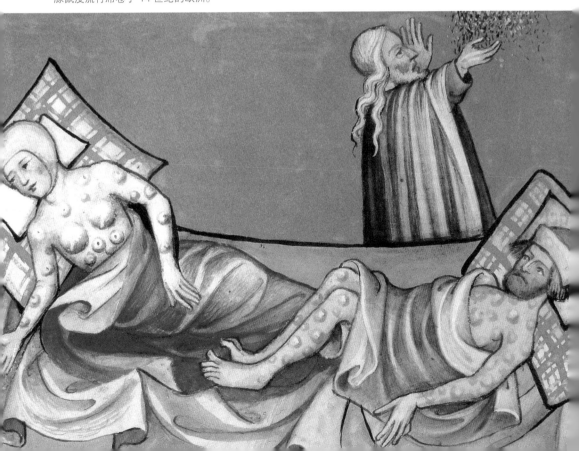

自 15 世纪晚期，随着梅毒（syphilis，又称 Great Pox）的传播，欧洲建起了梅毒病人的医院，名曰梅毒之家（pox house），最早出现于德国的西南部。在意大利，一些医院也接收患有不治之症（incurabili）的病人，包括梅毒病人。病人大多由神父和修女照看，而更为严重的不治之症病人则需要内科医生和外科医生的每天探视。为了应对梅毒的传播，1522 年威尼斯建立了疑难杂症医院（Ospedale degli Incurabili）。若是患者没有康复，门上就会画一个哀伤的脸；若是康复了，门上就会画一个笑脸。

中世纪有些麻风病院也被称为洛克医院（Lock Hospital，又称性病医院），其中洛克（Lock）指的是包扎病人溃疡的绷带或"锁"。这个名字依然保留在一些性病医院的名册中，比如著名的伦敦洛克医院，就成立于1746 年。它还单独设有一个女病房，为患有性病的女性提供照顾。她们被认为是生活不检点才染病，其中很多人入院时几乎是赤身裸体、身无分文、饥肠辘辘。

天花是现代早期最为致命的疾病之一。18 世纪初，随着瘟疫在西方世界的消失，一些古老的瘟疫收容院（pest house）被用来隔离天花病人。

收留被遗弃者的医院

对于中世纪来说，伊斯兰医院专门为精神病人开辟的病房可能是最为独特的。在天主教国家，宗教机构一直有照顾所谓"疯癫者"或"疯子"的传统，其他人的照顾则是交由社区或家庭。伦敦臭名昭著的"疯人院"贝伦皇家医院（Bethlem Royal Hospital）是由基督教人士在 1247 年建立起来的，目的是照顾无家可归之人。到 14 世纪时，它已经在收治那些"丧失理智"的病人了，并且已有病人遭到"非人"对待的风评。

育婴堂（foundling hospital）是另一种专业机构，专门收容弃婴，类似的"医院"遍布世界各地。这些机构通常会装有一个旋转门，门上挂有

医学图文史 | 改变人类历史的7000年 |
The Story of Medicine: From Bloodletting to Biotechnology

一个接收摇篮。弃婴者会摇一下门铃，提醒说"小客人"来了。然后旋转门会把婴儿转进医院，这样可为弃婴者的身份保密。伦敦弃婴堂（London Foundling Hospital, 1741 年）系由托马斯·克拉姆（Thomas Coram, 约1668—1751 年）成立。克拉姆退休之前是一名船长，当看到"小孩子流浪在外，自生自灭"，或者尸首被丢在粪堆或排水沟里堆积成山时，他觉得触目惊心。他的善举得到了富有的慈善家威廉·贺加斯（1697—1764 年）和乔治·弗里德里克·亨德尔（George Frideric Handel, 1685—1759 年）等人的慷慨解囊。我们今天在育婴堂博物馆仍然可以看到当时妈妈们在丢弃孩子时所留的信物。有一个心形的金属项链让人十分心酸，上面只留了一句话："我的心永远属于你，尽管我们不得不分离。"

18和19世纪的医院：走向死亡的通道？

百科全书编纂家丹尼斯·狄德罗（Denis Diderot, 1713—1784 年）曾如此描述巴黎的主宫医院（Hôtel Dieu, 意为"上帝的收容所"）：

现有的医院中规模最大，房间最多，最为有钱也是最为可怕的一所……设想各种病人鱼龙混杂，有时，3 人、4 人或者 6 人被塞在一个病床上，活人的旁边躺着死的和濒死的，病人身体的气味令空气污浊，致病的微生物从一个人传染给另一个人……人间痛苦和悲惨景象历历在目。

这所古老的医院成立于公元 651 年左右，到 18 世纪时，医院里收治了 3500 位病人，挤在 1200 张床上。通风极差，每个工作人员进到房间时不得不用蘸了醋的海绵捂在脸上。

在 18 世纪和 19 世纪初，随着人口数量的激增，特别是在迅速发展的城市和工业重镇，很多医院落下了害虫泛滥、肮脏不堪和死亡率高的恶名。

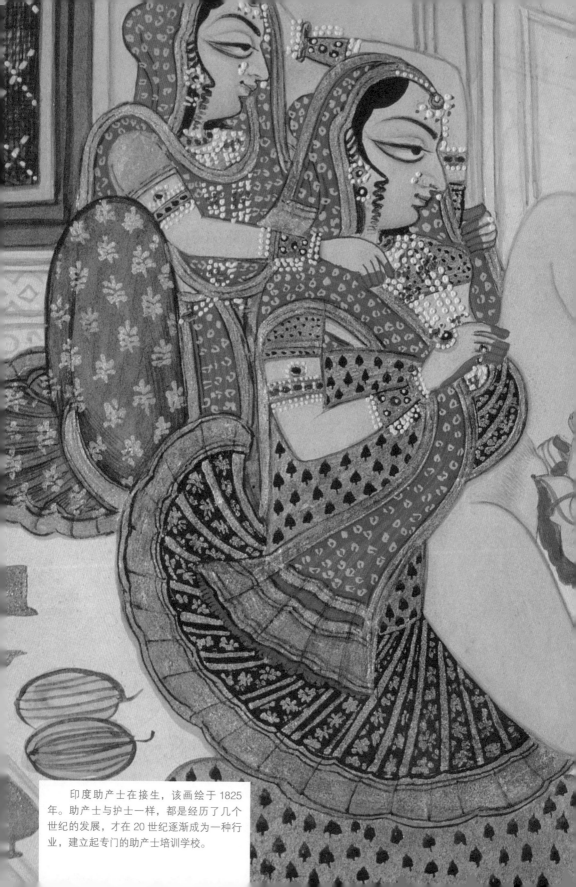

印度助产士在接生，该画绘于1825年。助产士与护士一样，都是经历了几个世纪的发展，才在20世纪逐渐成为一种行业，建立起专门的助产士培训学校。

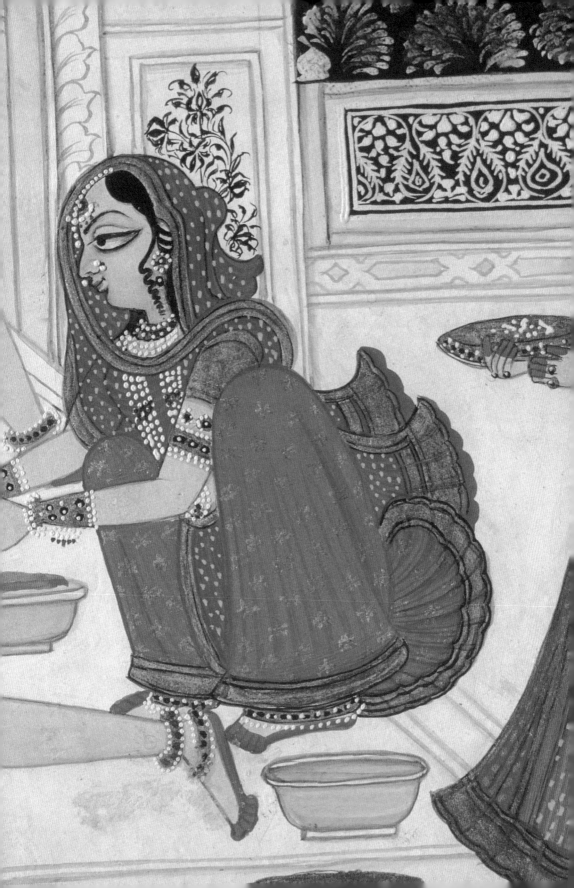

医生约翰·艾肯（John Aiken）将它们描述为"走向死亡的通道"。慈善家兼改革家约翰·霍华德（John Howard, 1726—1790 年）在 18 世纪 70—80 年代遍访欧洲的医院，发现众多值得批评指摘的地方。他指出，在伦敦盖伊医院（Guy's hospital，建于 1726 年）老旧病房中，木床生了臭虫，以至于医院雇了一个捉臭虫的全职人员，其工资水平竟和医生基本相当。

有钱人依然会在家里，或者有时在医生私人的诊室中生产、接受治疗或手术。住院病人往往是穷人。随着医院的逐渐医学化，越来越多的医学生在大医院的病房中接受培训，医生、护士和助产士的地位也在逐渐提升。尽管医院的建筑设计、照明、通风和空间都在改革中，但是正如历史学家所注意到的，并非所有的医院都是"死亡陷阱"，然而在有些情况下，医生确定是在帮倒忙。英格涅·塞麦尔维斯（Ignaz Semmelweis, 1818—1865 年）与维也纳产科病房的故事深刻地告诉我们，在 19 世纪上半叶有些教学医院中有多么大的潜在危险。

分娩：洗手可救人一命

> 说实在话，只有上帝才知道有多少女人的性命早早地断送在我的手中。
>
> ——英格涅·塞麦尔维斯

18 世纪见证了产科医院（母婴医院）的开端，这类医院为穷苦的或者未婚的孕妇提供了一个舒适的分娩场所，并为她们提供免费的食物、暖心的服务和栖身之所。它们同时还是医学生的教学医院，这些学生通常是想要从事"男助产士"（后被称为产科医生）这一职业。不过，在有些医院里，由于感染（被称为产褥热）而死于分娩的妇女比例非常之高，很快它们就落下了"屠宰场"或"大坟场"的恶名。医生也在苦苦思索，为什么会有这么多产妇因为他们的照顾而死去。

波士顿的奥利弗·温德尔·霍姆斯（Oliver Wendell Holmes，1809—1894年）引述了一则故事，一位著名的医生对一位死于产褥热的病人进行了尸检，并摘除了其盆腔器官。他将这些器官装在大衣口袋里，然后去给好几位妇女接生，结果这几位陆续都死掉了。

然而，将尸体和分娩之间的重要关系联系在一起的是匈牙利医生英格涅·塞麦尔维斯，他也因此而成名。1846年，塞麦尔维斯在维也纳著名的教学医院维也纳综合医院（Allgemeines Krankenhause）担任助手。这所医院有两个产科诊区，待产的孕妇会随机分配到其中一个。塞麦尔维斯所工作的诊区被用于男学生的教学，产妇死亡率为25%，多数死于产褥热。另一个诊区是用于女助产士的培训，产妇死亡率为3%。塞麦尔维斯的好朋友（一位法医学教授）去世时，他读到了后者的尸检报告。他的朋友在做尸检时，用刀子不小心割到了手指，报告显示他所得的病与死于生产的妇女是一样的。塞麦尔维斯仔细检查了自己所在诊区中医生的操作，观察到他们辅助尸检后会直接去对待产妇女进行阴道检查，而不会洗手。他断定，其中势必有某种关联。

塞麦尔维斯提出了他的"尸生理论"（cadaveric theory），并坚持让学生和医生在进病房之前用漂白粉洗手，刷洗手指甲，这样就"不会留下一丁点尸体的味道了"。产褥热的病例急剧下降。但这种有效的办法并没有被广泛采纳，之后多年，在很多国家，产褥热（现在知道这是由酿脓链球菌所致）的死亡率一直都呈升高的状态。在塞麦尔维斯去世几十年后，他这一发现的重要性才被人们所认识，他也被尊为人类的英雄。

今天，助产士在妇女分娩中发挥着重要的作用，不论是在产科医院还是在家里或社区中，而社区护士、卫生员和社会工作者会为母亲和婴儿提供连续不断的照顾。但是，在发展中国家，65%的农村妇女分娩时都没有得到专业的医疗照顾。改善母婴健康状况，降低婴儿死亡率，依然是实现全球健康的重要目标之一。

"南丁格尔护士"

　　医院要求的第一条是它不得对病人造成
伤害，这一原则也许有点奇怪。
　　　　——南丁格尔，《医院札记》，1863 年

　　南丁格尔因在 1854—1856 年克里米亚
战争中为伤员、病人和濒死之人提供护理
照顾而闻名天下。她毅然投入到护理服务
后，《泰晤士报》上刊登了记者威廉·拉塞尔
（William Russell）一则有关医疗资源匮乏的
消息：不仅外科医生不够……不光没有包扎
员和护士……甚至没有制作绷带的亚麻布。
南丁格尔和她的护士团（38 人组成）面临的
状况是十分糟糕的：

　　病人穿着制服，身上伤口遍布，直挺挺
地不敢动，浑身之脏，让人无法形容；周身
布满寄生虫……（在医院营帐下之一隅）从
污水坑飘来阵阵下水道的气味，无数露天的
茅坑、管道，直通躺着病人的走廊和病房。

　　弗洛伦斯·南丁格尔和她的团队致力于

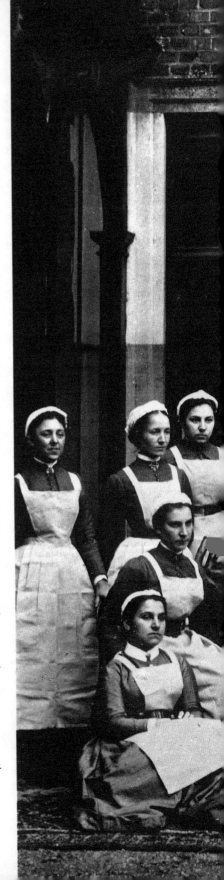

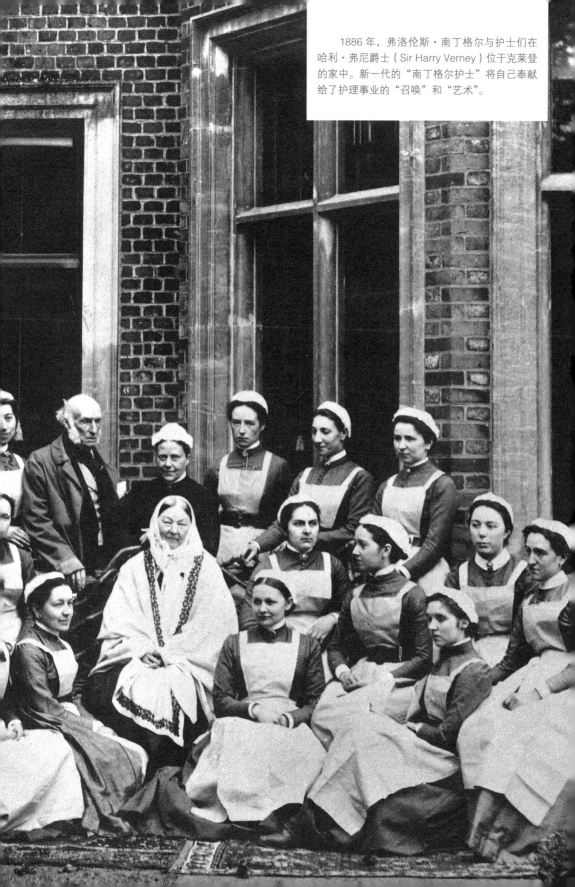

1886 年，弗洛伦斯·南丁格尔与护士们在哈利·弗尼爵士（Sir Harry Verney）位于克莱登的家中。新一代的"南丁格尔护士"将自己奉献给了护理事业的"召唤"和"艺术"。

照顾士兵，改善斯库台野战医院的卫生和饮食标准。1855 年 3 月，英国政府成立了卫生委员会，开展了一系列工作，包括疏通下水道，把墙面和地面抹上石灰乳，改善通风状况，清除动物死尸——他们甚至发现有一匹死马堵住了水管。人们对这些卫生措施能在多大程度上降低一些疾病的死亡率依然存有争议，比如伤寒、斑疹伤寒、霍乱、痢疾和所谓的"克里米亚热"。但是，南丁格尔和她的"灯"（供她在晚上探视病人之用）在英格兰已成为一种传奇。

另外一位奔赴战场的护士是出生在牙买加的玛丽·西戈尔（Mary Seacole，1805—1881 年），她还有一个被人熟知的名字——西戈尔妈妈。她向英国战争部（British War Office）申请加入南丁格尔的护士团，但被拒绝了，她便自费来到克里米亚，并于 1855 年在巴拉克拉瓦开了一家英国宾馆。以这家宾馆作为根据地，她用骡子驮着食物、酒和药物送到战场前线，照顾双方的伤员和濒死的士兵。她在 1857 年出版的自传《西戈尔夫人奇遇记》（*Wonderful Adventures of Mrs Seacole in Many Lands*），一度成为畅销书。

南丁格尔回到伦敦，着手在伦敦等地开展军事卫生系统、医院、护理以及护理教育的改革，发起工厂疗养院的改善倡议，宣扬社区护理的重要性，强调"预防"相对于"治疗"的意义，并且指导人们解决印度的卫生状况和深重的贫困问题。正是这些努力，使得她在护理学的现代化方面取得了比在斯库台时更为不朽的成就，尽管引人注目的程度稍低一点。

新一代经过专业培训的"南丁格尔护士"逐渐走向工作岗位，而在此之前，护士是没有接受过任何专业训练的。1860 年，她在伦敦的圣托马斯医院成立了南丁格尔护士学校。最初，护士生要接受一年的培训。这个护士学校至今依然存在。1860—1903 年，1907 名护士从这里毕业，其中很多在英国各地成为护士长或病房护士，还有一些在其他国家建立了护士学校。截至 1900 年，美国已经有 432 所护士学校，护士穿上了笔挺的制服，护理行业也正式成型。

弗洛伦斯·南丁格尔推广一种有益健康、通风良好的"庭园"风格的医院设计。这在 19 世纪的欧洲和美国非常有影响力，美国的约翰·绍·比林斯（John Shaw Billings）在 19 世纪 80 年代设计位于巴尔的摩的约翰·霍普金斯医院时参考了这种庭院式的医院风格，应该是受到弗洛伦斯·南丁格尔的启发。

伦敦的专科医院

在英国，形形色色的综合医院诞生了：从（无住院医生的）诊疗所（cottage hospital）到维多利亚时期臭名远扬的工厂疗养所（收容生病的穷人）。截至 1860 年，伦敦共出现了 66 所专业医院和施药所。1860 年《英国医学杂志》上刊载的一篇文章嘲弄医生，可能是忽然就想出了"夺人眼球的专业"，比如治疗"指（趾）甲内翻和倒睫"，说是为了人类的福祉开办医院不过是提高自己地位的幌子，假借慈善之名赚个钵满盆满。

从医院的名字，我们可以看出它们的非宗教性及其医学和专科化的分工，例如，伦敦瘘管、痔疮与其他直肠疾病救助慈善施药所（Benevolent Dispensary for the Relief of the Poor Afflicted with Fistula, Piles and Other Diseases of the Rectum in London）成立于 1835 年（如今的圣迈克医院，依然是这方面的专科医院）。查尔斯·狄更斯（Charles Dickens）曾经到这里看痔疮，结果是，他感到"再也不敢坐在桌子前了"。

专科治疗中心可被列出一个很长的清单，包括：短期淑女患者安养所（Establishment for Invalid Gettlewomen during Temporary Illness），女家庭教师治疗所（Institute for Sick Governesses），伦敦腿病、溃疡和静脉曲张疗养院（London Infirmary for Diseases of the Legs, Ulcers, and Varicose

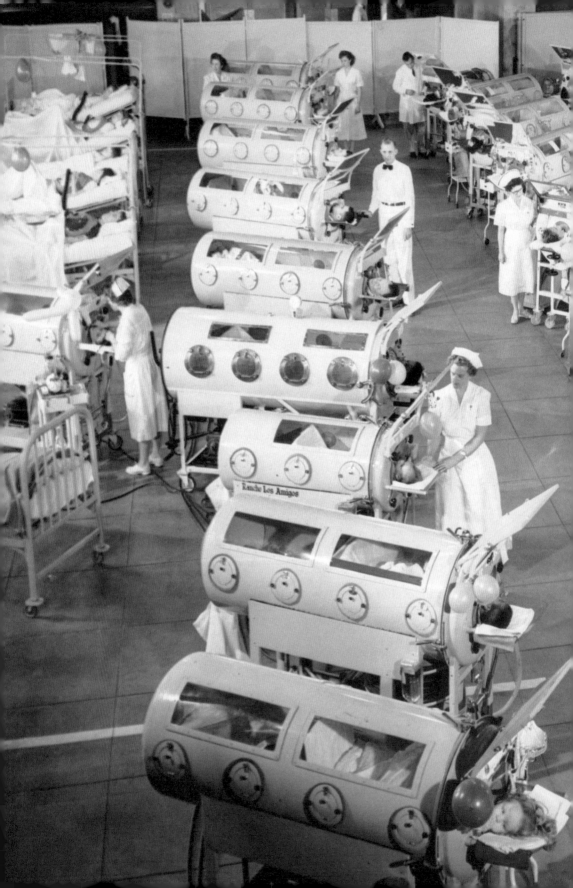

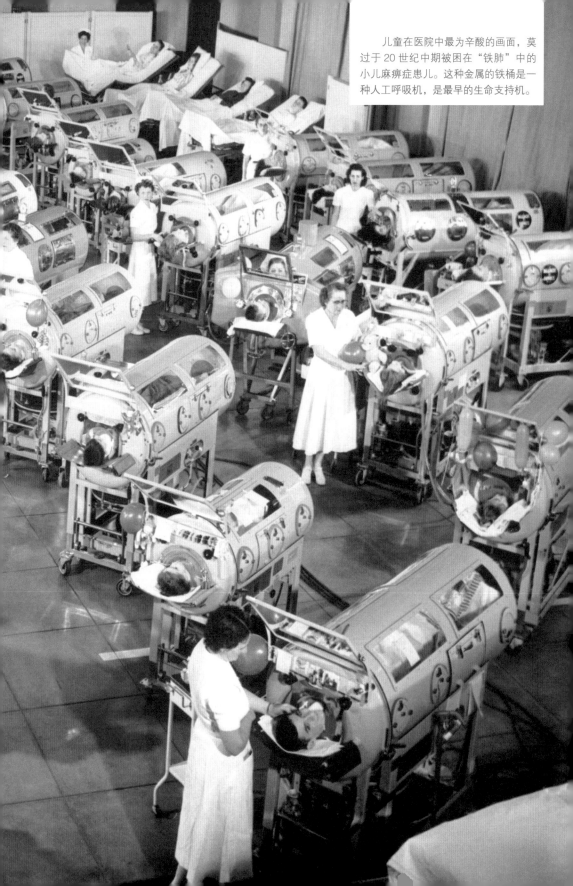

儿童在医院中最为辛酸的画面，莫过于 20 世纪中期被困在"铁肺"中的小儿麻痹症患儿。这种金属的铁桶是一种人工呼吸机，是最早的生命支持机。

Veins）。这些中心有的短命，有的长寿。为生病和无助的水手提供医疗服务的无畏战舰水手医院成立于 1821 年，最初是建在泰晤士河上一艘废弃的海军战舰中，后来搬到陆地上，成为伦敦热带病医院。伦敦皇家顺势疗法医院（如今的伦敦皇家整合医学医院）成立于 1849 年，是最早的"补充医学"或"替代医学"专科医院。

> 她患有结核病，再加上饥饿和体温过低，已在伦敦的三个志愿医院吃了闭门羹。要救她的命已经为时晚矣。

皇家免费医院原名为伦敦恶性病免费疗养综合医院（London General Institution for the Gratuitous Cure of Malignant Diseases），一直是个中翘楚。其成立最初可追溯到 1828 年一个寒冷的冬天晚上，当时刚刚毕业的外科医生威廉·马斯登（William Marsden，1796—1867 年）在霍尔本圣安德鲁教堂的台阶上发现了一个少女。她患有结核病，再加上饥饿和体温过低，已在伦敦的三个志愿医院吃了闭门羹。马斯登回忆时，说道"已没有人认得出她是谁"。要救她的命已经为时晚矣。

他决定开一家医院，接收这些没有推荐信但又需要到志愿医院里住院的人。1837 年，经历过霍乱流行后，该医院获得了刚刚加冕的维多利亚女王（1837—1901 年在位）颁发的皇家宪章，因为它在这次霍乱中为很多病人提供了照顾。1877 年，它成为伦敦第一家为妇女（来自附近的伦敦女子医学院）提供临床培训的医院。1851 年，马斯登的第一任妻子贝奇·安（Betsy Ann）很凄惨地死于子宫癌，时年 36 岁；同年马斯登成立了癌症免费医院（后改名为皇家马斯登医院），"我想要建一个治疗癌症的医院，来研究这种疾病，因为我们目前对它一无所知"。现在，皇家马斯登医院仍然是顶尖的癌症专科医院。

另一个可追溯到 19 世纪的范例是大奥蒙德街儿童医院（Great Ormond Street Hospital for Children）。查尔斯·狄更斯在《我们共同的朋友》（Our Mutual Friend，1864—1865 年）中有这样一段描述，博芬太太劝一位年长的妇人前去为一个生病的孩子看病：

> "我们想把约翰尼换到一个只有孩子的地方，一个专门为生病的孩子而建的地方；在那里，好医生和好护士只与孩子共处，只与孩子交谈，只抚摸孩子，只安慰和治疗孩子。"

> "真的有这样的地方吗？"老妇人好奇地瞪大了眼睛。

事实上是有的。伦敦儿童医院（London Hospital for Sick Children）是英国第一家儿童医院，即后来的大奥蒙德街儿童医院，建于1852年。其创立者查尔斯·韦斯特（Charles West, 1816—1898年）是受到大陆儿童医院的启发。1843年的调查显示，在伦敦所有医院中共约有2400名患者，其中只有26人是10岁以下；当年有51000人死亡，其中21000人是10岁以下的儿童。婴儿和儿童死亡率在伦敦贫民窟中尤其高。佝偻病、猩红热、先天性梅毒、百日咳、白喉和很多其他疾病甚至营养不良，都是致命的。

1843年的调查显示，在伦敦所有医院中共约有2400名患者，其中只有26人是10岁以下；当年有51000人死亡，其中21000人是10岁以下的儿童。

查尔斯·狄更斯和巴里（J. M. Barrie，1860—1937年）都在医院的支持者之列。1929年，巴里将他写作《彼得·潘》（*Peter Pan*）的版税悉数捐出。维多利亚女王曾向医院赠送玩具。最早收治的住院病人是伊莱扎·阿姆斯特朗（Eliza Armstrong），她患有"肺痨（肺结核）和气管炎"。

结核病疗养院

供肺结核病人休养之用的疗养院是一种非常不同的医院类型，远离工业化地区和大城市的拥挤喧嚣、"污浊"空气。第一家疗养院开设于

1863 年，是由医生赫尔曼·布雷默（Hermann Brehmer）在西里西亚的 Görbersdorf（今天的波兰）建立的。1885 年，受到"休息好"可以治疗肺结核的理念和经验的影响，爱德华·特鲁多开办了美国第一所肺结核疗养院——阿德隆戴克乡村肺结核疗养院（Adirondack Cottage Sanitarium），位于纽约的萨拉纳克湖（Saranac Lake）。欧洲和美洲很快涌现出众多追随者。疗养院一般选在与世隔绝、山清水秀的地方，游廊上摆有一排床，为病人提供"凉爽新鲜的空气"，以及良好的食物、休息和适度的锻炼。医疗界认为瑞士阿尔卑斯山干净、寒冷的空气对治疗肺病最好，因此那里建了很多疗养院。其中最著名的疗养院是达沃斯的谢茨阿尔卑（Schatzalp）疗养院，托马斯·曼（Thomas Mann）1924 年的小说《魔山》（*The Magic Mountain*）中的故事便发生在那里。在美国，加利福尼亚、新墨西哥和亚利桑那温暖干燥的气候也受到疗养院的青睐，自 20 世纪初开始成为"新肺之国"。

帕普沃思（Papworth）疗养院位于剑桥附近，发展成为"乡村聚落"，被称为剑桥郡结核病村，因其治疗和帮助人们康复后重返工作岗位而得名。20 世纪 50 年代，在抗生素被用于治疗结核病人后，多数疗养院被解散或者转型为"胸腔科医院"，用来治疗取代肺结核的疾病，如慢性支气管炎和肺病。谢茨阿尔卑等有些疗养院成为时尚的健康度假村。

1948 年，帕普沃思疗养院被纳入新成立的 NHS（英国国家医疗服务体系），并很快成为英国顶尖的医院。它最初开展胸外科手术，后来也开展心外科和心脏内科手术。1979 年，英国最成功的心脏移植手术是在帕普沃思进行的，1986 年世界上第一个心脏、肺脏和肝脏移植手术也发生在这里。今天，它依然是该领域高质素的医疗中心。

从疯人院到精神病院

> 我存在——可我是什么，无人关心
>
> 或知道；
>
> 友人们弃我而去，就像丢了一段
>
> 记忆；
>
> 我是我拥有的悲哀的消耗者——
>
> 它们上升，消失在遗忘之家，
>
> 像阴影，在被狂爱绞缠到窒息的
>
> 阵痛中；
>
> 但我存在并生活——像震荡的
>
> 水蒸气。
>
> ——约翰·克莱尔，《我存在》（*I am*），1848 年

英国诗人约翰·克莱尔（John Clare, 1793—1864 年）住在北安普敦综合疯人院（现在的圣安德鲁医院）时，创作出他最有名的诗篇《我存在》，他在这里度过了人生中最后的 23 年。医院院长托马斯·屋大维·普理查德（Thomas Octavius Pritchard）一直鼓励他写诗。

18 和 19 世纪，西方世界公立和私立"疯人院"得到发展，其中有钱的病人会住在私立的疯人院，由不合格的"精神病医生"来治疗，直到"恢复理智"才能出院。英格兰"疯子"国王乔治三世（1760—1820 年在位）就是由医生弗朗西斯·威利斯（Francis Willis）在他的私人疯人院里治疗的。国王被束缚在紧身衣中，用链子拴在椅子上，以控制他癫狂的行动，但有时，他也会被施与怜悯和耐心，还曾在 1789 年短暂恢复过健康（电影《乔治国王的疯狂》记录的就是他的经历，改编自阿兰·班尼特的剧本）。现代医学表明乔治患有罕见的血液疾病卟啉症，这一疾病可能是

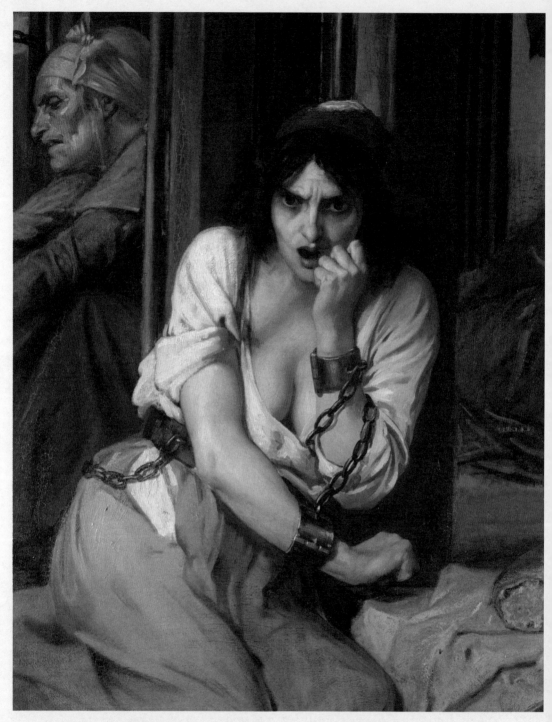

18—19 世纪，艺术家经常会描绘疯人院的恐怖景象。在这里，病人被戴上手铐，生存环境十分肮脏。在巴黎，包括菲利普·皮内尔 (1745—1826 年) 和让－巴蒂斯特·普辛 (1746—1811 年) 在内的改革者，发动了第一次人道主义改革，以治疗患有精神疾病的人。

由于砷剂激发，而当时砷剂被广泛应用于治疗药物中。

更为人文主义和进步的方法（"道德治疗"）逐渐被改革者引入精神病人的照顾中，约束控制之类的措施被减少到最低，粗暴也被友善和温柔所取代。医生也越来越多地参与到神经学和心理医学的研究中，都试图理解精神疾病的原因和找寻最为理想的治疗方法。至 20 世纪中晚期，过去粗暴的实践大多已被抛弃，与此同时，经过专业培训的精神科医生开始指导"精神病医院"（psychiatric hospital）向现代化转型。贝特莱姆皇家医院（Bethlem Royal Hospital）位于肯特的贝肯汉姆，现在依然存在，是有名的精神病医院。世界各地在医院和社区中照顾精神病人方面依然存在巨大的差距，与之相关的污名也依然存在。

"不眠之地"——现代医院

> 提到"耐心"，一位医院护士说，这颗心是没有下班休息一说的。
>
> ——英国外科医生史蒂芬·佩吉特
>
> （Stephen Paget，1855—1926 年）

医学已发生重大的转变：麻醉和消毒被引入外科；对解剖学和病因学的理解；成像和诊断技术及放射学治疗的发展；隔离病房和隔离护理技术的应用以防止交叉感染；抗生素和止痛方法的出现；以及急诊医学的发展，在过去的一个世纪，所有这些都对医院产生了重要的影响。甚至电和电话的发明都对现代医院有长远的影响。

先进的技术设备如今被用于对病人的诊断、治疗和监控，这也赋予了医院在现代医学中不同的作用。大医院中安装上了庞大、昂贵并且复杂的机器，并配备了有资质的操作人员。很多大型医院设有多个科室的住院病房（从儿科病房到老年病房，从隔离病房到重症监护病房，从加护病房到短期日间照顾中心）以及同样庞杂的门诊部。外科学在现代医院中发挥着重要的作用。在医院中，临床教学和科学研究是医学取得进步必不可少的基础。正如保罗·斯塔尔（Paul Starr）在《美国医学的社会转变》（*The Social Transformation of American Medicine*, 1982 年）中所写：

在现代史上，很少有机构会像医院一样经历如此根本的巨变。从可怕的不洁之地和人类残骸的放逐之所，到科学的堡垒和官僚秩序井然的存在，它们斩获了新的不朽、新的目的和地位更高的病人。

然而，我们在媒体上经常看到 21 世纪医院的"失败"：医院获得性的"超级病菌"、误诊、复杂的官僚机构、人员短缺、卫生条件差以及糟糕的食物。尽管存在着令人不快的不足，但重要的是，医院为男女老幼病患提供了救治的机会。很多乐于奉献的护士和医生起早贪黑、不眠不休地工作，尽职尽责，将医学的"艺术"和"科学"以及护理的"随叫随到"综合在一起。一位名叫克里斯蒂·沃斯顿（Christie Waston）的护士曾这样描述护士所扮演的角色："护士是经理人，是领导者，是临床专家，是咨

急诊医学

现代医院突出的特点之一是急诊科的设立。当救护车拉着重病、重伤和濒死的病人呼啸而至时，总是能成为人们目标的焦点。最早的救护车可追溯到拿破仑战争时期（1799—1815 年）。当时拿破仑的外科主任巴伦·多米尼克－让·拉雷（Baron Dominique-Jean Larrey）将马车用到战场上，称之为"快速救护车"（flying ambulances）。他还发明了"预检分诊"的概念，视病人病情的轻重缓急来诊治；这对于现代医学依然具有至关重要的意义。英国在 1938 年将 999 作为急诊电话号码，26 个国家将 112 作为急诊电话，美洲国家则大多用 911 作为急诊电话。

询师，是研究者，是照顾者，是生命的拯救者，是团队成员，通常还是朋友。值一趟班，我就要把这些头衔全都'戴'一遍。"在医院，灯永远都开着，无终无休，称得上"不眠之地"。

高科技医院提供医疗照顾的成本与日攀升，已经成为全世界普遍关注的问题。科学史兼医学史学家京特·里斯（Guenter Risse）在1999年提醒我们，尽管医院俨然是"科学和高新技术之家"，但其"必须牢记其人道主义的历史使命"。高科技医院照顾成本的急剧攀升已经成为全世界关注的重大问题。改善医院的供给，加强地方社区和初级保健的建设，已经成为全球卫生在将来必须面对的重要挑战之一。现在仍然有很多人生活在贫困之中，居住在偏远的农村地区，或者城市的贫民窟中，或是没有卫生保险，又或是生活在没有全民卫生保健的国家，他们可能没有办法得到医院的照顾。世界卫生组织现任总干事陈冯富珍再次强调"全民卫生覆盖"的终极目标。

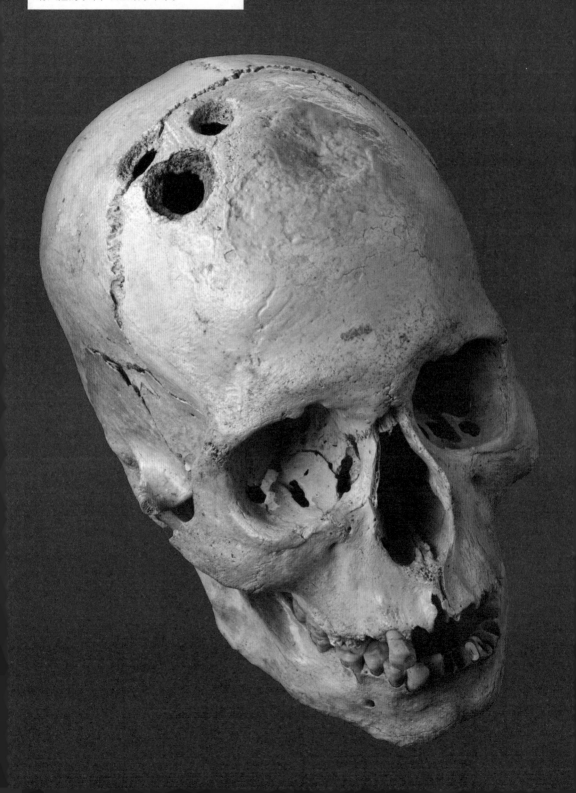

在这个来自公元前 2000 年的颅骨上，有方形或圆形的钻孔，证明古人早已开展了钻颅术。骨的再生说明有些人挺过了这种颇有风险的手术，而且活了下来。

理发师与外科医生

外科有五项职责：切除多余的，修复脱臼的，分离长在一起的，重组分开的，矫正先天的缺陷。

——安布鲁瓦兹·巴累（Ambroise Paré，1510—1590），

法国外科医生

所谓外科，就是要缝合伤口，将骨折的骨头用夹板固定并装在一起，截肢，切除或更换有病的器官和组织。在过去的几个世纪中，外科手术通常是最后的选择，对于没有麻醉的病人来说，这是极为痛苦和危险的。因为外科医生的手术刀和截肢用的锯子而发生感染的风险也是很严重的。名声较差的理发师—外科医生，通常被描述为"刀工"或者"锯骨师"。19世纪和 20 世纪初一些重要的发展，包括麻醉消毒术和"在施行或参与手术之前把手和臂彻底洗净"，最终改变了外科学，使得病人可以在手术中失去意识，也使外科医生可以在无菌的环境中实施手术。今天，包括移植术在内的外科学已成为一门高度精深的艺术。

古代的外科学

外科医生应当是年轻人，或者是壮年；双手有力不颤抖，可以"左右开弓"；视力敏锐、清晰，勇敢无畏；富有怜悯之心，因此希望将病人治愈，不会因为病人的哭喊而操之过急或者切除得不干净，也不会对病人痛苦的哭喊置若罔闻。

——奥卢斯·科尼利厄斯·塞尔苏斯
（Aulus Cornelius Celsus，
公元前 25 年—公元 50 年）

钻颅术（在头上钻一个孔）无疑是人类历史上最古老的手术，至少可追溯到新石器时代，而如今在颅脑外科和神经科手术中依然被采用。钻颅术的英文 trepanation 来自希腊语 *trypanon*，意思是"钻孔者"；实施的方法是在颅骨上切开一个方形或圆形的孔，通常是在头部受伤之后或者为了缓解头疼、癫痫，甚至是释放出大脑中折磨人的"魔鬼"。比如，在秘鲁，在一半以上的颅骨上可以看到骨头的再生长，可见人们还是能挺过这

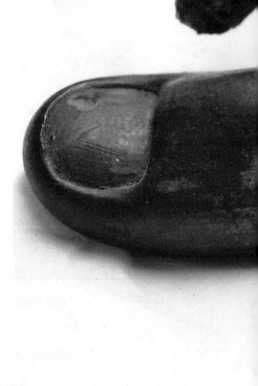

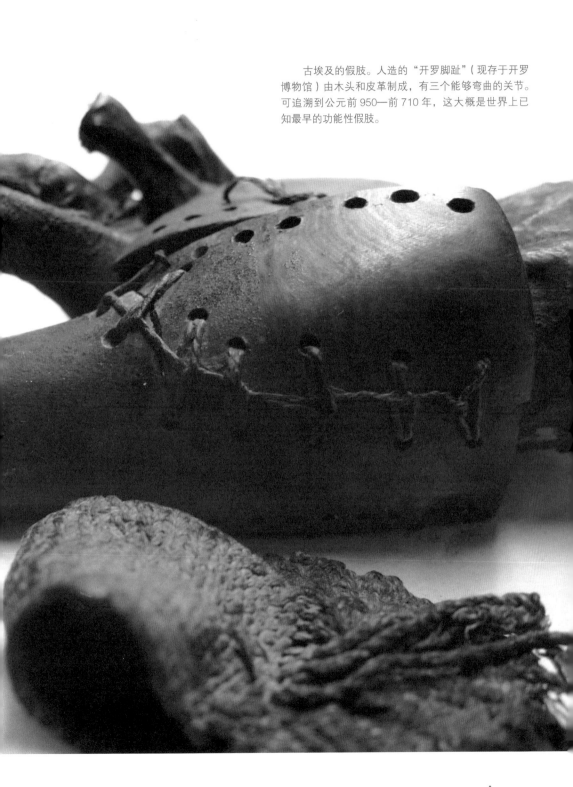

古埃及的假肢。人造的"开罗脚趾"（现存于开罗博物馆）由木头和皮革制成，有三个能够弯曲的关节。可追溯到公元前 950—前 710 年，这大概是世界上已知最早的功能性假肢。

种酷刑的。从考古学和文献记载中可以看到古代各种了不起的外科手术（全部都不经麻醉）：切除瘤子，引流脓肿，切开疖子，切除鼻息肉，移除膀胱结石，"针拨白内障"（用一根弯曲的针将白内障的晶状体拨离瞳孔，以恢复其视力）。

我们在古代的考古遗址中发现了各种手术工具，比如精巧的解剖刀、探针、刺针、钳子和刀子。埃及埃德温·史密斯纸草书（公元前1600年左右）是有关外科最为有趣的古代文本。其中包含48个"经典"病例报告——从头上开放性的伤口到胸部外伤，其原本刻在卷轴上。美国国立卫生图书馆启动了一个项目，即"翻开书页"（Turning the Pages），可在线阅读埃德温·史密斯纸草书，字面意思是"打开卷轴"。

近期，有关骨骼和埃及木乃伊残骸的解剖学和放射学研究也让我们对古代外科学有所窥探，可以看到已经长好的骨折和截肢伤口。考古学家还发现了最早的功能性假肢"大脚趾"。著名的"开罗脚趾"是在底比斯（在今天的卢克索附近）的大墓地发现的，安在一具女性的木乃伊身上，主人名叫Tabaketenmut，是一名祭司的女儿。据推测，她可能是因为大脚趾得了坏疽然后截掉了。

2011年，超过240000名美国人做了鼻子整形手术，主要是为了美观，这已经成为美国第二受欢迎的美容手术。在2000年前的古代，鼻子整形手术却是为了完全不同的原因：割鼻或者战争受伤后的修复术。在古代，割鼻是一种常见的惩罚。在印度，著名的阿育吠陀外科医生妙闻（Sushruta）最早记录了整形手术，所用的技术后来称为"鼻成形术"（rhinoplasty，来自希腊语，*rhino*意为"鼻子"，*plassein*意为"做模具"）。手术是从脸颊或前额上取一块皮肤的皮瓣，来做一个新的鼻子。

19世纪初，英国外科医生用前额上的皮瓣重新实施了"印度的方法"。就是从前额上切一块叶状的皮瓣，确保鼻梁处依然连在一起，然后把它移植到鼻子上方。为了保证治疗过程中患者呼吸畅通，会把两个磨光的木管插到患者鼻孔中。假鼻子也可用象牙做成；丹麦贵族兼天文学家第谷·布拉赫（Tycho Brahe, 1546—1601 年）在决斗中弄断了鼻梁，就用金和银（也可能是铜或黄铜）做了一个假鼻子，然后用糨糊或胶水把假体固定住。

一些古代治疗听上去十分可怕，比如公元前 4 世纪《希波克拉底文集》"论痔疮"一节描述了痔疮的治疗：

> 让病人躺下……用手指尽量扒开他的肛门，然后用烧红的烙铁烧灼痔疮，直到伤口变干，没有残留。

"锯骨师"与刀工

"外科医生"（surgeon）一词来自希腊语 *cheir*（意为"手"）和 *ergon*（意为"工作"），拉丁语 *chirurgia* 也来源于此。自古希腊和古罗马时期起，外科医生（他们靠手艺挣钱——手工）和内科医生就被分为三六九等，不过也有医生（比如盖伦）既是内科医生也是外科医生。中世纪时期，有很多知名的外科医生，包括阿布·卡西姆·扎哈拉维（Abu al-Qasim al-Zahrawi, 或 Albucasi, 约公元 1000 年），他在西班牙科尔多瓦附近行医，常被称为"现代外科学之父"。在他的医学著作中，扎哈拉维描述了很多外科器械，包括钳子、反射镜和针。自 12 世纪末开始，在意大利的博洛尼亚大学、帕多瓦大学和那不勒斯大学都开始了外科医生的训练。他们完成了一系列学术性的外科著作，包括外科学和解剖学。

不过，在中世纪和现代早期的北欧，外科学被认为是"下等"买卖。内科医生通常是由大学颁发证书，而外科技能则是通过做学徒来获得的。外科医生（或 chirurgeons）——常遭到内科医生的嘲弄，"完

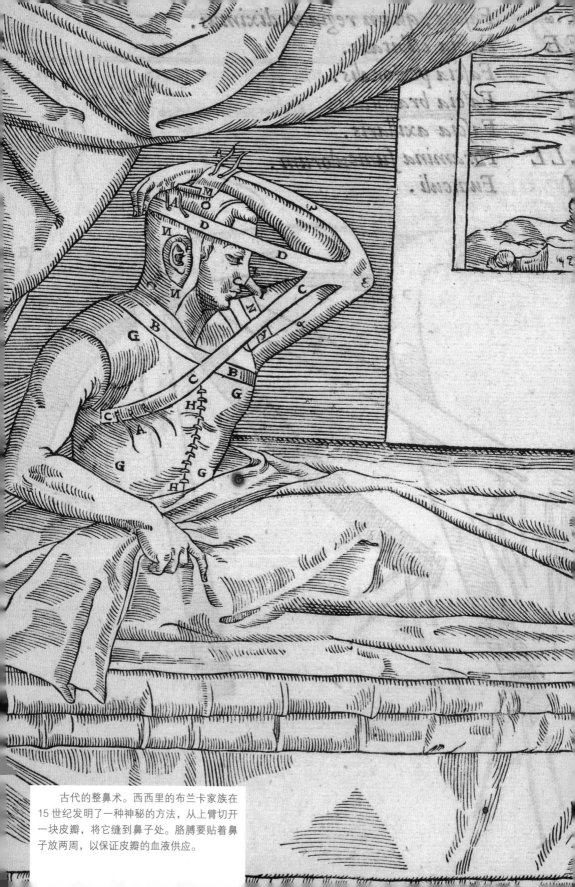

古代的整鼻术。西西里的布兰卡家族在15世纪发明了一种神秘的方法，从上臂切开一块皮瓣，将它缝到鼻子处。胳膊要贴着鼻子放两周，以保证皮瓣的血液供应。

全没有文化"，"更多是靠经验而不是任何科学"。另一方面，外科医生强调实践经验的重要性。在一定程度上，内科医生和外科医生之间的区别可能并不明显，或许如 17 世纪讽世者麦斯米兰·尤伦提亚斯（Maximilianus Urentius）所说，"内科医生哪里和外科医生不同呢？这么说吧，一个是用药杀人，一个是用刀子杀人。二者和刽子手的区别只不过是他们杀人的时候比较慢，而后者比较快。"

著名的"开罗脚趾"是在底比斯（在今天的卢克索附近）的大墓地发现的，安在一具女性的木乃伊身上，主人名叫 Tabaketenmut，是一名祭司的女儿。据推测，她可能是因为大脚趾得了坏疽然后截掉了。

外科医生大多组成行会，与理发师的联系紧密。事实上，很多外科医生一度被称为"理发师—外科医生"，提供的服务堪称五花八门，没有界限：刮胡子，找虱子找虫子，切拇指囊肿和疣，拔牙，取膀胱结石，切肿瘤；并且自 15 世纪末开始，随着性病的传播，开始对付下疳和疮。正如一位作家所写，外科医生要给病人上颈手枷，才有权利"放血、切、抽、割、刺、锯、砍、轧、撕裂、发疱、烧灼、涂擦药液、熏蒸、修补脑袋、给以饮剂、收钱甚至将其杀死"。

曾经有一段时间，医疗器械——锋利的手术刀，用来烧灼的烙铁，以及截肢用的锯，对于患者来说是非常可怕的。有些外科医生因为技术高超和出版专著赢得了名誉。16 世纪最著名也最有创新性的理发师—外科医生当属法国的安布鲁瓦兹·巴累。在法军向意大利开进的路上，传统上用来治疗枪伤的沸油正好用尽了；于是，他用蛋黄、玫瑰油和松节油做成药膏，发现更为有效，而且他"决定再也不那般残忍烧灼那些已经遭遇过枪伤的可怜人儿了"。

想想有多疼

早上，外科医生切掉了可怜虫的腿，膝盖下面一点的部位，先是用锋利的刀子切开坏疽上方活的、还没有坏掉的肉，然后迅速地锯断骨头，用烧灼法止住不尽的出血。坚强勇敢的病人用令人佩服的毅力忍受着这一切，不用像平常做这种痛苦的手术时那样，要把他绑到椅子上，他甚至都没有皱一下眉头，呻吟一声。

——约翰·伊芙琳（John Evelyn）的日记，1672 年

手术必须快速。手术中患者可能还要被绑起来，有时是绑在椅子上，由好几个强壮的助手来按着他使他保持不动。我们几乎不能想象那个时候的手术有多疼，而病人是完全清醒的。在 19 世纪中期用乙醚和氯仿作为麻醉剂之前，各种混合物都被用来麻痹病人或者让病人入睡，比如：酒精、天仙子、曼德拉草，以及各种不同的麻醉品、鸦片，在中国曾用麻沸散这样一种神秘的方药。有时，会把"催眠海绵"浸到这些"催眠药"中，然后把海绵放到病人的嘴和鼻子前。有些外科医生更希望给清醒的病人做手术，认为这样更容易上手。

一旦手术开始进行，术后感染、出血和休克的死亡风险便接踵而至。一种常用于止血和预防感染的策略是将红热的烙铁放在开放性的伤口或炭疽组织上，即所谓的烧灼烙铁。将烙铁放到肉体上，肌肉、血管和皮肤就会烤焦在一起。不过，顽强的病人还是可以挺过这一切并活下来的。在过去的几百年中，用来"缝合"伤口的方法也曾经有很多种。在印度和南美洲，外科医生拿着白蚁或甲虫沿着伤口咬住伤口的边。然后将虫子的身体扭断，让其下巴和订书钉一样咬在一起。山羊或绵羊小肠的肠线作为可吸收材料，也常用于缝合，如今某些地方依然在用。

麻醉技术前的手术幸存者

在过去的 50 年中，外科学经历了很多重大的转变，我们应该感激它
们所做出的贡献——然而，如果想想还有多少事情要做，也许我们会更有
创造性而不是更加虚荣。

——珀西瓦尔·波特（Percivall Pott），伦敦圣巴塞洛缪医院

外科医生，1775 年

18 世纪末和 19 世纪初，随着人类解剖学知识的增多，外科医生逐渐
获得了更高的地位。更为大胆的手术也已成为可能，比如肿瘤切除，但是
外科医生必须动作迅速，而病人也无可避免要嘶喊和挣扎，必须由几个助
手将其绑或按在手术台上。手术过程势必是手忙脚乱，充满挑战。

苏格兰外科医生罗伯特·里斯顿（Robert Liston，1794—1847 年）是
一个身高 183 厘米的彪形大汉，因手术快速而闻名遐迩。其崇拜者曾说，
"刀光一闪，接着就能听到锯子的声音，两个动作几乎是一气呵成。"在学
院医院的伦敦解剖演示厅，学生们围成一圈，把怀表握在手中严阵以待，
里斯顿通常是脚蹬惠灵顿靴子，大步走在血渍斑斑的地板上，嘴里喊着
"给我计时，先生们，给我计时！"

1823 年，他的一台手术在当时引起了轰动。他切除了一个巨大的阴
囊肿瘤，周长 107 厘米，重达 20 千克。现场血流成河。病人直接被淹没
在血泊里，没有了脉搏，瘫软无力。但是在把"甘露酒"（一品脱优质的
烈性威士忌）灌到喉咙后，他开始出现复苏的迹象。三周后，他自己走出
了医院。

约翰逊先生的朋友、小说家范妮·伯尼（Fanny Burney，1752—1840
年）形象地描绘了她在没有麻醉的情况下接受手术所遭受的疼痛。1881

年，著名的法国军队外科医生多米尼克－让·拉雷（1766—1842 年）给患乳腺癌的她做了乳房切除术。她很幸运地挺过了这个 20 分钟的手术，后来描述了自己所经历的酷刑：

当可怕的钢块插入乳房中，切掉静脉—动脉—肉—神经，我可以肆无忌惮地哭喊。在整个切除过程中，我哭嚎了一声，但这一声一直没停过，我几乎到现在还在耳鸣！这种锥心的疼痛实在是无可名状。

据她回忆，目睹了她的痛苦，外科医生拉雷显然也很受伤：

我看到我的好大夫拉雷医生的脸和我的一样惨白，他的脸上也冒出了血丝，表情流露出悲伤、恐惧，甚至有点可怕。

简·陶德·克劳福德（Jane Todd Crawford）夫人是另一个用坚韧毅力挺过无镇痛手术的人，而且是流血的创伤性手术。1809 年，以法莲·迈克道尔（Ephraim McDowell, 1771—1830 年）是美国肯塔基州的一个乡村外科医生。他利用自家的灶台为克劳福德夫人成功摘除了卵巢肿瘤，这是第一例成功的手术。手术花费了 25 分钟，在此过程中，她一直在背诵赞美诗和圣歌，我们只能想象外科医生切开腹部、切除掉一个巨大的肿瘤（后被证明十分巨大）是有多疼，除此之外，她的小肠还一度淌到桌子上。克劳福德夫人不仅活了下来，还活到了 78 岁高龄。当这个手术和其他大胆的手术被报告到伦敦医疗圈时，他们反映："在美洲落后的殖民地肯塔基，他们能切除卵巢，已经打败了我们的祖国，甚至打败了欧洲。在这里，所有吹牛皮的外科医生都还在为胃切除术感到害怕和棘手。"

让病人入睡

每个跳动的心脏无不为新年时获悉这样的消息而欢欣雀跃，人们有了石破天惊的新发现，可以让手术的疼痛感消失，可以让手术的恐怖场景从眼前和记忆中抹去……我们已经战胜了疼痛。

——《伦敦人民期刊》（*The People's Journal of London*），1847 年

尽管鸦片等多种麻醉品已经被用于手术中以诱导睡眠，但 18 和 19 世纪的医生们知道他们仍然需要新的药物。大西洋两岸开始对一种名叫一氧化二氮的气体（又叫作"笑气"）进行试验。它是派对上非常受欢迎的消遣性药物，19 世纪 40 年代，最早在牙科投入试用。不过，乙醚和氯仿的应用最终开启了外科中麻醉的新时代。

第一个公开演示的乙醚麻醉手术是在美国波士顿的马萨诸塞州综合医院（常称为麻省总医院）进行的，受到了广泛的关注。1846 年 10 月 16 日 10 点整，在著名的"乙醚屋"（Ether Dome），医学生、内科医生和外科医生组成的一众观众正屏住呼吸、严阵以待。一位名叫吉尔伯特·艾伯特（Gilbert Abbott）的年轻人，患有颈部良性血管瘤，被用皮带捆在了手术台上，大家在等待的不只是外科医生的手术刀，还有时年 27 岁的威廉·莫顿（1819—1868 年）的到来。这位年轻的牙科外科医生已经试验过用乙醚来"消除病人的痛觉"。莫顿在自己、狗、助手和他的第一个病人埃本·弗罗斯特（Eben Frost）身上试验了乙醚的效果：他用一个浸有乙醚的手绢把病人弄昏，然后将他的一颗牙拔了出来。艾伯特的外科医生约翰·柯林斯·沃伦（John Collins Warren）邀请莫顿前来实施他的"创举"。

10 点 10 分，莫顿还没有出现。沃伦把手术刀握在手中，正准备像往常一样开始"麻利"的手术，那就是在患者清醒、惊恐的状态下用刀子划

取石术——塞缪尔·佩皮斯的膀胱结石

将病人的衬衫脱掉，把他的胳膊和大腿绑到一个高椅上，两个男人紧紧按着他的肩膀：外科医生用一个钩状的工具探进去，直到碰到石头，之后……将阴囊切开一个长 1 英寸（2.54 厘米）的口子，再把食指伸进去，尽量近地把结石拨到伤口的开口处，接着用一个像鹤脖子一样的工具把结石拉出来，病人遭受的折磨是难以想象的。（约翰·伊芙琳的日记，1650 年）

结石是体积较小的矿物质固体块状物，形成于膀胱、肾脏或尿道中。取石术是将结石去除的手术。塞缪尔·佩皮斯曾经忍受了多年的膀胱结石，只要剧烈运动后都会出现剧痛，甚至会尿血，于是他就去做了这个手术。1658 年 3 月 26 日，托马斯·霍利在佩皮斯的堂兄家给他进行了手术，手术很成功。佩皮斯在日记中写道，他把取出的石头保存了起来，结石有"乒乓球大小"。他还为此每年在手术这一天举办一个庄重的宴会。后来尸检发现，他的左肾和坏疽的膀胱中有 7 块结石。

似乎是为了减少点疼痛，患者要避免看到这些可怕的手术器械。

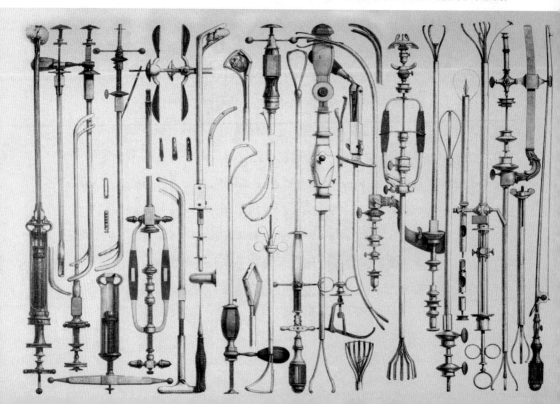

过其敏感的神经。就在这当口，莫顿出现了，手里拿着新改良的工具，用来吸入他所谓的 letheon（取自"遗忘"女神的名字 Lethe）。这种气体的气味被用橘子精遮盖住了。莫顿的妻子回忆："病人静静地躺着，双眼闭着，就像睡着了似的；在场的每个人都满心期待当刀子切到敏感的神经时会听到痛苦的凄嚎，但是刀子切过，却没有听到哭声。"

在为时 30 分钟的手术过程中，艾伯特一声不吭，术后他说自己也感到了一些疼痛，但是其程度就像"皮肤被锄头擦伤了一下一样"。沃伦转向惊异不已的观众席，总结说"先生们，这不是骗术！"莫顿告诉大家，他的"香精气"是乙醚（又称为二乙醚），后来又在一个需要做腿部截肢手术、名叫爱丽丝·莫汉（Alice Mohan）的年轻女仆身上成功重复了他的"实验"。哈佛医学院的奥利弗·温德尔·霍姆斯教授给这种创新技术起了一个名字：anaesthesia（麻醉，来自希腊语，*an-* 意为"没有"，*aisthēsia* 意为"感觉或感知"）。

几千年来病人经历了无尽的疼痛和恐惧，这一发明的消息立马传遍了世界。在英国，几周以后，罗伯特·里斯顿为患有胫骨慢性骨髓炎的男管家做了手术。由 21 岁的医学生威廉·斯夸尔（William Squire）给病人施用乙醚。里斯顿向观众宣布："今天，我们要试验一种美国佬的伎俩，可以让人失去知觉。"考克（F. W. Cock）是当时围观的观众之一，他回忆：

他从一个狭长的盒子里拿出一把直的截肢刀，这是他自己发明的……将管子放到病人的嘴里，威廉·斯夸尔扶住它，靠在病人的鼻孔处。两个包扎员站在旁边待命，（如果需要的话）负责按住病人，但他自始至终没有动一下，也没有喊一声……"现在，先生们，给我计时。"他（里斯顿）对学生们说。接着好几十只表被掏了出来。他用宽大的左手抓住病人大腿，用又长又直的尖刀猛地刺进去，迅速地锯了两三下……拉了六下的样子（或者更多），兰塞姆（住院外科医生）将锯下来的腿扔到了锯末中。威廉·斯夸尔说，"28 秒"。

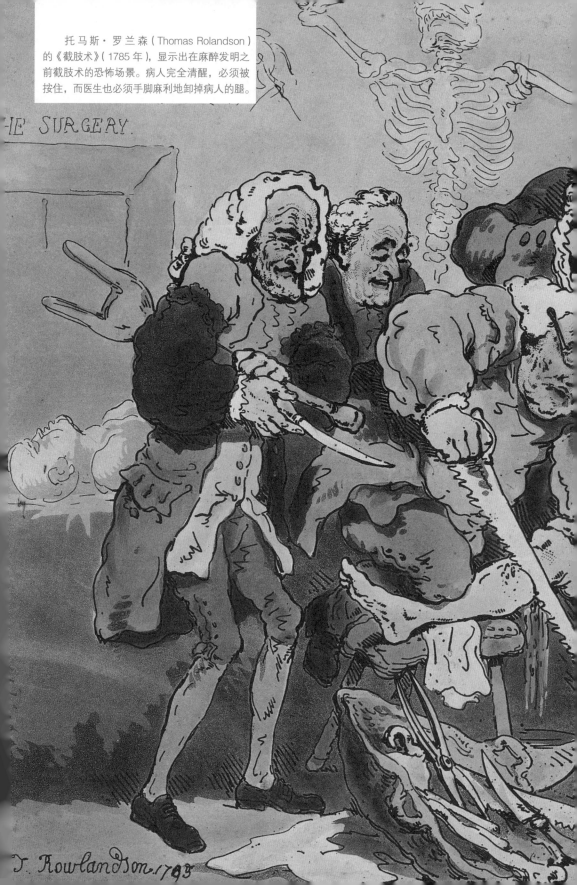

托马斯·罗兰森（Thomas Rolandson）的《截肢术》（1785年），显示出在麻醉发明之前截肢术的恐怖场景。病人完全清醒，必须被按住，而医生也必须手脚麻利地卸掉病人的腿。

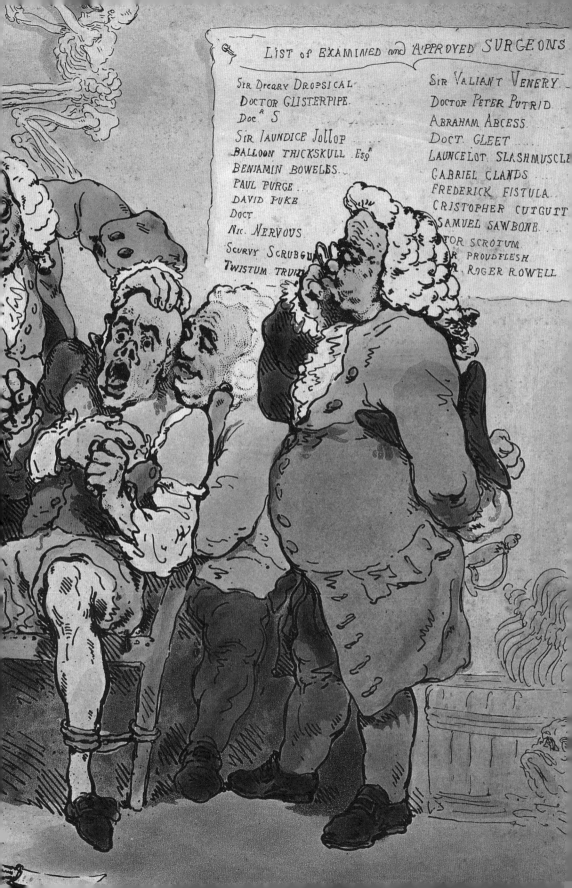

氯仿是另一种实验麻醉剂。1847年爱丁堡产科医生詹姆斯·杨格·辛普森（James Young Simpson）为产妇接生时最早成功应用了氯仿。辛普森说氯仿可以"颠倒整个世界"。但之后发生了多起氯仿致死的病例，于是关于其风险出现了一些争论，不过氯仿在产科操作中逐渐被接受。1853年，维多利亚女王在生第八个孩子利奥波德王子时，医生约翰·斯诺就给她用了氯仿。后来，她在日志中写道："其减轻疼痛、使人安静和愉快的效果，超过了其他的措施。"

在克里米亚战争和美国内战中，氯仿被一些军队外科医生用于截肢手术。在非洲，一些医务传教士也将其用到所谓的"睡眠医学"中，称之为"伟大的奇迹"。在20世纪氟烷被引入更为安全的局部和全身麻醉术之前，乙醚和氯仿一直被应用于外科手术中。

从败血症到防腐术和无菌术

相比于滑铁卢战场上的英国士兵，躺在我们医院的手术台上，死亡的风险更高一些。

——詹姆斯·杨格·辛普森，
19世纪产科医生

为病人"克服疼痛"是一大进步，但是术后感染的危险依然存在；手术几天后，包扎严实的伤口会渗出脓液，之后变成败血症。有些小伤口，如果不包扎，也可能会发生败血症而需要截肢。19世纪中期，外科病房中仍弥漫着脓液、炭疽和腐败的恶臭，死亡率居高不下。詹姆斯·杨格·辛普森创造了医源性感染（hospitalism）一词，统称术后发生的脓血症、败血症、丹毒和破伤风。蛆有时也会放在包扎伤口的敷料中用来清洗伤口，如今采用无菌消毒的"幼虫治疗"再度时兴，特别是随着耐药性感染的发生。

1865 年是外科史上另一个里程碑。1865 年 8 月 12 日，11 岁的詹姆士·格林利（James Greenlees）被马车撞伤，被收治到苏格兰的格拉斯哥皇家诊疗所（Glasgow Royal Infirmary）中，其左腿发生创伤性骨折，断开的骨头刺透皮肤形成了严重的伤口。对于创伤性骨折，通常的做法是截肢术（为了保住性命）。男孩的外科医生是约瑟夫·李斯特（Joseph Lister，1827—1912 年），格拉斯哥大学的外科学教授，因其"对人类外科学的伟大贡献"而闻名天下。

李斯特对著名的法国化学家路易·巴斯德于 1857—1860 年发表的理论很感兴趣，特别是他关于只有在显微镜下才能看到的微生物经由空气传播从而导致腐败的理论。通过类比，他想知道外科医生能否找到一种防止伤口腐败的方法。他听说在英格兰卡莱尔发生伤寒流行时曾用石碳酸处理下水道，似乎可以"消毒"。于是他想到，也将这种破坏下水道微生物的化学品作为伤口和空气之间的化学屏障。他在詹姆士·格林利身上试验了他的理论。

李斯特先是用夹板将男孩的腿固定住，然后指导住院外科医生用浸过石碳酸的软麻布包扎伤口（所用的是"德国木馏油"），并在上面盖了一片"锡纸"，在接下来的几周里用新的（弱化的）石碳酸更换。伤口并未腐败，六周后，格林利用自己的双腿走出了医院的大门。

在石碳酸"防腐术"（antisepsis，来自希腊语，anti- 即"抗"，sēpsis 即"腐败"）的引导下，李斯特将不同的灭菌术用到缝合线、绷带、伤口包扎的敷料和引流管中，反复实验，取得了多次成功。他还发明了石碳酸喷雾器，在整个手术室中喷洒。格林利的手术两年后，李斯特自信地宣布：

自从消毒灭菌术用于整个手术中以来，我管辖病房的面貌已经完全改

观；在过去的 9 个月中，没有发生一例
败血症、医院坏疽或丹毒。

李斯特的理论很快被他的学生传播
到其他国家。来自海外的外科医生纷纷
慕名前来观察他的"灭菌系统"。但是
有些人并不太相信他这种在手术中用化
学制剂来"灭菌"的方法，而更倾向于
支持南丁格尔保持医院清洁和通风良好
的原则。正如英国外科医生兼外科史权
威哈罗德·艾利斯（Harold Ellis）所言：
"经过整整 20 年的病人实验、公开演示、
讲座和学习期刊文章……外科医生才完
全信服李斯特的观点。"

随着细菌理论的传承，外科医生
最终相信：伤口中的细菌是导致化脓
和感染的原因。这也促进了"无菌术"
（asepsis，来自希腊语，*a-* 意为"无"，
sēpsis 意为"腐败"）原理的传播。所谓
无菌，目的是一开始就保证没有细菌，
而皮肤不需要再承受灭菌化学物质的刺
激。血迹斑驳的长礼服逐渐被抛弃，取
而代之的是干净的手术服、手术帽和手
套，口罩和蒸汽消毒过的手术器械和敷
料。在手术室中，手术用的手套被常规
用来保护病人和手术人员，防止交叉感

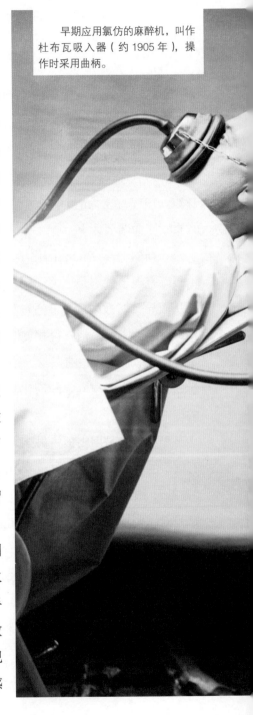

早期应用氯仿的麻醉机，叫作
杜布瓦吸入器（约 1905 年），操
作时采用曲柄。

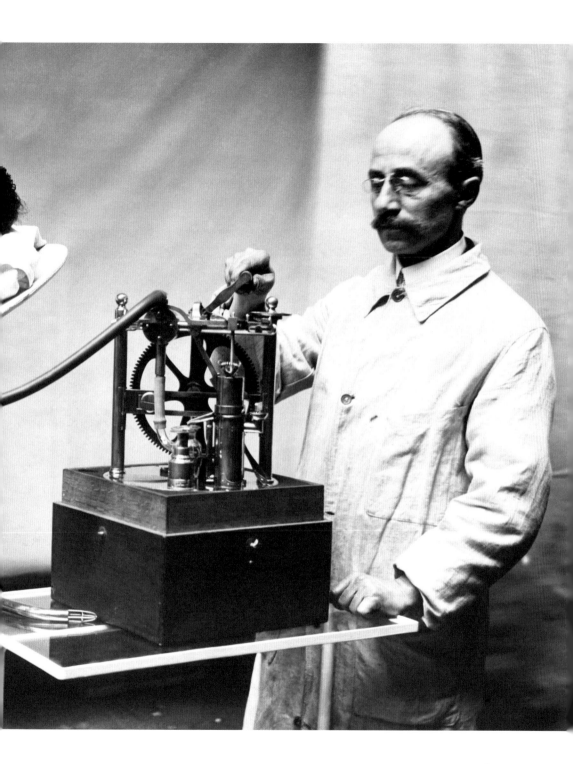

"切除术"与"造口／造瘘术"

很多外科手术的英文名字结尾都是 -ectomy（来自希腊语，*ek* 意为"出来"，*-tomē* 意为"切开"），即某某切除术，如 nephrectomy（肾切除术）是切除肾脏的意思（希腊语中 *nephros* 是指肾）。以 -stomy 结尾的医学词汇（希腊语中 *stoma* 指"口"或"开口"），通常指的是将身体的一部分采取手术切一开口，如 tracheostomy（气管造口术）或 gastrostomy [胃造口术，*gastro*，希腊语中意为"胃"，注意别与 gastronomy（美食学）混淆]。

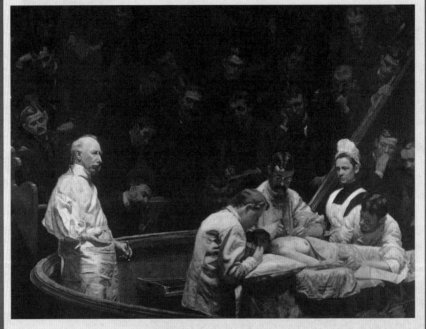

《阿格纽诊所》（1889 年），由托马斯·埃金斯（Thomas Eakins，1889 年）创作。所绘是阿格纽大夫（左侧，手持手术刀），在医学演示的阶梯教室里进行部分乳房切除术。

染的发生，是由美国外科医生威廉·霍尔斯特德（William Halsted）在 19 世纪 80 年代末引入的，最初是用来保护参与手术的护士（后成为他的妻子）不受到消毒剂的刺激。

继李斯特之后，一代代富有才华的外科医生发明出新的手术技术，愈加大胆和富有开创性。19 世纪末，新一代的手术室不仅无菌而且装备精良，从而使得更加有野心的手术走上舞台：包括整肺的切除，大脑肿瘤的手术，乳腺癌的根治性全乳房切除术（要切除整个乳房、腋窝处淋巴结，并摘除胸壁肌肉）。美国顶尖的脑外科医生哈维·库欣（Harvey Cushing，1869—1939 年），收集了 500 多个完好无损的大脑，都是他的病人在死后遗赠给他的，现保存在耶鲁大学库欣档案馆中，每个标本上都标示着病例信息。

20 世纪初，外科学发生了急剧的变化。在截肢术中，机动化的骨锯取代了手锯。在美国明尼苏达州的梅奥诊所，手术数量大幅增加：19 世纪末，已开展 3000 多例手术；到 1924 年，已实施 23628 例手术，覆盖 6 万余名病人。新的镇痛药物（止痛片）如吗啡，在术前和术后疼痛控制方面发挥了重要的作用。不过，在抗生素发明之前，术后感染依然是一大问题。

两次世界大战期间的外科创新

在过去的几个世纪中，战场上的外科医生始终面临着骇人的状况和可怕的伤害，特别是第一次和第二次世界大战中所用的新一代武器。应对这些状况的挑战加速了创新技术的发展，以及输血技术和急诊医学的进步。毁灭性的创伤推动了空前精深的整形外科学的发展，重塑了毁容的面部和身体。1917 年，哈罗德·德尔夫·吉利斯（Harold Delf Gillies，1882—1960 年）建立了第一家重塑整形外科医院（位于英格兰塞得开普的皇后医院）。画家兼外科医生亨利·唐克斯（Henry Tonks）创作了一组悲惨但不凡的蜡笔画，捕捉到手术前和手术后士兵的画面。

在德国，面对大量的受伤老兵，奥特·博克（Otto Bock）在 1919 年成立了一家假体公司。该公司生产了多种现代化的假体，比如智能仿生腿(C-leg)，计算机化的膝盖，可以适应患者走路时的步态，调整、变化其被动阻力。

第二次世界大战见证了技术的进一步发展，包括重建整个肢体、大面积皮肤移植、显微手术以及对组织健康的进一步了解。在第二次世界大战中，抗生素的引入挽救了无数人的生命（参见第 13 章）。神经外科医生路德维希·古特曼（Ludwig Guttmann，1899—1980 年）是一位德裔犹太难民，在 1944 年被英国政府委任，到英格兰艾尔斯伯里的斯托克·曼德维尔医院主持一个脊髓外伤科中心（今天依然是国际顶尖的中心），接诊二战受伤返还的英国士兵。病人被给以大剂量的吗啡镇痛，病情极为严重，感染褥疮甚至有生命危险，多数病人几乎放弃了可能恢复正常生活的希望。古特曼决心让他们有活下去的希望。他潜心研究病人的躯体、情感和精神的康复，鼓励卧床不起的病人坐在轮椅上积极参与体育活动。他的这一奇思妙想催生了创办残奥会的理念。

第一例器官移植

长久以来，外科医生一直梦想着能够从一个人身上切下健康的器官，然后把它移植到病人身上，取代生病或受损的器官。各种试验尝试了几个世纪，当然大多数是在动物身上展开。法国外科医生亚历克西斯·卡雷尔（Alexis Carrel，1873—1944 年）在 1912 年因"血管缝合术，血管和器官移植"工作受到肯定，获得了诺贝尔奖。卡雷尔从一个法国蕾丝编织工人那里学会了这种缝合技术，在美国工作期间，他在狗和猫身上进行了无数次实验。他认识到，在人身上实施器官移植技术具有实际困难。若没有免疫抑制剂的作用，在人身上进行异体的活体组织移植定会失败，这是因为受体的免疫系统对移植组织会产生排斥。

不过，1954 年 12 月 23 日，器官移植的梦想终于成真了。理查德·赫里克和罗纳德·赫里克是一对同卵双胞胎，同为 23 岁。理查德因患有严重的肾衰竭被收治到波士顿的彼得·本特·布利翰医院 (Peter Bent

 医学图文史｜改变人类历史的7000年｜
The Story of Medicine: From Bloodletting to Biotechnology

Brigham Hospital)，由肾病科医生约翰·美林（John Merril，1917—1984年）担任主治大夫。理查德的同卵双胞胎兄弟和他的血型、眼球的颜色甚至指纹都完全相同。通过相互间的皮肤移植术确定了二人的遗传同一性。在外科医生准备好实施肾移植手术之前，理查德一直上着肾透析机（发明于 20 世纪 40 年代末）。

外科医生约瑟夫·默里（Joseph Murray，1919—2012 年）和哈特威尔·哈里森（Hartwell Harrison，1909—1984 年）在两个紧挨着的手术室同时进行手术。先将罗纳德正常、健康的左肾切出，然后移植到理查德右下腹。手术历时三个半小时，结束时，移植的肾脏已经变为健康的粉色，清亮的尿液从"捐赠的"肾脏中源源不断地流出。这台手术是外科学上一个重大的突破。理查德娶了照顾他的护士，并养育了两个孩子。悲剧的是，8 年后，他死于肾病复发，而罗纳德活到了 79 岁。默里与骨髓移植的先驱爱德华·唐纳尔·托马斯（Edward Donnall Thomas，1920—2012 年）分享了 1990 年的诺贝尔生理学或医学奖。

换掉破碎的心

心脏在相当长的历史中都是不可触碰的无人区。如同史蒂芬·佩吉特在 1896 年写道："心脏手术很可能已经触碰到自然赋予外科学的底线；没有新的方法和新的发明可以逾越处理心脏伤口的困境。"

20 世纪上半叶见证了心脏疾病诊断工具的发展，包括 20 世纪初心电图（因拼写习惯不同，在美国叫作 EKG，在英国叫作 ECG）的发明。美国外科医生约翰·吉本（John Gibbon，1903—1973 年）发明的心肺机使心脏直视手术成为可能，自 50 年代末开始投入使用。该技术连同身体冷却技术使得外科医生能够"绕开"心脏，人为地维持人体的血液循环和呼吸，同时在打开的心脏上进行手术。至 60 年代，疏通冠状动脉阻塞的外科技术诞生。

对于有些人来说，心脏是无法修补的。1967年，克里斯蒂安·巴纳德（Christiaan Barnard，1922—2001年）在南非开普敦格鲁特·舒尔医院（Groote Schuur Hospital）开展了第一例心脏移植手术，这是一次非常大胆的手术。根据巴纳德的描述，当时病人的状况是：

> 路易·沃什坎斯基（Louis Washkansky）的心脏完全呈现在视野中，如同孤立和愤怒的海洋般翻滚跳跃，经过半个世纪的风吹雨打已经变得发黄，但依然从深深的海底窜出蓝色的涌流，还能看到蓝色的静脉飘过起伏的废物和破烂不堪的心脏残骸。

巴纳德将一个死于车祸的年轻妇女的心脏取下，移植到自己的病人身上。可惜的是，沃什坎斯基18天后死于肺炎，手术带来了很大的轰动和争议。英国第一例成功的心脏移植手术是1979年由出生于南非的特伦斯·英格利斯（Terence English，生于1932年）在剑桥附近的帕普沃思进行的。

人造器官和干细胞

免疫抑制剂的开发对于器官移植中预防移植排斥具有重要的作用，最早的免疫抑制剂是发明于20世纪50年代末的6–硫嘌呤（巯基嘌呤），之后在80年代初开发了更为有效的环孢菌素。随着越来越多著名的科学家、免疫学家、药理学家、内科和外科医生共同因为一个相同的目标而奋进，这种新的国际化和合作式的工作和研究方式推进了器官移植领域的技术创新。

至80年代中期，从心脏到肺和肝，成百上千的移植手术已经成功实施，其接受者术后存活达5年以上。在今天，心脏手术已成为常规手术；在全世界225个专业中心，每年约开展5000例心脏移植手术。最近，我们在报章杂志的头条也能看到有关手和脸的移植手术。

　　然而，问题并不总是技术上的，但供（合适的供体器官，供应少）需（等待人数增加，需求大）失衡却是永远存在的。捐赠器官短缺的问题，现在已经取得了激动人心的进步。以泵为动力的人造心脏已经可以在等候供体时维持病人的生命，若能在人工支架上培育病人自身的干细胞，则不再需要依靠捐赠器官或抗排异药物。

　　2011 年，移植手术取得了一个新的重大突破，意大利外科医生保罗·玛奇阿林（Paolo Macchiarini）牵头的国际外科医生团队在瑞典的斯德哥尔摩为一位年轻的支气管癌病人进行了人造气管移植手术，病人的肿瘤属于无法手术切除的类型。病人自身的干细胞被种在纳米塑料支架中，制成了世界上第一个人造器官。患者的肿瘤和生病的器官被摘除，替换为量身制作的复制品，这成为卓越的创举。

　　由于纳米技术和医学研究的进步，这种新型的外科手术成为可能。我们知道干细胞是非特异化的细胞，可以无限分化，发育成为更加成熟的细胞。比如，胚胎干细胞可以形成血液、皮肤、肝脏、肌肉和多种其他组织以及器官。科学家们现在能够"重编程"（引入基因）成熟的成年细胞，将其变为不成熟的干细胞，从而发育成身体的特化组织。继而，这些组织可以替换生病或受损的组织。这一发现与倒拨"发育钟"是相关的。

　　干细胞治疗的潜力是巨大的，2012 年，诺贝尔生理学或医学奖授予了两位科学家，来自英格兰剑桥的约翰·格登（John Gurdon）和来自日本京都的山中伸弥，他们的研究和发现已经处于该领域的领先水平。

从钥匙孔到未来：机器人和远程外科手术

　　良性和恶性肿瘤、心脏缺损、创伤、劳损的髋关节和膝关节等需要进行外科手术的状况，都已经从科学技术和外科医生医术的进步中获益。机器人

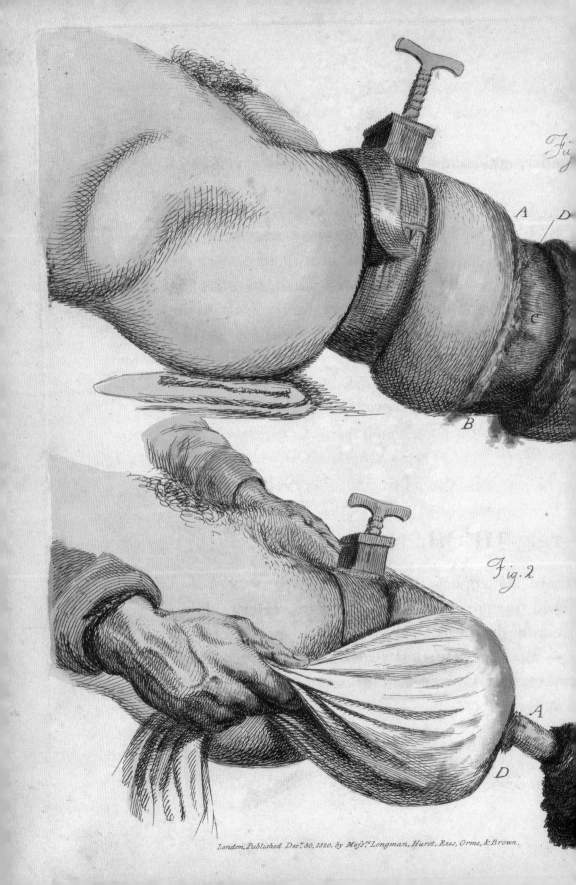

Fig

A

D

C

B

Fig. 2

A

D

London, Published Decr 30, 1820, by Mefs.^{rs} Longman, Hurst, Rees, Orme, & Brown.

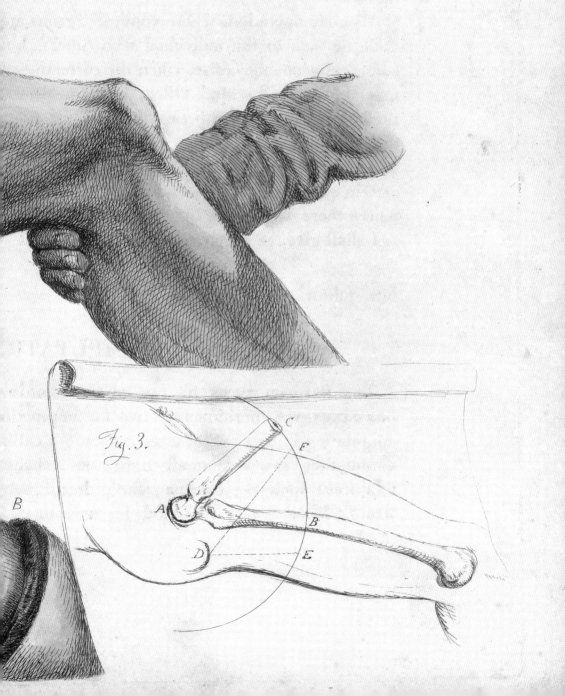

1812 年的截肢术插图，由苏格兰外科医生查尔斯·贝尔（Charles Bell）所绘。用止血带可以止痛，并减少血流量，但也可能导致严重的组织损伤。

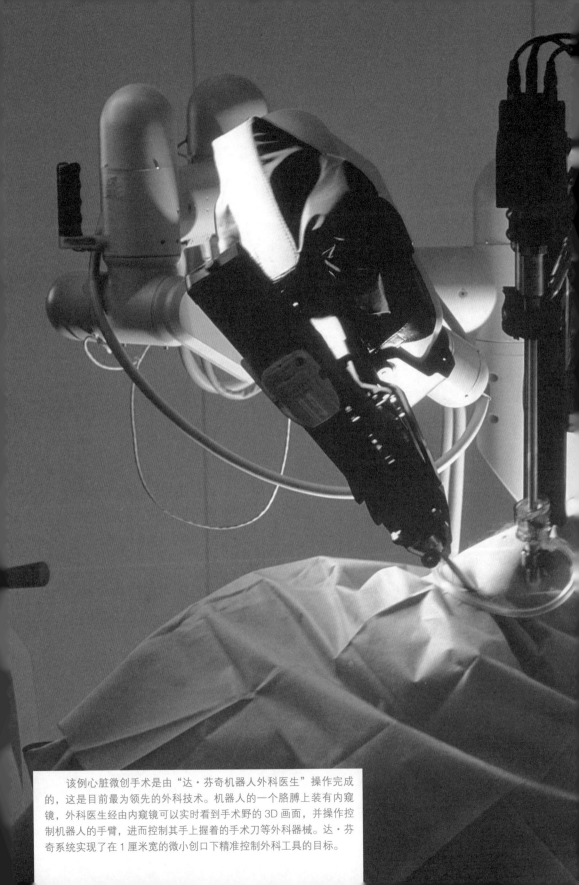

该例心脏微创手术是由"达·芬奇机器人外科医生"操作完成的，这是目前最为领先的外科技术。机器人的一个胳膊上装有内窥镜，外科医生经由内窥镜可以实时看到手术野的 3D 画面，并操作控制机器人的手臂，进而控制其手上握着的手术刀等外科器械。达·芬奇系统实现了在 1 厘米宽的微小创口下精准控制外科工具的目标。

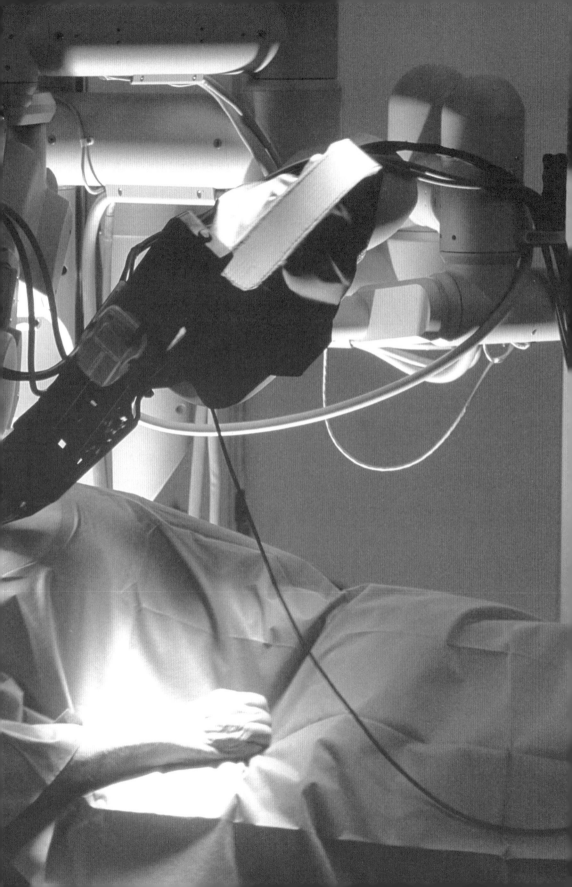

手术使外科医生可以通过很多极小的切口扩大视野、增加准确度和灵巧度，开展精巧和复杂的手术。最早发明于1895年的X线对于身体的检查（比如骨折的检查）依然十分有用，不过医院人员如今已经可以用有效的非侵入性成像技术（过去几十年发展的成果）来"看到"身体的内部，在手术前准确地定位和记录任何异常。病人可以吞下一个带有远程控制摄像头的小胶囊，随着它在身体消化系统中运动，可以把胃肠道的成像传递到指定屏幕上。

外科医生的工具要比"刀工"手上老式的手术刀和锯精进得多。"钥匙孔"手术（洞眼手术，微创手术）和激光手术现在已成为常规手术。经自然腔道内镜手术（natural orifice transluminal endoscopic surgery, NOTES）是一种新兴的外科技术，外科医生可以通过自然腔道（口、直肠或阴道），而不需要在身体外部做出切口。达·芬奇外科系统（如前页图）等机器人已经在20世纪90年代被应用到微创手术中，至今依然相对较新（也较为昂贵）；但是在接下来的几十年中，它势必将越来越多地应用到与外科医生的"合作"中，用以改进其诊断和操作技术。机器人辅助的外科手术也将有助于"远程外科"领域的发展——远程外科医生借由网络技术与机器人工具交流并开展手术，第一例远程手术于2001年进行。

21世纪的外科医生

女外科医生加布里埃尔·维斯顿（Gabriel Weston）在《直接红》（*Direct Red*，2009年）一书中，引领我们走进了伦敦一家医院一位21世纪外科医生的生活：

在工作时，我依然可以在我的周围看到外科的美……清楚的诊断，系统的术式，手术室基本的环境。外科医生在患者身上施用了严酷魔法，通常，病人都会刀到病除。

但手术也可能是丑陋和残忍的，维斯顿将这些阴暗面与诚实联系在了一起。当事情不尽如人意时也会有令人抓狂的失衡。她坦率而诚恳地写到自己和医院其他同事的失误。

在很多方面，加布里埃尔·维斯顿的故事反映了外科学的成功及其与局限共存的困境。它也提醒我们意识到，全世界只有极少数的外科医生是女性（女性占英国所有顾问外科医师的 7% 左右），尽管这个数字仍在增加。

全球手术现状：一些患者比另一些患者机会更多

全世界每年有接近 2.5 亿台手术在开展。在这些手术中，只有四分之一发生于中低收入国家，而在这些国家生活着全世界接近四分之三的人口。在所有手术中，最贫穷的 35% 的人口接受了 3.5% 的手术。撒哈拉以南的非洲所拥有的外科医生数量只有美国的 1% 左右，在麻醉和外科护理中，护士极为短缺。

分娩并发症和创伤等需要手术治疗的疾病状况在发展中国家较常见，是人类重要的残疾负担和死亡原因。很多组织都在致力于通过改善急诊和基础外科水平来缓解这一局面。百乐宫基础外科组（Bellagio Essential Surgery Group, BESG）成立于 2007 年，包含了外科学、麻醉学和妇科学专家，目的是增加在撒哈拉以南的非洲外科服务的可及性。"希望之链"（Chain of Hope，推广心脏直视手术）等慈善机构与顶尖的外科医生合作为战争频仍和发展中国家的儿童提供治疗，为拯救弱势群体的生命做出了重要的贡献。

《柳叶刀》杂志（2012 年 1 月）的主编发表《全球手术——最终的前沿？》一文，提醒我们"减少发达国家和发展中国家在外科学上的差距，将要付出巨大的协作和全世界的努力"。在发达国家，外科学已经具备了改善人们生活的力量，我们希望外科学在未来的进步可以造福更多的人。

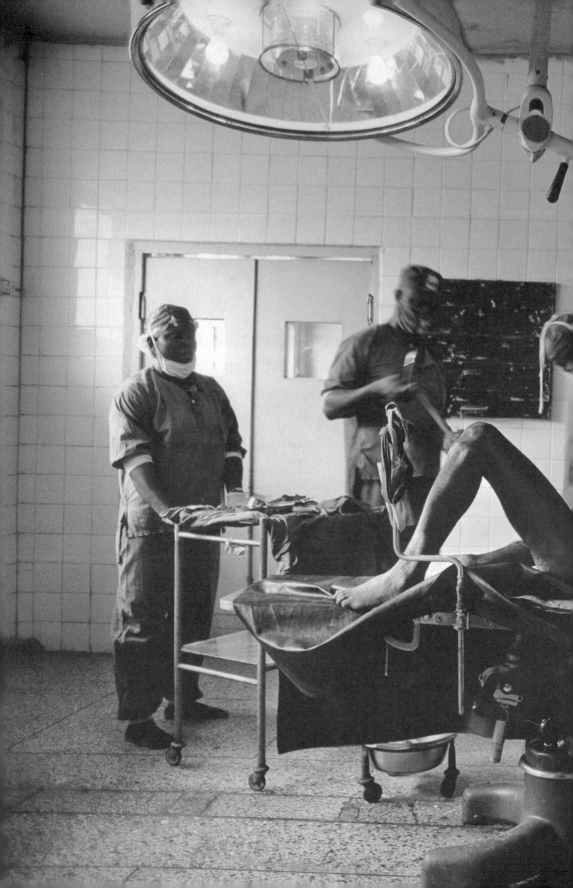

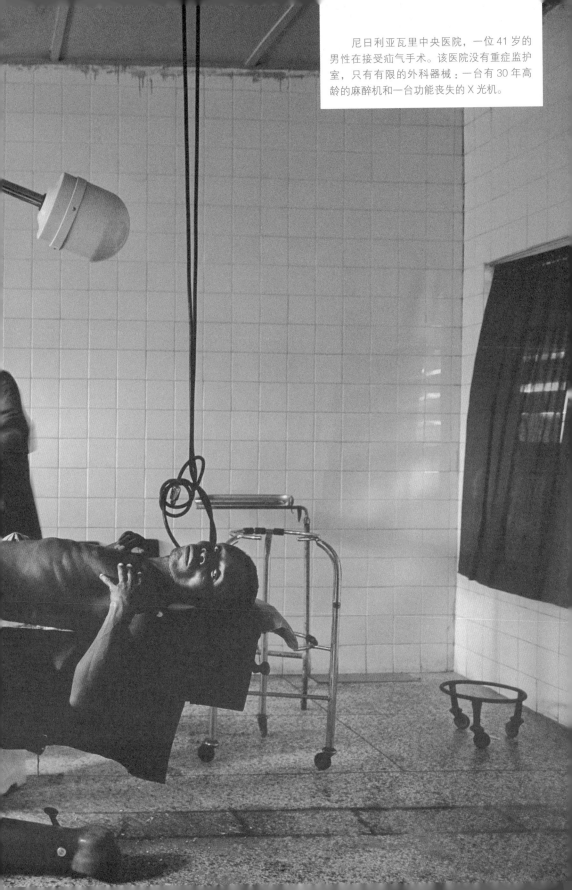

尼日利亚瓦里中央医院,一位 41 岁的男性在接受疝气手术。该医院没有重症监护室,只有有限的外科器械:一台有 30 年高龄的麻醉机和一台功能丧失的 X 光机。

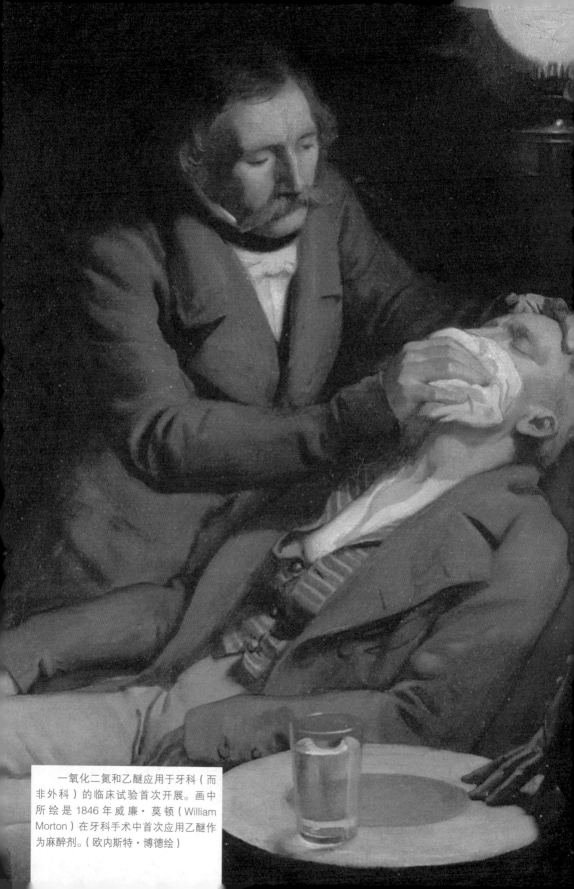

一氧化二氮和乙醚应用于牙科（而非外科）的临床试验首次开展。画中所绘是 1846 年威廉·莫顿（William Morton）在牙科手术中首次应用乙醚作为麻醉剂。（欧内斯特·博德绘）

Chapter 7 | 第7章 |

拔牙者与牙医

牙科工具仅仅是西班牙宗教法庭和伦敦塔中对待难缠的囚犯所用刑具的缩小版。螺丝钳，锉刀，锉，圆凿，劈刀，锄头，压榨机，钻头，匕首，小铁锹，冲压机，凿子，钳子，适于抓握的长线探针，触头等，能穿过坏牙的牙根，从你的意识深处捞出一声呻吟。

——《芝加哥先驱报》，19世纪

牙科是医学的分支之一，获得其行业地位也只有不长的历史。然而，对于掉牙、牙痛，甚至口臭这些牙科问题，其解决办法的求索之道则可以追溯到古代。人们对于龋齿的病因提出了各种理论，其中包括"牙虫"。自16世纪以来，龋齿在欧洲成为尤为严重的问题，特别是由于糖的食用开始变得流行。一群被称为"拔牙者"或"牙齿操作工"的行医者开始提供拔牙和换牙的服务（并收取费用），这种手术对于大多数病人来说都是非常痛苦的。最早的一本完全关注"牙齿"的书发表于1530年。"牙医"一词在18世纪变得流行起来。19世纪下半

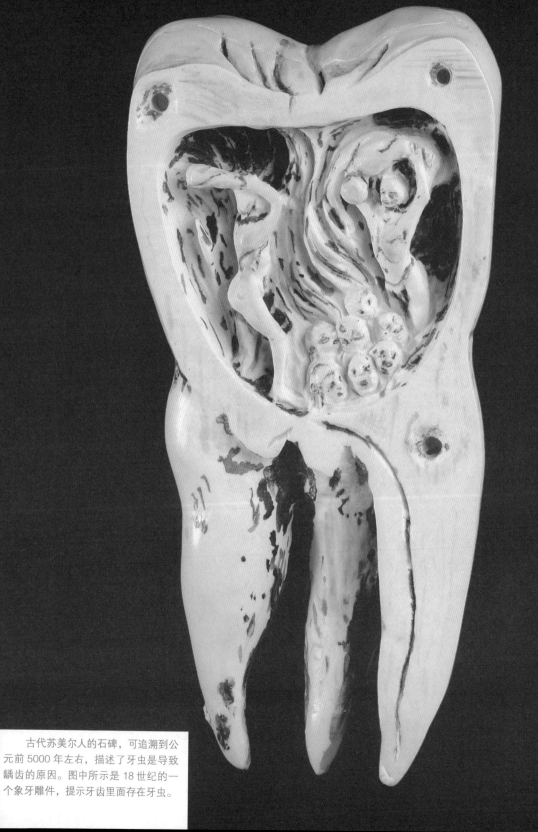

古代苏美尔人的石碑，可追溯到公元前 5000 年左右，描述了牙虫是导致龋齿的原因。图中所示是 18 世纪的一个象牙雕件，提示牙齿里面存在牙虫。

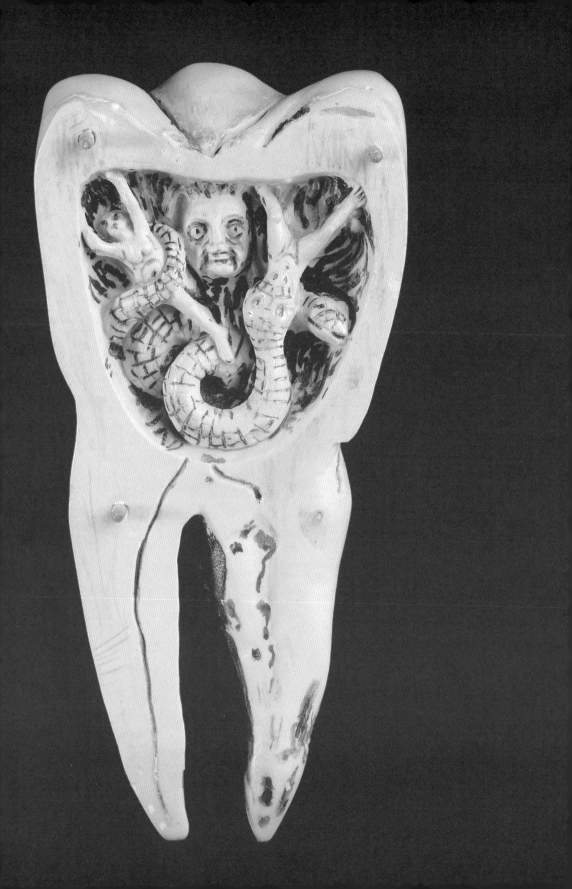

叶，全身麻醉和局部麻醉被引入牙科；20世纪中期，抗生素彻底改变了牙科。今天，在发达国家，牙科操作已经成为一项高度复杂的技能，而我们也非常幸运地可以开口微笑，不再需要露出变黑、龋齿或脱失的牙齿。然而，在物质较为贫乏的地区，对于那里的儿童和成人来说，口腔卫生差是一个被严重忽略的问题。

"牙虫"与古代最早的"牙医"

"牙虫"导致牙齿空洞继而发生腐烂和龋齿，是一种亘古存在的理论，一直流传到20世纪（尽管在几个世纪中被揭穿了很多次）。将天仙子种子和蜂蜡制成混合物，放在铁片上加热生烟，用来将牙虫从牙齿的空洞中赶出来，这种方法在公元前3000年之前已在使用。有些古人认为牙疼是由恶魔和精灵造成的，而古希腊和古罗马人的论著多认为是体液病态所致。

很可能是因为食物中有大量的沙子、尘土和沙砾，古埃及人的牙齿被磨短了，通常短到牙髓处。在很多颅骨中都可看到有多发性的牙槽脓肿，可见这一问题的严重性。

关于牙齿保健的最早记录可追溯到美索不达米亚和尼罗河文明发轫之际，学者在那里发现的石碑上描述了如何处理牙痛、牙齿脱落或牙垢、牙龈问题和口臭等。在古埃及，有象形文字记录一颗长牙上画着一只眼睛，意思是"治牙的人"。2006年，一座有4000年历史的坟墓被发现，其中有三位皇室牙医的墓穴，可见其地位之显赫。生活在公元前2660年的赫斯－拉（Hesy-Ra）被认为是有文字记载以来埃及和全世界最早的"牙医"。其墓志铭中就刻有这样一句话："最伟大的牙医和医生"。学者们认为古埃及的牙科从业者在治疗牙病时可能是使用药物，而非手术技术。

约在公元前8—前6世纪，意大利中部的伊特鲁里亚（Etruscans）甚至将金制夹板放在松动的牙齿周围进行固定。有些情况下，如果牙齿脱落或被磨穿，他们会用公牛的牙齿雕刻一颗人造的牙齿补进去，相当于古代的牙箍和假牙。

洗牙

如果你的牙齿碰巧疼痛，

那是因为小小虫了繁殖其中，

如果留心，疼痛可以预防，

饭后保持牙齿清洁，

把天仙子加入洋葱中，

把一根空管放到牙中，

烟雾传入，疼痛自消。

——12—13 世纪，《萨勒诺摄生法》

[译自 17 世纪凯南尔姆·狄格贝

（Kenelm Digby）的英文译本]

无论是古代还是今天，保持牙齿清洁都是防患于未然的方法。公元前3500 年用金子做成并装在华丽盒子中的牙签，如今已被发现，说明 5500多年前人们就认识到了牙齿卫生的重要性。

在几个世纪中，被用来擦拭或打磨牙齿的牙粉，是用各种材料制成的，其中含有某些粗糙的成分，比如磨碎的乌贼、蛋壳、粉笔、动物蹄，甚至是瓷器。1717 年，《每日新闻》上刊登了一则广告，宣传早期的一种牙粉："它可立刻让牙齿变得如象牙般洁白，再也不会发黑或泛黄，防止牙齿变坏或产生龋齿，人到晚年时牙齿依然完好。"

糖、梅毒与坏血病:腐蚀牙齿

　　甘蔗起源于南太平洋,沿着人类迁徙的路线传到南亚和东南亚,至今已有 2000 多年的历史。中世纪时,十字军将它经由中东带回西方。在圣地(指巴勒斯坦),他们遇到了装载着被称为"糖盐"的商队。不过,直到 16 世纪,精糖才被广泛地加到欧洲饮食中。1492 年,新大陆发现后,欧洲人看到把蔗糖的培育引入美洲,特别是巴西和加勒比地区的前景。这一政策为非洲人带来了灭顶之灾,他们被运到西印度群岛和新大陆的其他地方,成为糖(以及烟草)种植园的奴隶。

　　对于有钱的精英人士来说,他们找到了一种新的味道,可以作为糖蛋糕、杏仁蛋白软糖、果脯、果酱,以及刚流行起来的咖啡、茶和巧克力中的糖。于是,龋齿成为一种严重的疾病,只有通过拔牙才能缓解。伊丽莎白一世（1558—1603 年在位）就深受嗜甜之苦。1598 年，德国的使者在看到她之后，报告称"她的嘴唇狭窄，牙齿发黑，英国人似乎因为食用糖太多而产生了不良的后果"。

在元旦这一天，洗衣女工特维斯特夫人会为伊丽莎白女王奉上"四块产自荷兰的粗糙牙布，用黑丝加工而成，边上是梭结花纹，用来把牙齿擦洗干净"。她的牙齿最后变得又坏又差，为了掩饰龋齿和牙豁子，据说"每次出席公众场合，她都会把几块细布放在嘴里，把脸颊撑起来"。从 18 世纪发掘的墓穴中发现，大多数人都有牙齿空洞，可见这一时期随着物品价格的下降，糖的消耗量呈上升趋势。

1888 年的一幅画像，一位 11 岁的遗传性梅毒病人的牙齿状况。其切牙上的凹痕是非常典型的症状。

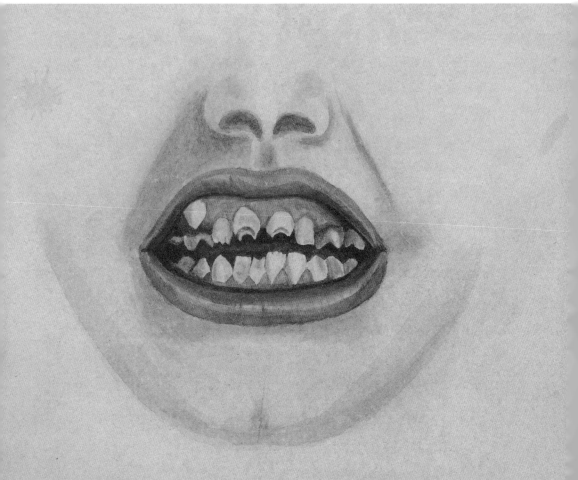

在欧洲现代早期，造成牙齿脱落的另一个主要原因是梅毒。除了遍布全身的脓胞，梅毒还会导致脓肿渗入骨头（当时的骨架可以看到），牙齿脱落。人们通常用汞剂治疗梅毒，但这也只不过是造成牙侵蚀症、颚与鼻子软组织和骨骼的破坏。梅毒病人怀孕时，孩子在宫内会感染，进而出现各种畸形，包括失明、失聪以及特征性的"半月形门齿（又称梅素齿）"。

水手常会暴露于另一种累及牙齿的疾病。15—19世纪之间，据估计，多达200万欧洲水手罹患坏血病。每次出海数月，水手们不得不忍受肮脏拥挤的居住条件，污秽的水、腐臭的咸肉、水鸟肉，"发霉生蛆的饼干"，甚至不时有耗子出没。1596年，英国海军外科医生威廉·克洛维斯（William Clowes）描述了坏血病的症状：

> 他们的牙龈烂到了牙根，脸颊发硬肿胀，牙齿松动亟待脱落……他们的呼吸透着肮脏的味道。他们双腿虚弱无力，几乎不能挪动自个儿的身子。另外，他们周身疼痛难忍，布满红斑，有些面积大，有些面积小，如同被虱子叮咬一般。

很多其他文献也提及坏血病人牙龈呈海绵状和紫色，口臭严重，说明该病不仅会侵袭水手，还会累及膳食中缺乏必需维生素C的士兵、囚犯、成人和婴儿。

拔牙者与江湖郎中

随着牙痛和龋齿变得司空见惯，从事牙医工作成为有利可图的行业。其中最恶名远播的当属穿着艳丽，脖子上挂一串牙齿项链，行走江湖的"拔牙者"。与他们为伍的通常是杂耍卖艺的艺人和变戏法的猴子，他们在集市上搭起舞台，鼓励所有需要牙科帮助的人掏钱拔掉烂牙。据说，他们还会附送捉"牙虫"的服务。

拔牙者会在公众面前拔牙——首先熏蒸消毒，然后拔掉"牙虫"和龋齿。他们拔"牙虫"的伎俩花样百出。天仙子的豆荚在加热后会裂开，种子取出后可能被巧妙地藏在"拔牙者"的手里，在患者感觉不到疼痛时，略施伎俩，把种子递给同伙当作牙虫的蛆。

拔牙者所用的"刑具"是很可怕的，而且肯定是给一个病人用完了也不洗就给下一个病人用。Pelican 就是其中一种工具，一个同时代人称其"残忍、可怕，常会要人命"。被用来拔牙的钳子也被称为鹦鹉或乌鸦的嘴。有些拔牙者会用红热的烙铁，为了防止病人流血过多和齿龈溃疡。在 18 世纪，"牙钥匙"受到拔牙者的欢迎。其用法是，从上方夹住牙齿，"上提"时使牙齿变松，然后像转门上的钥匙一样。在抗生素发明之前，拔牙后通常会发生感染，并且可能导致死亡。

至 17 世纪，"牙齿操作工"的说法开始出现，指的是"擅长拔牙和镶牙的人"。理发师—外科医生也可提供拔牙的服务。"格兰特·托马斯"或"胖托马斯"是一位很受欢迎也很了不起的"牙齿操作工"。自 18 世纪初，他在巴黎新桥固定摆摊，长达半个世纪，他把拔出的牙齿积攒起来，与"秘方"放在一起。

从拔牙者到牙科医生

他能在另一个人疼痛难耐时，依然保持外科医生镇静的表情。

——马克·吐温谈自己的牙医里格斯医生（Dr. Riggs）

英语中最早使用"牙医"（dentist）一词是在 18 世纪 50 年代末。它来自法语 dentiste（拉丁语为 dens，意为"牙齿"）。Dentist 的采用最初受到了

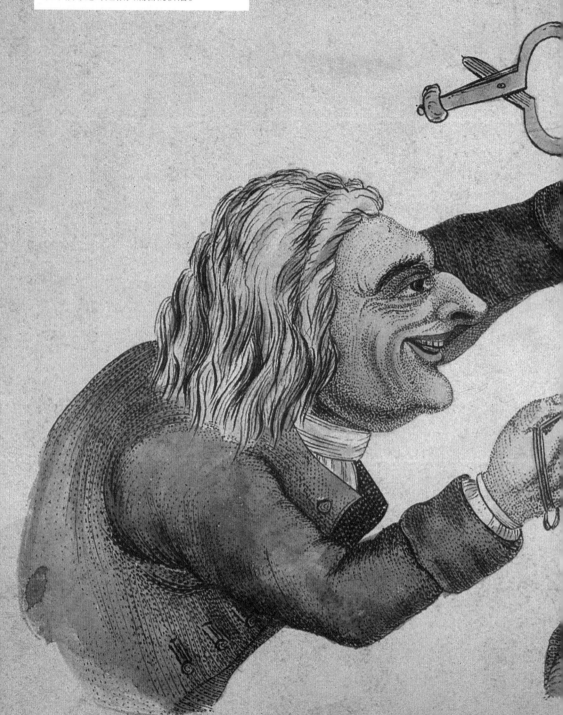

《拔牙者》(约 1810 年)。观众经常会被耍，看别人拔牙似乎不疼，只不过那是同伙在配合表演，是假的，在没有麻醉剂的情况下拔牙绝对是极其痛苦的折磨。

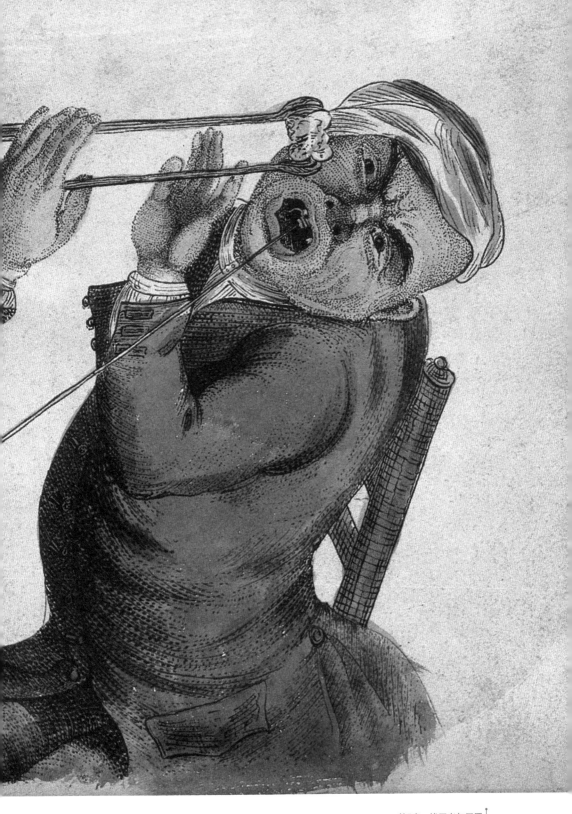

挪揄，比如，1759 年 9 月 15 日《爱丁堡编年史》（*Edinburgh Chronicle*）中写道："现在我们的报纸上出现了牙医，这与自抬身价的法国可能挺相配；但我们还是欣赏拉特（是指 Samuel Rutter，杰出的理发师—外科医生）这样的人，满足于被称为拔牙者。"法国人开启了牙科领域的先河。

皮埃尔·福歇尔（Pierre Fauchard, 1678—1761 年）常被尊为"现代牙科学之父"，其著作《外科牙科学》（*Le Chirurgien Dentiste*，1728 年），让我们对牙病的了解向今天迈了一大步。他在不同的章节谈到了补牙、镶牙、假牙、拔牙、挪牙。还注意到糖会损害牙龈和牙齿。他分享了自己的一些发明。著论的目的之一是揭穿一些江湖拔牙者的把戏和行为。福歇尔创造了外科 – 牙科医生（chirurgien-dentiste）一词，从而确立了一个"新的"科学行业。

继福歇尔之后，在 1800 年之前至少有 740 本有关牙科的书出版。外科医生兼解剖学家约翰·亨特也创作了很多牙科学的著作，包括《人类牙齿的自然史：解释其结构、应用、形成、生长和疾病》（*The Natural History of the Human Teeth, Explaining Their Structure, Use, Formation, Growth and Diseases*, 1771 年）。该书为牙齿的解剖学提供了科学基础，其中包括大量的细腻插图。

在这一时期，大西洋两岸的牙科医生普遍没有受过正规培训。他们多是通过当学徒学习其中的门道和窍门。有些原本是表匠或药剂师，当发现这是个挣钱的机会时就改行了。保罗·里维尔（Paul Revere）因著名的"夜奔"而出名。1775 年 4 月 18/19 日的晚上，他从波士顿连夜骑马前往莱克星顿（Lexington）报信，告诉民兵们英国士兵正在逼近。他就是一位银器匠兼牙科医生，也是美国革命中的爱国者。可能较不为人熟知的是，他是尸检牙科法医学的先驱！他的朋友约瑟夫·沃伦（Joseph Warren）在美国革命期间担任少将，在邦克山战役中牺牲。沃伦被埋葬时，坟墓上并没有任何标记。大约 10 个月之后，保罗·里维尔来给他扫墓，尽管沃伦的面容已经无法辨认，但里维尔还是认出了沃伦的身体，依据是里维尔之前给他镶牙时用河马的牙齿和银丝做成的齿桥。

要区分江湖郎中和专业大夫还是有难度的。有些人依然承诺"奇迹"会发生，如 18 世纪一位在美国行医的法国"牙医"罗切特先生（Sieur Roquet）曾在报纸广告上吹嘘：

他可以拔牙、根除所有龋齿和烂牙，完全治好最顽固的口臭，将牙龈烧到下颌骨上，而不会有一丝疼痛或不适；安装全套的用非洲象牙制作的假牙，安装玫瑰色珐琅，与下巴完全吻合，病人保证看起来时尚，还可以吃、喝、骂脏话、闲言碎语、吵架、露牙，不会有一点的无礼、不便或犹豫。

"滑铁卢牙齿"：牙豁子

18 世纪晚期，把动物或人的牙移植给另一个人，吸引了牙科界的关注，特别是在约翰·亨特开展了重要的实验之后。他把一个人的牙齿移植到一只小公鸡的鸡冠中，而且植入得非常牢固。于是有些人坚信反过来操作也可以有效。有钱的大人会付钱给穷苦的孩子买他们健康的牙齿，然后移植给自己。植入后，新牙会被栓到邻近的牙齿上，直到移植牢固为止。

1783 年，纽约《独立杂志》（*Independent Journal*）刊登了一则广告，征求"是否有人愿意放弃前牙，每颗牙 2 基尼（英国旧时金币），征求者位于少女巷（Maiden Lane）28 号"。牙移植手术是当时最昂贵的牙科手术。但是，这种方法很少奏效，很多人只好回归到古老的拔牙这种方式。

截至 19 世纪初，墓地、太平间、解剖室和战场都被洗劫一空，目的是找死尸的牙齿。在 1815 年滑铁卢战役之后，"滑铁卢牙齿"这种说法开始出现。在维多利亚时期的英国，战死沙场的士兵被送回家后，他们的牙齿被视为丰富的假牙资源。19 世纪 60 年代，美国内战战场上获得的人类牙齿被运到欧洲出售。

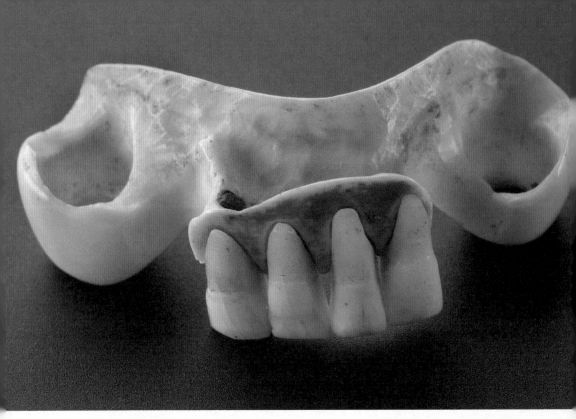

"滑铁卢牙齿"。19世纪的一副下牙的假牙，是将人的牙齿固定镶嵌在河马的牙上制作而成。

　　将牙齿镶到义齿基托上是牙齿移植的主要问题。最受欢迎的材料是河马牙，义齿会被插到上面。19世纪50年代，硬橡皮（一种硬化橡胶）由在俄亥俄州的克里夫兰美国古德伊尔家族引入牙科。这种材料可以经过塑形适合人的牙龈，从而为义齿提供了完好而且不昂贵的基底。当时，年轻女性在过21岁生日时，非常流行的一种生日礼物就是把所有的牙拔掉（以防以后牙齿坏掉，发生龋齿），换上一整套假牙。

　　乔治·华盛顿（1732—1799年）的几颗假牙中有黄金、河马牙和铅以及人和动物的牙。镶牙时，用弹簧撑在中间，在左下"牙"板上穿一个洞，和剩下的牙齿穿在一起。在第二次世界大战时，英国温斯顿·丘吉尔在发表振奋人心的演讲时，嘴里戴的就是镀金的假牙，以防止口齿不清。2010年，这副假牙的一部分以15200英镑被售出。现在，我们已经有了塑料的假牙，或者可以种植单个牙齿，当然后者更为复杂，也就更为昂贵一些。

汞合金填充物

科学家最近对斯洛文尼亚一个 6500 年前的人类下颌骨进行分析，在断齿的牙腔中可以看到有蜂蜡填充物的痕迹。富人用金质或金叶填充牙洞或龋齿的历史已有几个世纪。在 11 和 12 世纪，中国也曾经用汞和银做成汞合金填充物；19 世纪初，在法国也试过将银币融化作为填充物。

19 世纪 40 年代，发生了所谓的"汞合金战争"，围绕水银应用的争议发生了，巴黎的科罗库尔（Crawcour）兄弟将这种争议直接演变为恶名声。他们先逃窜到伦敦，然后到美国，在那里他们于 1833 年引入了一种填充材料，美其名曰"皇家矿物代用品"。在不拔掉龋齿的情况下，将这种有问题的填充物塞入牙洞中，最终对牙造成了严重的损害。由于遭到声讨，他们又回到了欧洲，汞合金也就留下了很坏的名声。1843 年，美国牙医外科学会强迫其成员宣誓不会使用汞合金填充物，并将其视为"医疗事故"。

自 19 世纪晚期开始，改良后的汞合金被确信为一种适宜的填充材料。今天，更为昂贵的白色填充物是用复合树脂制成的。在打击江湖郎中的过程中，特别是与科罗库尔兄弟的斗争，牙科的管理日益规范化。世界上第一所牙科大学——巴尔的摩牙外科学院于 1840 年成立，此后大西洋两岸也建立了其他的学校。在英国，将牙科职业化的领袖人物是约翰·托姆斯（John Tomes, 1815—1895 年）。伦敦牙科学校创建了最早的牙医临床培训基地，也为穷人提供了获得免费治疗的地方。

笑气：疼痛的终结

在全麻或局麻实现之前，不论是拔一颗牙还是满口的蛀牙，所要忍受的疼痛都感觉与遭受酷刑别无两样，而且还十分血腥。它不光对病人是一种折磨，对于牙科医生亦是如此。有一则很有名的逸闻，国王乔治三世等着拔牙，在手术前，他假装害怕，让牙科医生把一杯白兰地递给他。然后国王拒绝接过杯子，说道："我不需要它，我只是想知道你拿得稳不稳。"

为了让人免除拔牙的疼痛，在过去的几百年中，人们尝试了鸦片和多种麻醉品、酒精等各种各样的药剂以及中国的针灸，然而直到吸入性的气体被引入，牙科的麻醉术才最终被改变。

"现代"麻醉术可追溯到 18 世纪晚期，当时因发明戴维安全灯（矿工用的）而出名的英国科学家汉弗莱·戴维（Humphry Davy，1778—1829年），开始在英格兰布里斯托的托马斯·贝多斯肺医学研究所（Thomas Beddoes' Medical Pnuematic Institution）实验一氧化二氮（N_2O）的作用。18 世纪 70 年代，英国化学家约瑟夫·普里斯特利（Joseph Priestley，1733—1804 年）最早发现了这种气体，并称之为"脱燃素的含氮空气"（dephlogisticated nitrous air）；戴维在 18 世纪 90 年代晚期发现它有让人发笑的兴奋作用，于是又称其"笑气"。诗人塞缪尔·泰勒·柯勒律治（Samuel Taylor Coleridge）对鸦片成瘾，将这种气体描述为"十分销魂"。英国另一位浪漫主义诗人罗伯特·骚塞（Robert Southey）想象"天上人间最美的空气莫过于此"。笑气在一些疯狂的派对上变得十分受欢迎。医生和诗人通过绸袋或"福袋"吸入笑气，然后记录下这种美妙的感觉。

美国年轻的牙科医生兼内科医生贺拉斯·威尔斯（Horace Wells，1815—1848 年），有一次就对康涅狄格州哈特福德的笑气展十分着迷。广告宣传称"一氧化二氮，令人欢喜发笑的气体！……它（会让人）大笑、唱歌、跳舞、说个不停或打架等等，这是它们最显著的特性"。

威尔斯注意到，在这种气体的作用下，一个人在四处嬉闹时弄伤了腿却不会感觉到疼。威尔斯感到非常惊讶，决定在自己的私人牙科外科中实验一把。通过放在嘴里的木管，让病人把装在动物膀胱里的气体吸进去，他发现在拔牙时可以成功地去除疼痛。他甚至用它来给自己拔牙，没有感到任何疼痛，称"这是迄今为止最伟大的发现！感觉就和拔图钉一样，没有别的感觉！"

可卡因（从南美的古柯中提取）在 19 世纪晚期被作为局部麻醉剂引入牙科。除了高成瘾性，人们很快发现它会破坏嘴里的组织。

1845 年 1 月，满怀热情的威尔斯在波士顿的麻省总医院公开演示了拔牙前用一氧化二氮进行麻醉。据说，手术失败，病人（一位哈佛的学生）在拔牙时哭了出来，而贺拉斯·威尔斯在一片"骗子"的叫嚣声中被逐出了演示厅。威尔斯因为这次的失败感到非常羞辱。悲剧的是，他后来自杀了。不过，在他过世之后，他对开展无痛牙科手术做出的贡献获得了人们的肯定；19 世纪 60 年代，一氧化二氮被"再次引入"牙科学，后来与氧气联合应用，成为接生时很常用的"止痛笑气"（gas and air）。

在威尔斯尝试对牙科病人进行麻醉之后不久，1846 年 9 月 30 日，威廉·莫顿（波士顿的一位牙科医生，曾经是威尔斯的合伙人）在为伊本·弗罗斯特（Eben Frost）拔除感染的牙齿时，采用另一种气体，即乙醚，成功实施了麻醉。很快，其他人也纷纷效仿采用乙醚进行麻醉，尽管当时对此有很大的争议，但现在一般认为是他将麻醉术带入了外科学。

可卡因（从南美的古柯中提取）在 19 世纪晚期被作为局部麻醉剂引入牙科。除了高成瘾性，人们很快发现它会破坏嘴里的组织。20 世纪初，德国化学家研究寻求一种更好的替代品，成功合成了一种名叫普鲁卡因（奴佛卡因）的新药；在接下来的 40 年中，它一直是主要的局部麻醉剂。

牙科学的转变

19 世纪，有钱人开始更多地关注自己的牙齿。在牙科诊室的窗户上，总是可以看到牙医招聘女助手和"女招待"的标志。牙刷变得日益流行，

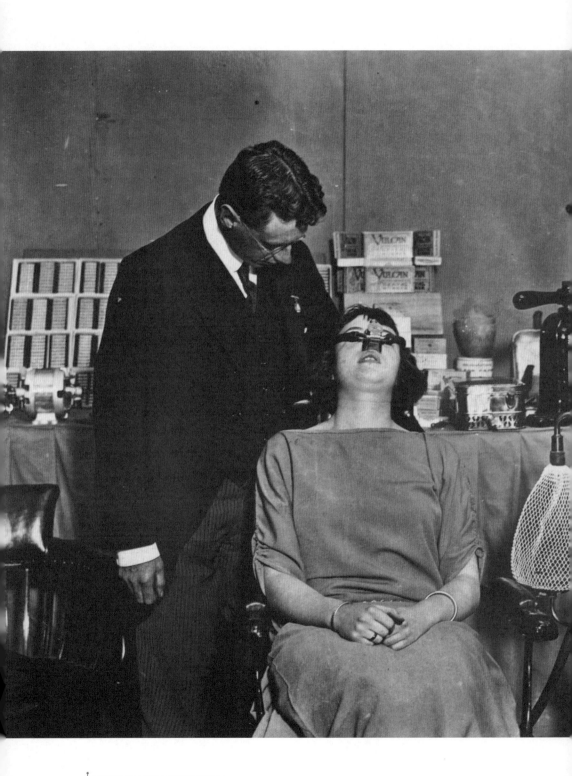

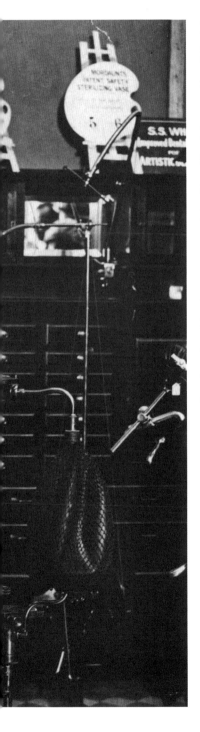

至少在富人中是如此，很多昂贵的牙刷也被生产出来。精美的旅行套装中就包括牙粉盒和舌头刮刀。

为追求时髦，金或银的牙签被镶上宝石，甚至拴上链子挂在脖子上。利维·斯皮尔·帕姆利（Levi Spear Parmly）是新奥尔良的一位牙科医生，在19世纪初推荐使用"上过蜡的丝线，来穿过牙齿的缝隙"，被认为是牙线的发明者。

与牙冠解剖结构更为匹配的新型带鸟嘴的镊子被引入牙科，可以防止器械在牙齿上滑脱，对周围的牙龈和骨骼造成可怕的伤害，用pelican和钥匙也是很常见的。在19世纪，各种不同的牙膏被发明，19世纪90年代，开始被装在软的金属管中。假牙开始用陶瓷制作，取代了传统的动物和人类牙齿，至19世纪中期，陶瓷牙齿开始大宗生产。

尽管在20世纪初期和中期，很多人的牙齿状态依然很糟糕，但牙科行业依然取得了进一步且关键的发展。19世纪后期，细菌的发现使人们对龋齿的原因有了新的理解。

19世纪80年代末，在位于柏林的科赫实验室工作的美国牙科医生米勒（W. D. Miller,

"你什么感觉都不会有！"一位牙科医生用"笑气"给他的病人进行麻醉。20世纪时，为富贵人家进行牙科手术时，都配备了最时兴最先进的（也许看上去是十分怕人的）设备，从X光机到电钻，不一而足。

1853—1907 年）建立了"化学—寄生虫"理论，他发现食物发酵产生最初的酸化，然后细菌在软化的组织上发挥作用。1890 年，他在《人类口腔的微生物》（*The Micro-Organism of the Human Mouth*）一书中阐述了他的发现。在现代，这一观念强调现在所谓的"噬斑"——柔软黏性的黄色薄膜（是由细菌组成的）沾在牙齿上，我们吃喝的东西中分解出的糖分供它们生活。细菌还会释放出毒素，导致牙龈发炎，进而使支持牙齿的纤维和骨骼分崩离析。

19 世纪末 X 线的发明对于牙科医生来说也是一大进步，使他们可以看到下颌中的各种问题。电气照明使牙科医生对牙齿的成像更为清晰，莫里森脚踏式牙钻机（发明于 1871 年）发明之后电钻投入使用，以及 1867 年第一把牙椅（20 世纪 50 年代末，倾斜式牙椅开始使用）等科学技术的创新，一起推动了牙科行业的进步，改善了患者体验。在人们对牙科器械无菌消毒重要性的认识上，自来水起到巨大的辅助作用。

阿尔弗雷德·希维利昂·方斯（Alfred Civilion Fones, 1869—1938 年）在美国领导了牙齿卫生运动（创造了"齿科卫生学家"的说法），并于 1913 年第一次开设牙齿卫生课程，在 1917 年第一次颁发执照。英国剑桥牙科医生乔治·坎宁汉（George Cuningham, 1852—1919 年）是将"口腔卫生"引入学校的关键人物。1891 年的调研发现，英国儿童的牙齿状况岌岌可危；1907 年，坎宁汉开办了剑桥牙齿研究所，是英国第一家儿童诊所。他积极发起，甚至成立了"牙刷俱乐部"，鼓励适学儿童刷牙。坎宁汉还注意到入伍新兵的牙齿状况堪忧，警告道："如果吃不了东西，那你也无法战斗。"1948 年 NHS 引入，开始为全民提供免费的口腔护理，英国国民的牙齿健康发生了最显著的转变，在短短 9 个月提供了 3300 万颗假牙！

氟化物在 20 世纪初被认为具有预防龋齿的功效，对牙齿有利。在某些地方，新鲜的水中天然存在氟化物，但有些国家会在公共用水中加入氟

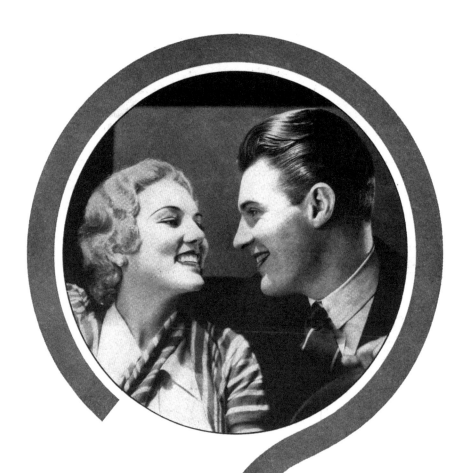

HOW'S YOUR BREATH TODAY

You can't be popular if your breath is not agreeable.

How *is* your breath today? Is it agreeable — or an offense to others?

The truth is, *you do not know*. You only hope it's normal — but the chances are that it is otherwise. Halitosis (unpleasant breath) may be caused by so many conditions, which exist even in normal mouths, that no one is immune from it.

Common causes are fermenting food particles on the teeth or gums, decaying teeth, leaky fillings, unwise eating and drinking, and infections of the mouth, nose, and throat. But 90% of all cases are caused by food fermentation.

Why take the risk of need-lessly offending others when by the use of Listerine, you can instantly make your breath wholesome and agreeable? Simply rinse the mouth with it.

Listerine halts fermentation, decay, and infection, the primary causes of odors, and then gets rid of the odors themselves. The mouth feels clean, refreshed, and invigorated.

Don't expect Listerine's quick, pleasant deodorant effect from ordinary, bargain mouth washes which are too weak to be effective or so harsh they may be dangerous. Repeated tests have shown that Listerine instantly overcomes odors that ordinary mouth washes cannot hide in 12 hours. When you want to be *sure*, use Listerine, the safe antiseptic and quick deodorant.

Lambert Pharmacal Company, St. Louis, Missouri.

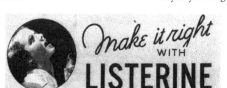

make it right WITH **LISTERINE**

20 世纪 30 年代一份杂志上刊登的一则广告。这一款漱口水号称可以改善口腔卫生，一举解决"口臭"的问题——显然是精明的商业运作。

化物。在牙膏中添加氟化物始于 20 世纪 50 年代，目前市面上所有的牙膏都含有该成分。在 20 世纪 20 年代，漱口水公司李施德林引入了 halitosis（口臭）一词来形容口气不好，并开始出售新产品。传统的漱口水包括：漱口用的尿、酒和草药；咀嚼槟榔、茴香豆或肉桂棍。如今，美国每年在呼吸清新剂和口腔卫生产品上的花费达 10 亿—30 亿美元。

20 世纪下半叶，将抗生素用于抗感染，对于牙科医生和牙痛的病人是一个很大的福音。1949 年，更为安全和有效的局麻药被引入牙科，其中包括利多卡因。今天，大多数牙科医生通常会注射局麻药让病人的嘴变麻，注射过程可能要疼一下，但这跟牙钻的疼痛相比，基本算不上什么。

牙科专家

牙医是经过高级训练的全科医生，需要应对各种牙科需求。大多数现代牙科外科都配备了高新设备，使人可以有效地管理个人的牙齿健康。有些牙医会专于某个专科领域，其中口腔正畸科医生（用牙箍和其他设备来让牙变整齐）是最大的团体。牙周病医生经过训练后需处理牙的支持结构，齿龈炎以及更严重的牙周炎，后者会导致牙齿周围骨骼遭到破坏，发生牙齿脱落。

口腔和颌面外科医生通常要接受医学和牙科学的训练，使他们可以在医院处理口腔、下颌和面容的多种疾病，特别是面部畸形、口腔癌和颌面创伤。很多牙科实践都需要牙科卫生学家（全世界 98% 的人员是女性）"清垢和打磨"牙齿作为预防措施，并指导患者刷牙和用牙线。美容牙医学与美学牙医学（包括牙齿美白）也受到越来越多人的欢迎。

"让孩子开口微笑"：全球口腔卫生

20 世纪下半叶见证了西方世界历史上全身健康和口腔卫生的转变，

尽管二者并不一致。我们很多人都渴求的灿烂一笑并不会惠顾每个人，特别是生活在最贫穷和偏远地区的人们。事实上，口腔疾病是低收入国家最严重的健康负担之一；伴随着现代化的进程，在新兴的经济体国家，糖、烟草和酒精消费的增加不见得是好事。口腔癌（通常与烟草产品的消耗增加有关）是全球排名第八位的常见癌症，在东南亚，口腔癌位列三大最常见的癌症之一。

在一些地区，牙科医生严重缺乏，在塞拉利昂和卢旺达等部分非洲国家，全国只有 10 位牙科医生。而在英国，每 2100 人才拥有一位牙科医生。

在贫穷的社区，每 500—700 个新生儿会发生一例颌面先天性唇腭裂。在一些没有外科医生、牙科医生和麻醉师的地区，很多儿童无法接受矫形手术，结果造成进食和言语的障碍。Noma（口颊坏疽，或称为坏疽性口炎、走马疳）是一种让人胆战心惊的疾病，与极度的贫穷、严重的营养匮乏、免疫系统严重恶化（继发于麻疹或艾滋病等疾病）、卫生条件差和口腔卫生差有关。它曾经一度流行于西方世界，可追溯到上古时代，但现在只发生于发展中国家，特别是非常贫困的（热带和亚热带）无树大草原，位于撒哈拉沙漠以南，被称为世界上的"noma 带"。这种细菌性感染会导致牙周组织（牙齿周围的支持组织）和脸颊、下颌组织和骨骼组织坏死。感染者的疼痛和痛苦是无法形容的。每年至少发生 140000 例 noma，其中未经治疗的口颊坏疽患儿有超过 80%—90% 死于继发性的败血症。

很多慈善机构，比如"微笑列车"（Smile Train）、"微笑行动"（Operation Smile）和"面对非洲 noma"等组织，派遣志愿者牙医和外科医生为患病的婴儿和儿童提供治疗，世界卫生组织也已开始将"口腔卫生"作为其改善"全球卫生"的使命之一。

李施德林引入了 halitosis（口臭）一词来形容口气不好，并开始出售新产品。传统的漱口水包括：漱口用的尿、酒和草药……

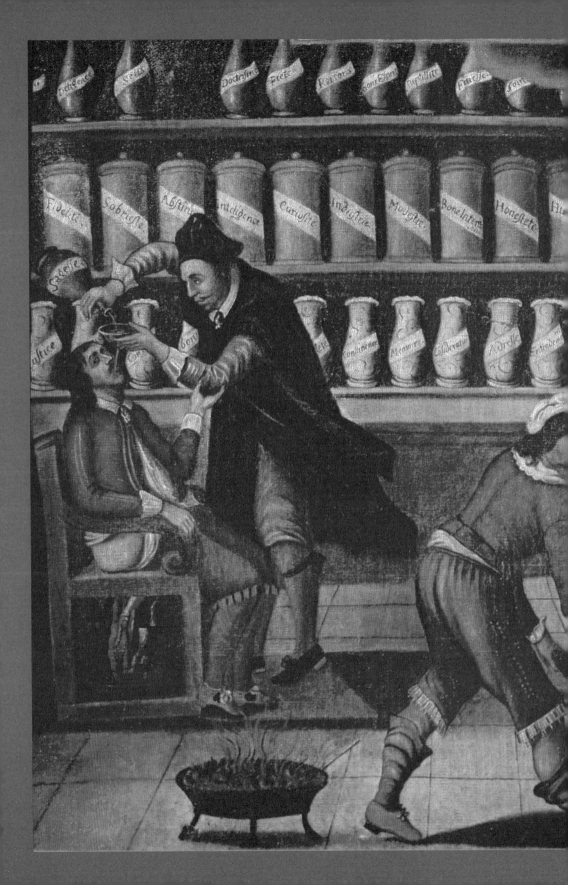

第三部分　医学上的各种疗法

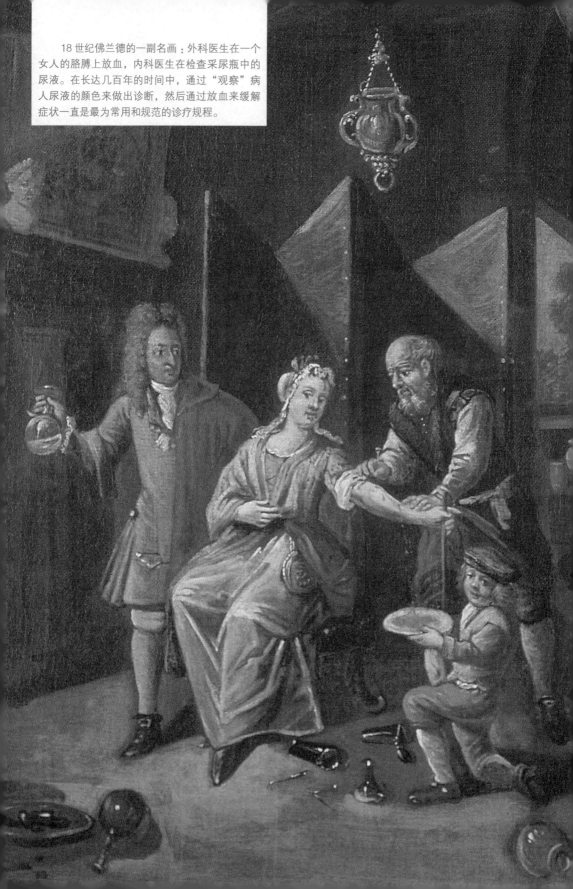

18世纪佛兰德的一副名画：外科医生在一个女人的胳膊上放血，内科医生在检查采尿瓶中的尿液。在长达几百年的时间中，通过"观察"病人尿液的颜色来做出诊断，然后通过放血来缓解症状一直是最为常用和规范的诊疗规程。

Chapter 8 | 第8章 |

放血与通便

如果有人来找我，

我检查一下，放血，让他出汗；

如果，这样之后要死了，

嗯，关我什么事，我已经放过血了。

——《论拉特森医生》（*On Dr. Lettsom*），无名氏

　　自人猿相揖别，历数治疗疾病的怪方法，最为有趣的当属放血疗法。放掉病人一定量的血被认为可以治疗或预防疾病。放血自古代即已被实施，之后不断受到理发师—外科医生和内科医生的推荐，尽管这种峻猛疗法的疗效和危险性开始受到草药和顺势疗法推崇者的质疑，他们更主张自然治愈的方法。通便的形式包括服用泻药，或者灌肠冲洗大肠以及服用催吐剂。很多人会用家里的药方来为自己或家人治疗。在现代的医生和病人看来，一些古老的"疗法"是很诡异的，比如喝别人的尿；还有一些更是有毒的，比如砷剂和汞剂；当然也有一些可能是有好处的，比如蜂蜜。

放血和临终前的场景

雷蒙德·克劳福德（Raymond Crawfurd，1865—1938 年）再现了国王查理二世（1660—1685 年在位）在病床上接受治疗的一幕：

从右手臂的静脉切开放出 16 盎司的血，立马收到了效果。由于之前已经得到印证，国王被允许坐在椅子上，此时他抽搐了起来。他的牙被硬硬地掰开，不让他咬到自己的舌头……国王众多的私人医生被派送紧急信息……

他们先是在他的肩膀上拔罐，然后深深地划了一道口子，之后又放出了 8 盎司的血……给以猛烈的泻药，之后又连续灌肠。将其头发剪短，然后满头擦上刺鼻的起泡剂。这些似乎还不够，又用红热的烙铁烫了一下。

国王郑重道歉，称自己"不应该这么长时间还不好起来，一直处于将死状态"。

100 年后，1799 年 12 月 13 日，美国第一位总统乔治·华盛顿（1732—1799 年）在寒冬中出去骑马。第二天，他的喉咙开始疼得厉害、声音嘶哑并伴有寒战。通常的解决办法就是"放血"。于是华盛顿的私人医生和另外两名医生、一名放血医生被召来。在接下来的 12 个小时，他全身多处被放血。另外，为了排空肠道，让他服用了多种甘汞（一种含汞的泻药）；为了将喉咙炎症祛除，还将斑蝥粉起泡剂抹在他的脖子上。到半夜时分，他便死去了，这似乎也没有什么好意外的。究竟他是死于病症还是死于放血呢？华盛顿仅仅是过去 3000 年中因为有病被反复、大量放血而死去的病人之一。

医学图文史｜改变人类历史的7000年｜
The Story of Medicine: From Bloodletting to Biotechnology

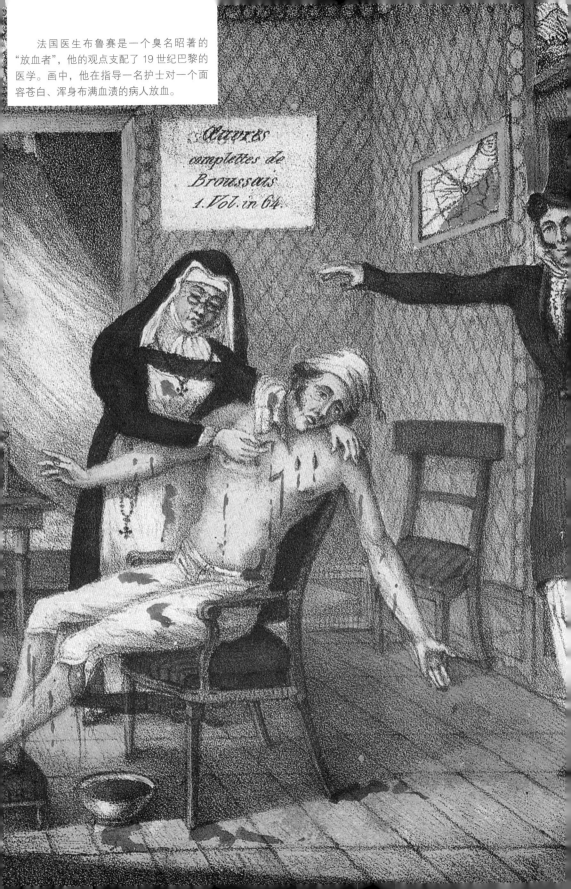

法国医生布鲁赛是一个臭名昭著的"放血者"，他的观点支配了19世纪巴黎的医学。画中，他在指导一名护士对一个面容苍白、浑身布满血渍的病人放血。

"让血管呼吸"：柳叶刀与水蛭

放血，英文为 bloodletting，亦称 phlebotomy（来自希腊语，*phlebo* 意为"血管"，*tomē* 意为"切开"），又或者是 venesection（来自拉丁语，*vena* 意为"血管"，*secare* 意为"切开"），指的是将血管切开或刺开从而让血液流出来（即"让血管呼吸"）。以治疗或预防疾病为目的的放血可追溯到很多个世纪之前，并且地理分布极为广泛，曾经被古代美索不达米亚、埃及、希腊、玛雅和阿芝特克人所推崇。它与早期"失衡"和"郁结"导致疾病的观念是吻合的，比如，古希腊和古罗马的"体液"论。

盖伦认为血液是至关重要的体液，需要保持平衡，并且为放多少血制定了复杂的指南，同时对在何种条件下切开哪一根血管也给出了指导。历史学家注意到，放血疗法的流行是因为它能让人产生一种可被观看到的反应，因而看上去是"有效的"，即红脸变白，情绪激动的病人可能会晕倒、睡着以及感到舒适。

世界上曾经有各种各样的放血术，甚至现在依然存在于一些地区。一种技术是将绷带缠到手肘上方的部位，从而让上臂的血管膨出，这样理发师—外科医生或内科医生便可以对静脉进行切开。柳叶刀（享誉国际的英国医学杂志《柳叶刀》的名字即取自这一工具）是用来切开血管放血的器具之一，血会从血管中喷出落到接血的碗中。在中世纪英格兰，大多数修道院都有"放血屋"，僧侣每年会在固定的时间段放血来维持健康。医生会设计出详尽复杂的表格，列出适宜放血的星相。另一个很流行的放血术是用水蛭，这种淡水吸血生物可以在唾液中分泌一种化学成分，阻滞正常的凝血机制，阻止血液流向毛细血管。有时，水蛭可游走到鼻腔、肛门或者喉咙。为了防止这种事情的发生，放血者会在水蛭尾巴处穿一根线。法国"残暴的"内科医生弗朗索瓦－约瑟夫－维克多·布鲁赛（Francois-Joseph-Victor Broussais，1772—1838 年）一次会用到 50 只水蛭，遍布病人全身。他将水蛭放到病人腹部放血，以治疗伤寒热、梅毒、天花、蠕虫病、结核病或精神疾病。在近几十年，无菌的水蛭被"再次引入"整形和重建手术中，被用于恢复血流。

杯吸法（cupping，拔罐）是另一种有几百年历史的被用来清除体内杂质的方法。使用时，先在杯子里点火，造成真空，然后将杯子放到皮肤上。"干燥"杯吸法通常只用来将血液吸到皮肤表面，而"湿润"杯吸法进行放血时，则要将皮肤切开，这样就可以将血从伤口处吸出。"湿润"杯吸法所用的一种工具是划痕器，最早于17世纪初被发明。打开划痕器的开关，其刀片就可以切入皮肤中。

> ## "吸血者"水蛭
>
> 这种像鼻涕一样的玩意儿（拉丁语为 *Hirudo medicinalis*）在放到皮肤上之前要狠狠地饿上一顿。它们的小牙会刺透皮肤，然后贪婪地吸食病人的血液。一旦喝饱了血，吞下6—7倍于自己身体的血液后，它们会自动脱落。19世纪初，由于对水蛭的需求量巨大，法国每年要进口4000万只水蛭。人们专门建起了养殖水蛭的农场来满足这一需求；甚至催生了女性采集工，她们光着腿蹚到池塘里，以吸引水蛭。

在不同的国家，杯吸所用杯子的材料各种各样，如用水牛角、竹子、玻璃、青铜或锡制成。在欧洲，杯吸通常是由非医学专业的女性操作，胸痛、消化不良、肌肉问题和感冒等多种病症都会用杯吸法治疗。在传统中医中，最早关于拔罐的记载是在公元281年，直到今天依然被用来疏通经络、祛除淤滞、行气活血、清除毒素。有时会与针灸和艾灸联合应用。

法国医生皮埃尔·路易斯（Pierre Louis，1787—1872年）是最早实施组别对比实验和剂量方法来评价不同治疗手段作用的科学家之一。他对放血进行了系统研究，在《部分炎症应用放血治疗的作用》（*Researches on the Effects of Bloodletting in Some Inflammatory Diseases*，1835年）中发表了实验结果。他对放血治疗发热的效果表示怀疑，但这直到19世纪中期一直都是治疗的主流方法。在欧洲和美洲，新萌生的"替代医学"医生强烈反对这种"峻猛"疗法，支持自然疗法（参见第11章）。今天，对于某些特殊的疾病，治疗性的放血疗法依然被西方医学所接受，用于降低血色素

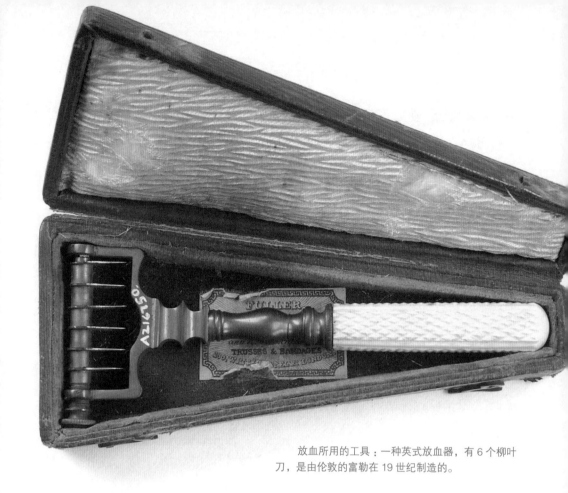

放血所用的工具：一种英式放血器，有 6 个柳叶
刀，是由伦敦的富勒在 19 世纪制造的。

沉着症的铁超负荷，减少真性红细胞增多症过多的红细胞，以及降低卟啉
症患者卟啉的毒性。

清洗身体系统

被用来"清洗"身体系统的方法和材料可以说蔚为大观：视病情严
重程度使用不同的泻药；使用发汗剂让患者出汗；用兴奋剂来让他们
清醒。常规给以病人灌肠（各种混合物，经肛门注入直肠，刺激大肠
排泄），最早的记载见于古代亚述、巴比伦和埃及。这些被认为是法老
保持健康的必要组成，被他们自己称为"肛门护卫"。类同于放血和拔
罐的是，灌肠被认为可包治百病。在法国大革命之前，据说每天灌肠

的人比每天刷牙的人还要多。

灌肠曾被用来催吐。据说，菟葵根"可以导致剧烈呕吐……通过这一方式可以清除多余的黏液和体液"。利尿剂——用来增加排尿的药物——同样也非常流行。通过排汗去除过多的湿气，也被认为可以清洗不洁的身体。塞缪尔·佩皮斯自 1663 年开始在一个咖啡屋里喝咖啡，直到几乎病倒。之后他开始嘴唇长泡，然后是发痒（他怀疑是被两个虱子咬的）和炎症，他怀疑是感冒引起的，接着胃疼得厉害，伴有发热。他征询了专业人士的意见：

> 药剂师贝特斯比先生的意见是，我需要好好发一身汗，然后就可以把这些都带走了；人的自愈能力可以把这些都排净，并且自愈能力可以增强，因为这是血液紊乱造成的一种疾病；然而据我所知，并不是这样么回事，直到我最后吃了大把的 Dantzicke-girkins，病情才好转。

17 世纪英国草药学家尼古拉斯·卡尔佩珀（Nicholas Culpeper，1616—1654 年）对放血和通便治疗给予了严厉的批评，并将皇家内科学会臭骂了一顿：

> 他们是吸血者，真正的吸血鬼，从希波克拉底时代到现在没有什么长进；对于膈以上的病，就会放血，对于膈以下的就会通便。他们让病人又吐又拉，直到晕死过去。黑嚏根草是有毒的，但却是他们最爱的泻药。让人讶异的是，他们很受欢迎，并且有一些病人竟然痊愈了。我等病人贫困交加，是承受不起这种费劲劳神、花销昂贵的治疗方式的。只有那些住在齐普赛街、威斯敏斯特和圣詹姆斯，非富即贵、家境殷实，多血症、满面红光的人才能够受得了这些医生的折腾。

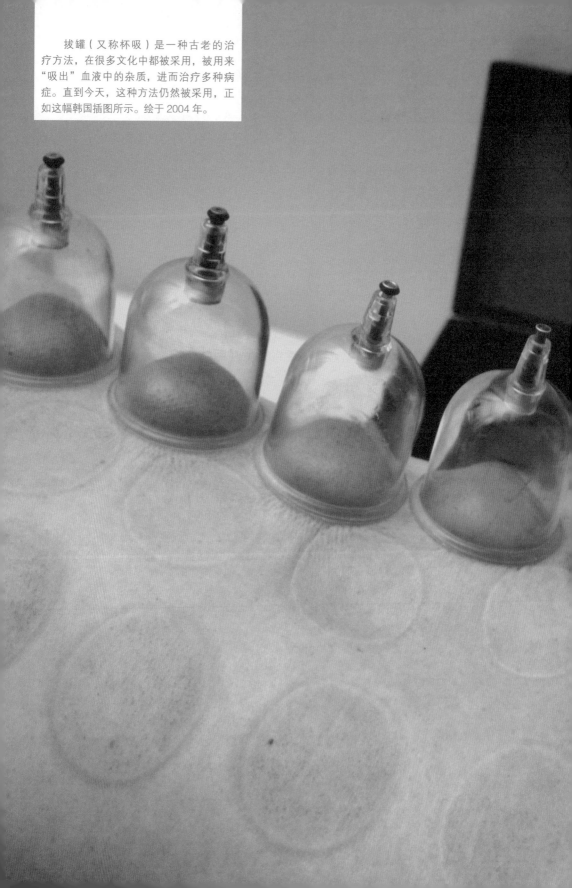

拔罐（又称杯吸）是一种古老的治疗方法，在很多文化中都被采用，被用来"吸出"血液中的杂质，进而治疗多种病症。直到今天，这种方法仍然被采用，正如这幅韩国插图所示。绘于 2004 年。

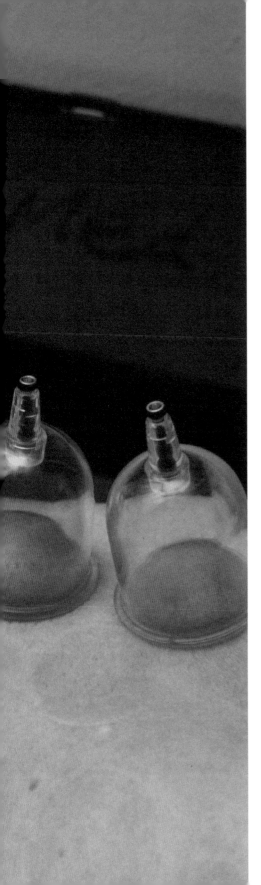

在维多利亚时期的英格兰，排便成为困扰人们的大问题。当时很多人特别是年轻女性，被诊断患有一种名叫小肠自体中毒即因为宿便中毒的病。人们认为是结肠中的毒素泄露到血液中，导致病人感觉虚弱和抑郁。

人们都想得到一种治疗便秘的药，比如长效锑剂药丸，可以进入肠道引起呕吐和腹泻。这种药丸可以穿肠而过却不被消化，所以可以反复服用。

著名的玉米片大王威尔·凯洛格的兄弟、美国医生约翰·哈维·凯洛格（John Harvey Kellogg, 1852—1943 年）曾经进行结肠清洗的治疗，因为他认为大肠是造成自体中毒的下水道，充满了有毒的金属。他所用的灌肠机可以在几秒之内将 15 加仑的水冲入大肠。然后，让病人喝下半品脱的酸奶，再用灌肠机灌下半品脱，以恢复小肠的菌群。如今，有一个日益蓬勃的研究领域，关注的是构成人体"肠道菌群"的各种复杂的微生物，以及它们对宿主系统，比如免疫系统和神经功能的反应。现在，"益生菌"已经成为畅销产品，被用于改善肠道菌群组成。

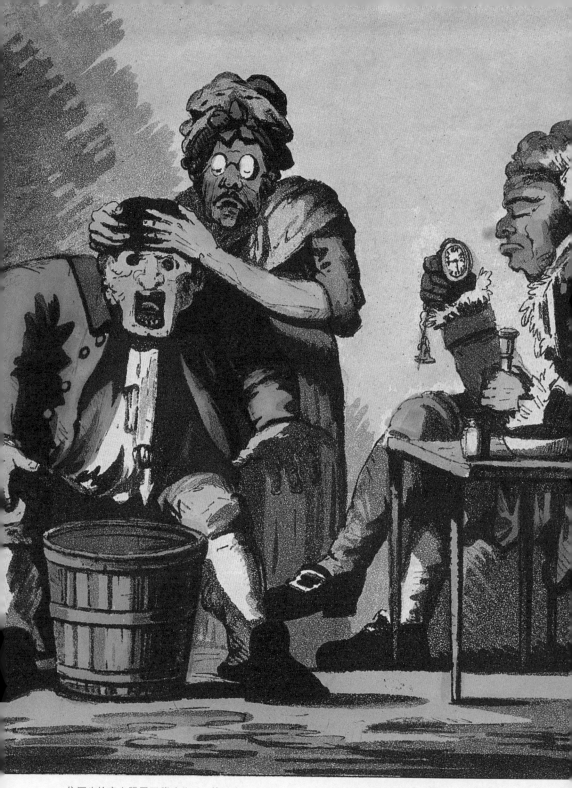

一位医生给病人服用了催吐药后，等着病人发生呕吐（伍德沃德绘于 1800 年）。很多种催吐或催泻的方法和药剂都十分流行，包括催吐药、泻药和利尿药等。

"一夜销魂后，终生汞为伴"

> 一种如此残酷、痛苦、骇人的疾病，直到现在，世界上都没有比之更
> 为可怕恶心、恐惧之极的疾病。
>
> ——约瑟夫·格伦帕格，《论梅毒》（On Syphilis），1503 年

从中世纪到现代早期，很多阿拉伯和欧洲炼金术士对金属、矿物质和
化学品在医学中的使用起到推动作用。在文艺复兴晚期，包括汞剂、硫磺
和锑在内的新物质都变身为所谓的灵药。16 世纪初，吉罗拉摩·法兰卡斯
特罗（Girolamo Fracastoro）推荐用汞剂（水银）来治疗这种通过性交传
遍欧洲的流行病——梅毒。

梅毒病人会被关在"汗蒸房"——一种小型的桑拿房，通常一次要维
持 20—30 天。然后被包在毯子里，泡热水澡或者坐在火边发汗，并服用
汞剂，在化脓的疮口上抹药膏。另外一种方法是把患者锁到箱子里，里面
放上加热挥发的汞剂，让患者吸入汞烟。这些方法都会导致发汗和流涎。
据说患者至少要流 3 品脱的唾液才能将体内的毒素排净。在治疗时，患者
的嘴和鼻子里会流出恶心的分泌物；喉咙和舌头上会生满溃疡；下巴肿
胀，通常牙齿会掉光，浑身发出恶臭。

一位医生甚至兜售一种内侧涂有汞剂药膏的内裤。和放血疗法一
样，汞剂的戏剧化效果让人们坚信这样治疗有效。德国一个名叫乌利
奇·冯·哈顿（Ulrich von Hutton，1488—1532 年）的梅毒患者在用汞剂
治疗多年后，对其治疗效果感到胆战心惊，于是他开始宣传一种温和得多
的治疗药物，叫作愈创木脂或"圣木"树脂，是用西印度群岛当地一种树
煎煮得来。这种木头被大量进口到欧洲，患有梅毒的有钱人都会饮用这种

愈创木脂的鸡尾酒。

俚语"如制帽者一样疯癫"（mad as a hatter，形容癫疯至极）提醒我们汞剂有多么危险。后来，汞剂被用到一些帽子制造商和牛奶工人的治疗过程中，他们常会因汞烟中毒而导致神经损伤，比如言语不清。

食疗

放血与汞剂是最为惊人的排毒之法。病人总是病急乱投医，而医生和各色江湖郎中也迫不及待地要投其所好。在几百年间，很多人也会先依仗自家的偏方秘方，然后才去寻求医生的帮助。这些偏方秘方的流传多是口口相传，我们可以看到很多"太太的治疗经"都会说，这是我妈妈或者是我姥姥用过的方子。有些收集在册，成为手写的"食谱"书。通常这些方子都是利用草药和植物，一般在田里、牧场、灌木篱墙、果园或者自家花园里可以找到。还有可能从药铺、杂货店、干货店或者江湖郎中那里买到，包括有些进口的药材。

至于家庭厨房中一般会有哪些必备和应急药物，我们可以从伊丽莎白·福瑞克（Elizabeth Freke，约1641—1714 年）的故事中管窥一斑，她是住在英格兰诺福克的一位老太太。1711 年秋季，伊丽莎白正在忙碌地计划自己的伦敦之旅。69 岁高龄的她为了预防自己万一不能活着回来，决定清点一下家里的"好东西"。每个房间里的物件都被她详细登记到笔记本中，标明"追忆之物、食谱与药方"。她显然颇为珍爱她的珠宝和家具，列有 5 个上锁的橱柜中所装的东西。

其中，她记下了各种各样的药方、糖浆、甘露酒、万灵药（包括她的万金油和健神露），用来处理各种各样的疾病，从常见的主诉到重病，比如疟疾、发热和天花。含有多种草药和香料的迷迭香水、柠檬水和白兰地酒、薰衣草酊、藏红花糖浆和肉豆蔻酊都在伊丽莎白的药

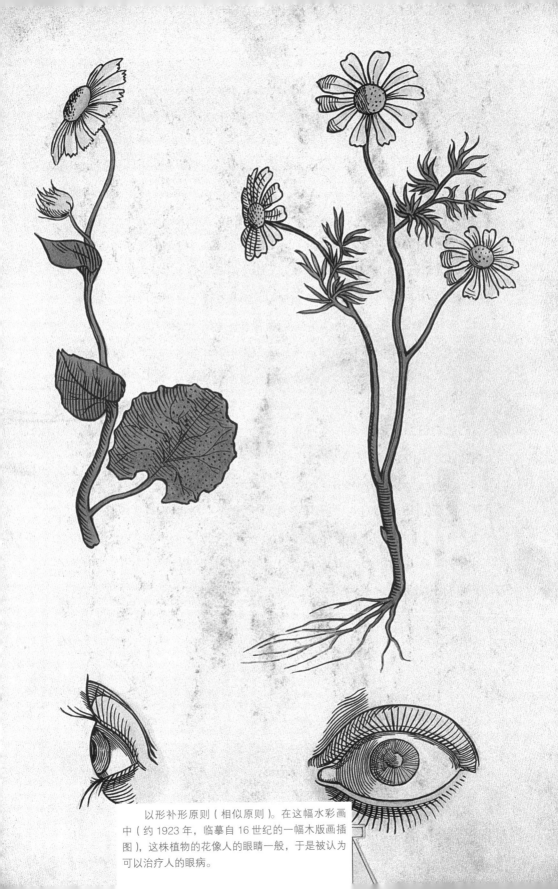

以形补形原则（相似原则）。在这幅水彩画中（约1923年，临摹自16世纪的一幅木版画插图），这株植物的花像人的眼睛一般，于是被认为可以治疗人的眼病。

方之列。除了这些物品外，她还拥有用来制作药水、糖浆、冰镇薄荷酒和药膏的工具，如黄铜和金属煎锅、火锅、研磨碗、蒸馏设备等。但是，伊丽莎白有时仍需向其他医生求助，比如有一次她就找到了当地的牧师。那是 1708 年，她因为头部疾病找到牧师爱德华·史密斯，"为她放血和剪头发"。

部分家庭偏方秘方以及药剂师所开的处方，都是基于"形象学说"的原则（相当于以形补形的原则）。帕拉塞尔苏斯认为宇宙（大宇宙）和人体（小宇宙）是相互关联的——人和自然被固定在相互作用的世界中。他的"形象学说"将大宇宙和小宇宙联系在一起：植物的治愈功能是由于它与身体部位的相似性。比如，核桃与颅骨相似，被认为可治疗颅骨骨折；兜藓（疗肺草）与肺形似，被用于胸部疾病的治疗；兰花的根看上去像睾丸，可以治疗睾丸的病损；黄叶植物，比如藏红花被用于治疗黄胆；有斑点的植物被用来治疗雀斑等等。这同样也适用于动物。蚯蚓的油用来涂抹挫伤处，因为蚯蚓的皮肤和挫伤类似。

还有一些病症不是用"相似物"来治疗，而恰恰是用"相反物"。比如寒战会用热来治疗，而干燥会用湿来治疗。这种观点与一些宗教信仰是吻合的，即认为是上帝提供的治疗方法。有时，药方偏方是与"病因"相近的。在荨麻附近种植草本植物，因为它们可以带走荨麻疹的刺痛感。柳树枝用来治疗疟疾和发热，因为它们生活在沼泽地区，而发热在这些地区较常见。这是来源于一种普遍的观点，即认为世界是为了有益于人类而存在的。

从民间治疗到神奇疗法

毛地黄植物中提取洋地黄的故事，是关于草药价值的有趣实例。威廉·维瑟林（William Withering，1741—1799 年）是英格兰伯明翰的一位开业医生，他从一位老太太手里拿到一个治疗"浮肿"（dropsy）的药方。"浮肿"是一个已经过时的医学术语，意思是"体液潴留"，可适用于多种疾病，而体液在体内的过度蓄积会导致死亡。

维瑟林拿到的药方是不同植物的混合，但他发现有效成分是紫毛地黄（*Digitalis purpurea*），如果谨慎小剂量用药（可以保证没有剧毒），可作为心脏以及增加排尿和减少水肿（组织内液体的累积）的有效刺激物。1785年，维瑟林发表了其临床试验的报告，以及有关洋地黄药用价值的笔记。在他离世后，他的朋友在他的墓志铭上刻了一束洋地黄。洋地黄毒苷和地高辛——分别是紫毛地黄和毛化洋地黄或巴尔干毛地黄（*Digitalis lanata*）的活性成分，至今依然被用于改善心脏收缩的速度和强度。

罂粟、金鸡纳树皮和柳树皮等植物和草药，在现代被发现含有有效的药用成分，因此分别被用来提取吗啡、奎宁和阿司匹林。从古方中衍生的新药及其合成等价物，如今都在医学中发挥着重要作用（参见第9和第12章）。

治愈之术与好奇之心

医学史很有趣的一个方面是审视一些古老的"疗法"，这些方法可能看上去有些奇怪，但在一些情况下可能的确有实用价值。

血被采出是根据吸血鬼的历史轶闻，因为血被视为有回春的作用。古埃及人在血中泡澡，"可以返老还童、治病救人"。据说，罗马人会喝下刚受伤的角斗士的血，来增加力量和勇气；欧洲人还会收集刚处斩的重刑犯的温暖血液。

无数广为流传的药方中都含有尿液、人或动物的粪便。罗马人会用新鲜的尿液美白牙齿。撒克逊的一本放血书中推荐了一种治疗肩痛的方子，即"把老猪的粪便与老猪油混合，热一热后保存，对缓解肩痛和肋侧疼痛有好处"。法国有一个习俗是将长筒袜子浸在尿中，然后将其裹到脖子周围，来治疗喉咙酸痛。

17世纪初《伦敦药典》（*London Pharmacopoeia*）收录的药方中，有些成分是人、狗、老鼠、鹅和其他动物的粪便，但成对的指甲、耳屎和汗被用到药方中的事情也并非闻所未闻。民间治疗天花的一种方法，是咀嚼磨成粉的马粪。18世纪，托马斯·贝多斯（Thomas Beddoes）尝试用奶牛呼出的热气来治疗便秘的病人，他称"世上美味不过如此！"在20世纪英格兰农村中，身体脆弱的孩子会被送到农场待一段时日，因为"马粪的气味"可以强身健体（这可能是真的有奇效！）。

抹香鲸消化系统产生的物质，在古代中国被称为龙涎香（鲸粪）。在黑死病流行时，欧洲人认为随身携带一团龙涎香可以预防鼠疫。鲸粪在欧洲被认为是"鲸鱼的呕吐物"，依然是香水中极其昂贵的成分。

欧洲医学中最受珍视的成分之一来自人体残骸。古埃及坟墓中木乃伊的提取物，被认为是治疗多种不同疾病的有效药物。16世纪中期"木乃伊"的需求量变得非常之大，以至于乞丐或骆驼的肉等伪造品常被当作替代品使用。但到18世纪末，人们普遍对尸体医学感到厌恶了。

来自"新大陆"的烟草也被宣扬是治疗牙痛、冻疮、头疼、痉挛、蠕虫病，甚至口臭的良药。卡尔佩珀将其描述为"所有疾病的万灵药……包治百病，如同'哲人石'一般"。据记录，"在1665—1666年伦敦鼠疫大流行期间，英格兰伊顿公学的一位小学生因为没有抽烟，早上感到超级无精打采。"——烟草被认为是预防感染的方法。不过，英格兰国王詹姆士一世（1566—1625年）等认为吸烟"对眼睛无益，对鼻子有害，对大脑有伤，对肺脏有危险"。

国王在牛津组织了关于烟草作用的第一次公开辩论，为了佐证自己的观点，他展示了发黑的大脑和发黑的内脏，据称是来自吸烟者的身体。20世纪初，很多医学从业者都吸烟，包括理查德·多尔（Richard Doll）在内。他在 20 世纪 50 年代中期进行了首项流行病学研究，确立了吸烟和肺癌发病率上升之间的关系，而最初人们只是怀疑烟草有一定的作用。烟草还被用于溺水者复苏。如在 1767 年，荷兰人道协会（Dutch Humane Society）发表了溺水者复苏指南，称可"将溺水者保暖，口对口人工呼吸，并燃烧烟草，将烟吹入溺水者的直肠中"，烟草复苏工具箱是由当时最好的科学和医疗工具厂商生产的。在 18 世纪 90 年代，英格兰皇家人道协会在泰晤士河沿岸定点安置了成箱的烟草复苏工具，来帮助人们救活溺水者。

　　人或动物的肝脏常出现在药方中。埃及人会用肝来治疗眼疾。事实上，在 20 世纪初，生的肝脏被用来治疗使人不断衰弱乃至致命的恶性贫血。在波士顿一个贫穷的爱尔兰社区，一位

> ### 18 世纪末和 19 世纪上半叶，最常使用的十大药物／疗法
>
> 1. 鸦片
> 2. 静脉切开放血术、起泡和杯吸
> 3. 番泻叶（轻泻药）
> 4. 芦荟
> 5. 鞑靼催吐剂
> 6. 金鸡纳霜／奎宁
> 7. 甘草
> 8. 甘汞
> 9. 吐根
> 10. 球根牵牛
>
> *在行医前 10 年，或者在接触病人之前，你需要知道尽管番泻叶可以催泻，吐根可以催吐，甘汞可以使病人流涎，鸦片可以使病人昏迷，但如果不是例外的话，不论是甘汞还是鸦片都不能治愈病人。*
>
> *——爱德华·克拉克告医学生之书，*
> *哈佛大学，1856—1857 年*

患有恶性贫血的病人最终活下来，似乎就是因为他喜欢吃生肝。将狗放血至恶性贫血，然后喂以生肝，可验证这一说法。生肝成为一种救命的治疗方法，用来治疗恶性贫血的病人，但是病人需要每天吃一斤的生肝才行。后来，科学家提取其成分，发现该病是维生素 B_{12} 缺乏症，由于缺乏一种"内在因素"所致。B_{12} 缺乏的病人可以通过肌内注射氰钴维生素进行治疗。

　　鱼肝油在 19 和 20 世纪被用于佝偻病的治疗，成为二战后儿童的"万

灵药"。在 19 世纪晚期的挪威，有一段关于如何提取鱼肝油的记录。鳕鱼的肝脏放在桶子里几个月，直到腐烂，肝细胞破裂释放出原始的药油，漂到桶的表面。

西班牙的彼得（13 世纪）有一个治疗眉毛脱失的药方："已证实有效：把蜥蜴放在油里炸三次，再从油里拿出来，抹到眉毛上。"从蜥蜴到蛇的毒液，从发酵的毒蛇肉泥（以糖浆为基底）到毒蟾蜍、剧毒的狼蛛，林林总总，各种生物及其毒液，都被用到全世界各地的传统药物中。今天看来，这些药方可能有些天马行空。但很多现代的药物依然是利用这些资源。

控制感染

几百年前已出现利用霉来控制感染的逸闻。古埃及埃伯斯纸草书中描述了将发霉的面包涂到伤口上；在其他文化中和不同的时代，民间治疗身体表面伤口也有用发霉的面包的传统。其他的霉药制剂包括发霉的玉米糊，发霉的淀粉糊，湿面包混蜘蛛网，发霉的牛奶、乳酪、果酱、黄豆、水果、蔬菜和腐肉。人们将食物或其他培养基上的霉刮下来涂抹到伤口上。约翰·帕金顿（John Parkington）是伦敦的一位药剂师兼国王的草药师，在 1640 年宣称霉对于感染具有治疗效果。在"前抗生素时代"（青霉素从霉中提取处理，他汀或沙汀类药物是橘青霉素的衍生物，橘青霉最初从发霉的大米中提取出来），很多文化中都广泛流传着"霉疗法"，这证明它至少在有些情况下是有效的。

历史上，蝇幼虫（蛆）在很多不同的文化中都被用于治疗伤口。关于中美洲玛雅印第安人、澳大利亚土著人和中国、缅甸高山人使用此法，都有完好的记录。在拿破仑战争、美国内战和第一次世界大战的战场上，我们都可以观察到西方医学用蛆来治疗疾病。20 世纪 40—50 年代，随着抗

输　血

　　在几个世纪中，放血被当作理所应当的治疗方法，而一种极端重要的救命措施当属输血。如在今天的美国，每两秒就会有人需要输血。自17世纪起，科学家开始实验从动物到人输血的可能性。塞缪尔·佩皮斯描述了人们最早的努力，在1667年将羊的血输给了英格兰剑桥一个名叫阿瑟·科伽（Arthur Coga）的"一贫如洗的浪子"。希望能够"冷却他的血液"，从而对这个"疯狂之人产生好的效果"。科伽宣称自己感觉好了一些，不过佩皮斯在日记中写道"他精神失常了一会"。之后不久，在法国试验时一位受试者死亡，于是输血被整个欧洲大多数国家禁止；在之后的150年间，一直处于声名狼藉之中。

　　20世纪初，随着奥地利卡尔·兰德施泰纳（Carl Landsteiner，1868—1943年）等人的发现以及对供体和受体血型匹配的认识，输血取得了实在的进步。截至第一次世界大战，胳膊对胳膊的输血开始在失血严重的士兵身上进行。进一步的发展包括添加柠檬酸盐以预防血液的凝集，冰箱的使用使得血液的保存和血库的建立成为可能。尽管输血可以救命，但悲剧的是，在过去的半个世纪，被乙肝、丙肝、HIV以及vCJD病毒（克雅二氏病）感染的血液也已被病人应用。在21世纪，血液的筛查和配型是保证输血安全性的必要措施。

17世纪，颇具冒险精神的科学家勇敢地尝试了输血治疗，如这幅1668年来自意大利的绘图所示。

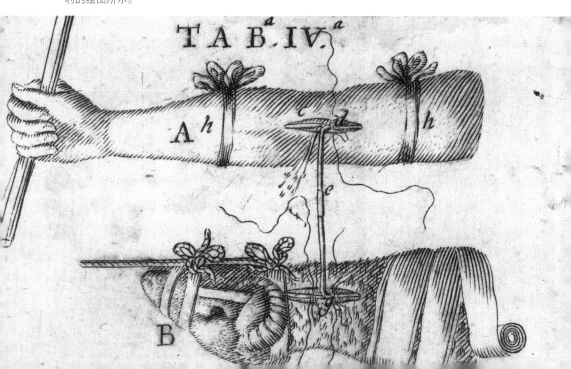

生素的普及性增加，蛆治疗逐渐失势了。不过，近年来，抗生素耐药性的发病率升高使得人们对其兴趣愈加高涨。如今，制造商已经开始生产无菌性蝇幼虫（主要是常见的绿蝇），可用于发生 MRSA（Methicillin-resistant *Staphylococcus aureus*, 耐甲氧西林金黄色葡萄球菌）细菌感染的伤口。

　　蜂蜜由于其抗氧化性和抗菌性被用于治疗伤口、感染性溃疡及咳嗽，已经有几千年的历史。在古埃及，半个人脑加入蜂蜜中做成药膏，可以治疗眼睛受伤；将磨碎的猪眼睛、蜂蜜和代赭石混合灌入病人的耳中，用来治疗盲症，认为可以将猪的视力传给病人。在埃伯斯纸草书中，有大约 500 个处方提到了蜂蜜。狄奥斯科里迪斯所著《药物学》（*De materia medica*）的阿拉伯译文（公元 1225 年，伊拉克巴格达）中有一页提到用蜂蜜制备药物。麦卢卡蜂蜜现在正被用来处理一些最难治疗的表面感染，比如对强效抗生素耐药的溃脓创伤。最近的实验结果证明，蜂蜜可以使 MRSA 对某些抗生素的敏感性增加（比如苯唑青霉素），有效逆转抗生素耐药性。

不同疗法的尝试与交流

　　若是回头来看，很容易去质疑一些治疗方法的有效性或者无效性，比如放血疗法和水煮大便。不过，重要的是我们要记住，在不同的社会和历史阶段，治疗方法的寻找和遴选曾经要且现在依然要根据病因理论、高发疾病，以及当时已知的和已有的药用"成分"。不管是认为恶魔、心灵、体液失衡导致了疾病，还是认为吸入"不良的空气"的原因，人们一直在努力找到一种可以预防与治疗瘟疫、痘症和鼠疫的方法，一种能使病人恢复健康的方法。

　　另外，在过去和现在，病人们试遍了不同的疗法，并对它们的益处进行了各种比较。

1664年，当佩皮斯惊讶地发现他的"好身体"已一去不复返时，他说道："我感觉怅然所失，我得戴上我的兔脚（在中古世纪的英国，传说若有人被邪灵恶整的话，可以在午夜月圆时分，把兔子的左后脚挂在脖子上，就能保护自己，并称之为'幸运兔脚'。直到今天，兔脚仍被当成幸运物或者护身符，被制成钥匙圈出售），或者是得吃一颗松节油丸，或者得脱下袍子。"佩皮斯的松节油丸很可能是一种用松子做成的草药丸。他告诉我们，他被医生建议"在晚宴时，吃一个用天鹅做的派"；他曾与一位客人讨论"疾病之石"（认为就是因为它才感觉十分痛苦，需要通过外科手术把"石头"摘除，参见第6章），而这位客人碰巧是一个医生。在餐桌上，这位医生就极力地吹捧松节油的益处，并且告诉他可以服用丸剂，这样更为方便。与此同时，佩皮斯已经买好了野兔，正准备试一下戴兔脚的效果，希望戴上这种护身符后就不会得各种病了。然后，他再次重述了他的朋友们和同事们劝他接受这种做法的"话语"。

1731年，《绅士杂志》在伦敦创刊，20世纪初停刊，它让大众读者得以有机会交流各种药方。读者会将成百上千种民间秘方和草方寄给杂志社，包括治疗感冒、咳嗽、痢疾、晕船、蠕虫病、烫伤、晒伤、结石、痛风和哮喘的药方。甚至还设有类似"知心姐姐"的栏目来让其他读者咨询医学问题：你是如何治好鸡眼的？你是如何通便治好蠕虫病的？怎么治毒蛇咬伤？吞服了砒霜要怎么办？有时想要得到的并不治疗方法，而是一种解释：为什么说把活的癞蛤蟆放在肾脏的部位，可以很好地治疗水潴留？

对于佩皮斯等人来说，交流治疗疾病的方子是日常聊天的谈资和一大乐趣，宗教、巫术、医学、饮食和个人行为方式都可能是治疗的关键。

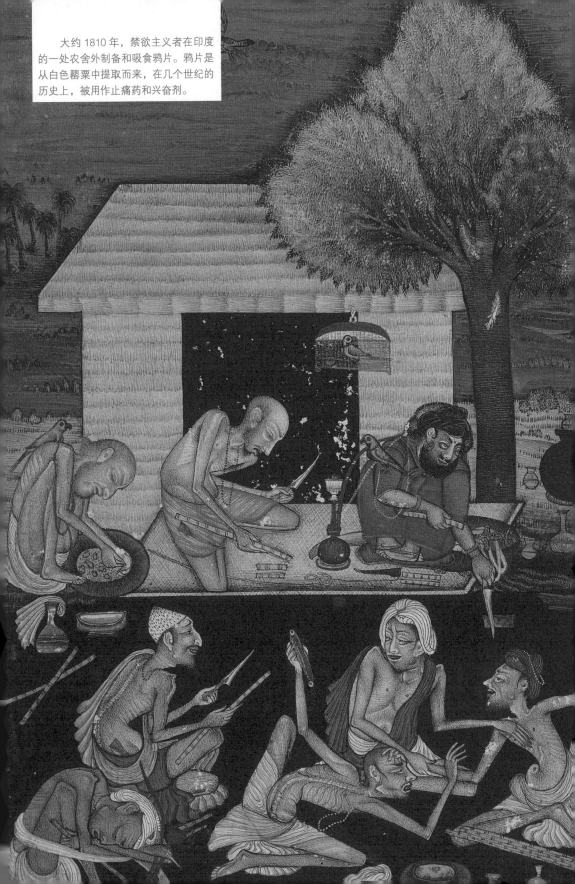

大约 1810 年，禁欲主义者在印度的一处农舍外制备和吸食鸦片。鸦片是从白色罂粟中提取而来，在几个世纪的历史上，被用作止痛药和兴奋剂。

Chapter 9 | 第9章 |

鸦片、吗啡与海洛因

> 若是没有罂粟，没有曼德拉草，
>
> 没有世间使人入睡的糖浆，
>
> 还有别的药能让你睡得香甜吗？
>
> ——莎士比亚，《奥赛罗》，第 3 幕，第 3 场

　　鸦片取自白罂粟，是人类最古老的药物之一，在历史上，无论是医疗实践还是自行用药都曾经发挥过重要的角色。自古代开始，它就被当作止疼药和安眠药吸食，并且在近代早期与酒精混合制成"鸦片酊"来使用。鸦片曾经被视为具有药用价值的神奇药物，对于那些对鸦片上瘾的人来说却是危险的麻醉品。在 19 世纪头 10 年，吗啡从鸦片中分离出，后又被引入医学成为强效止疼药，直到今天仍在使用。海洛因是另一种鸦片衍生品，在 20 世纪初曾短暂地用于医学，但其成瘾性和危险性很快被人们所发现。

"罂粟汁"

> 鸦片……它控制疼痛的能力和范围，超过了人类已知的、造物主创造的所有东西。
>
> ——托马斯·德·昆西（Thomas de Quincey，1785—1859 年），
> 《一个英国鸦片吸食者的自白》
> （*Confessions of an English Opium-Eater*），1821 年

无可争辩，鸦片罂粟是历史上最古老的药草。可用于治疗，但也是毒药。鸦片作为矛盾的复合体，可以给人带来快乐也可以带来痛苦：昏迷状态下，给以刺激；失望时，给以愉悦；即使被监禁，也会感到身在天堂。含有鸦片的"罂粟汁"在何时、何地、如何最早被作为药用依然是一个谜；不过，可以确定的是，可以追溯到人类最早的文明时期，包括古巴比伦和古埃及、希腊和罗马帝国。考古学家在新石器时代瑞士湖发现了含有罂粟种子的蛋糕和罂粟壳的化石，距离现在已有 4000 多年。语言文字也为我们提供了线索：公元前 5 世纪，苏美尔人将鸦片罂粟称为 hul gil，意为"快乐的植物"。埃及埃伯斯纸草书中描述了"罂粟汁"的止疼作用，"爱丽丝带来了罂粟果中取出的浆液，拉（伟大的太阳神）立马痊愈了"。

古埃及还利用罂粟汁让婴儿停止哭闹，并帮助孩子入睡；加入蜂蜜变甜后，可解决腹泻和很多其他疾病。古埃及底比斯城周围有著名的罂粟园，为法老带来了无尽的财富。希腊诗人荷马在史诗《伊利亚特》和《奥德赛》中提到过它。鸦片的主要来源是白罂粟 [学名为 *Papaver somniferum*，来自拉丁语 *papaver*，

> 鸦片的主要来源是白罂粟 [学名为 *Papaver somniferum*，来自拉丁语 *papaver*，即 *poppy*（罂粟）和 *somniferus*，意思是"导致睡眠"] 蒴果。

即 *poppy*（罂粟）和 *somniferus*，意思是"导致睡眠"] 蒴果。罗马的百科全书编纂者塞尔苏斯（Celsus）在其著名的医学典籍《论医学》（*De Medicina*）中，描述了制备鸦片的一种方法及其多种用途：

取一把成熟的罂粟，捣碎倒入容器中，加入足量的水将其没过，然后翻炒。炒好后，将罂粟块挤出容器后倒掉，与等量的葡萄干酿制酒混合。加热煮开直到变得黏稠，冷却，将液体做成豆子大小的药丸。

盖伦有一个治疗受伤运动员的处方，叫作"奥林匹克冠军的深色药膏"，其中含有鸦片。希腊医生迪奥斯科里迪斯写了第一本重要的药典《药物学》，详细描述了数百种药用植物，其中三分之一（包括罂粟）是用来缓解疼痛的。阿拉伯医生更是广泛使用鸦片。伊本·西那对疼痛的实质和缓解疼痛的方法给出了最好的书面描述，他说药剂必须完成三个角色：它们必须能缓解疼痛；它们必须能镇静情绪；它们必须能助眠。他建议用药糊、输液、栓剂、膏药或油膏等多种形式服用鸦片。

罂粟的种植和鸦片（*afyun*）的生产，在中世纪阿拉伯世界继续繁荣。商人将未加工的鸦片运到印度、印度尼西亚、中国，并沿着北非海岸线抵达摩尔西班牙。在 11—13 世纪十字军东征之后，中世纪欧洲人从阿拉伯人那里了解到鸦片具有缓解躯体疼痛和精神痛苦的价值。鸦片经由意大利的威尼斯港口从波斯进口到欧洲，旅行者在中东游历时都会遇到一支驮着鸦片的 50 匹以上的骆驼队保持固定的队形穿过沙漠，前往西方。

外科手术的"催眠海绵"

鸦片的另一个用处是在手术中作为"麻醉剂"，来安抚对手术恐惧的病人。在中世纪，催眠海绵（*spongia somnifera*）由阿拉伯人最早进行了

"痛苦地嘶喊"：曼德拉草

如同曼德拉草冲破

土壤时的尖叫，

地上的人儿，听到它们的声音，为之疯狂。

——威廉·莎士比亚，《罗密欧与朱丽叶》，第4幕，第3场

曼德拉草（*Mandragora officinarum*）是颠茄族的一员，其根部含有东莨菪碱和天仙子胺两种生物碱。被用作强效止疼片，并且在截肢术和外科手术前用到"催眠海绵"中。还被用作泻药、催吐剂和治疗溃疡的膏药。人们认为曼德拉草从地上拔出时会发出尖叫声。中世纪文本中有如何采摘曼德拉草的指导建议，要避免由此可能发生的疯癫。在现代文献中甚至都可以看到曼德拉草的神秘力量。J. K. 罗琳（J. K. Rowling）的《哈里·波特与密室》（*Harry Potter and the Chamber of Secrets*, 1998年）中有这样一幕，主人公与他的朋友们一起在一间花房里上草药学的课，跟着斯普劳特教授学习如何让曼德拉草重新生根。为了不让他们听到曼德拉草的哭喊声，他们都被要求戴上了耳塞。

中世纪的装饰画，显示的是由狗使曼德拉草破土而出，所以狗（而非人）将遭受持续的疯癫。

描述和使用。后来这种方法被介绍到欧洲，这样病人"无论是切什么样的刀口，都不会有感觉了"。

将海绵浸泡在有效的麻醉剂和芳香剂中，包括罂粟汁、天仙子、曼德拉草、桑树、莴苣、常春藤和酒精，然后晾干。在手术时，将海绵放在热水中浸泡一下，再把它放到病人的嘴里和鼻腔里。当手术医生的锯子切开病人的骨、肉时，病人究竟是不是真的"没有感觉"，我们就不得而知了。另一个问题是，这种昏迷的病人是否能再醒过来。

帕拉塞尔苏斯与止痛"秘药"——鸦片酊

妈妈运动后会难受，旅行后感到疲惫，她总是痛苦万分……如果喝些乱炖肉汤就会舒服很多，见到莱福德先生也会轻松很多，他建议妈妈上床睡觉时喝 12 滴鸦片酊，她会照办。

——简·奥斯丁（Jane Austen），写给姐姐卡珊德拉的信中，

说起她们的妈妈，1798 年 10 月 27 日

鸦片酊成为应用最为广泛的药物之一，被用于治疗各种各样的疾病，特别是在 18 和 19 世纪。用酒精稀释鸦片粉末，很多人都因为疼痛得以缓解而迷上了这种味道发苦的酊剂。16 世纪，著名的瑞士医生兼炼金术士帕拉塞尔苏斯号称有一个"值得称颂"的秘方，并将它称作鸦片酊（laudanum）。17 世纪 60 年代，托马斯·西登汉姆推广了他自己的鸦片酊版本，用来治疗各种各样的疼痛，以及止咳。他称赞这种神奇药物："在所有的治疗药方中，它取悦了万能神来缓解痛苦，再也没有像鸦片一样全面而又有效的药物了。"他的鸦片酊配方如下：

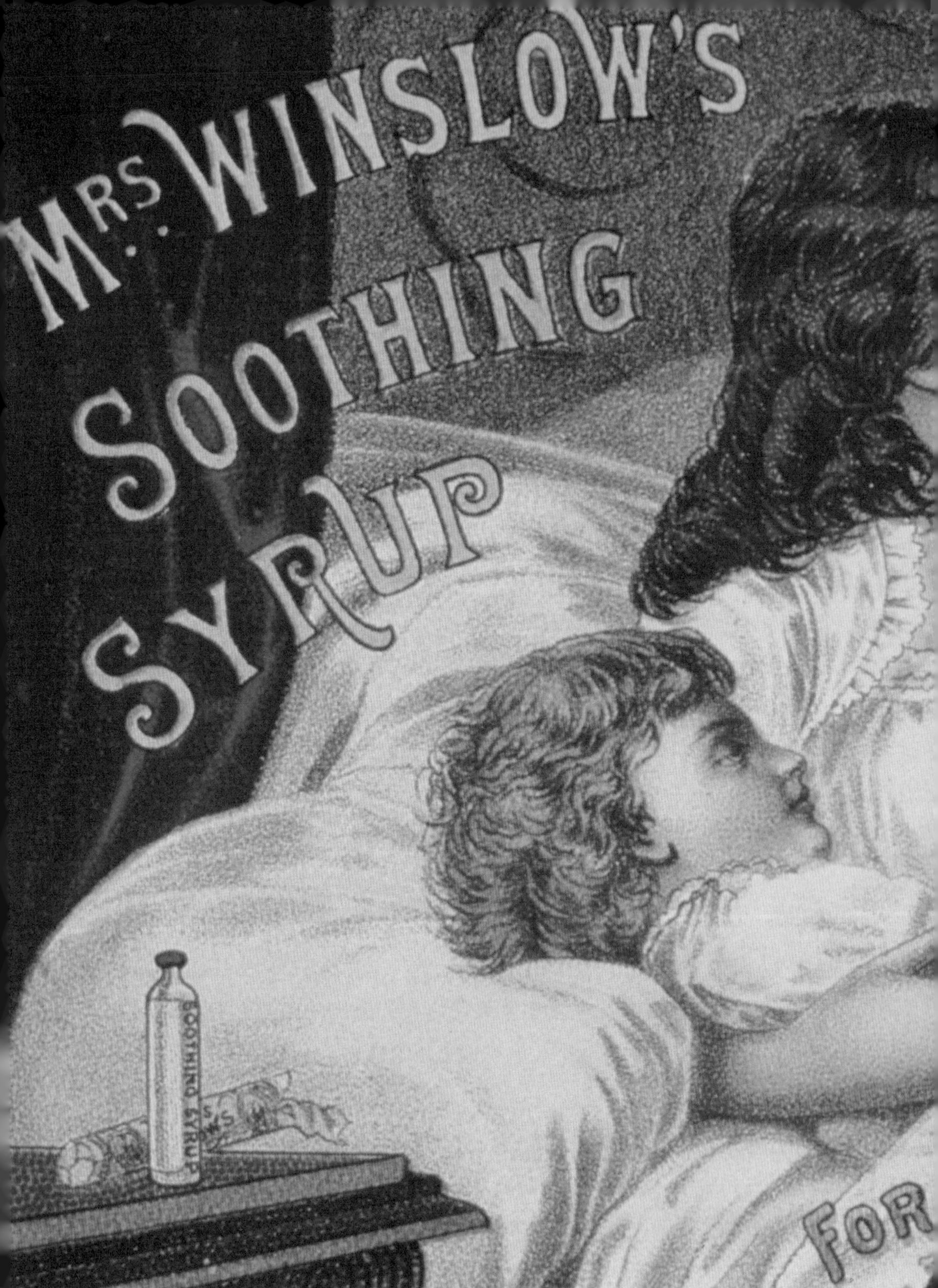

Mrs. WINSLOW'S
SOOTHING
SYRUP

FOR

SOOTHING SYRUP

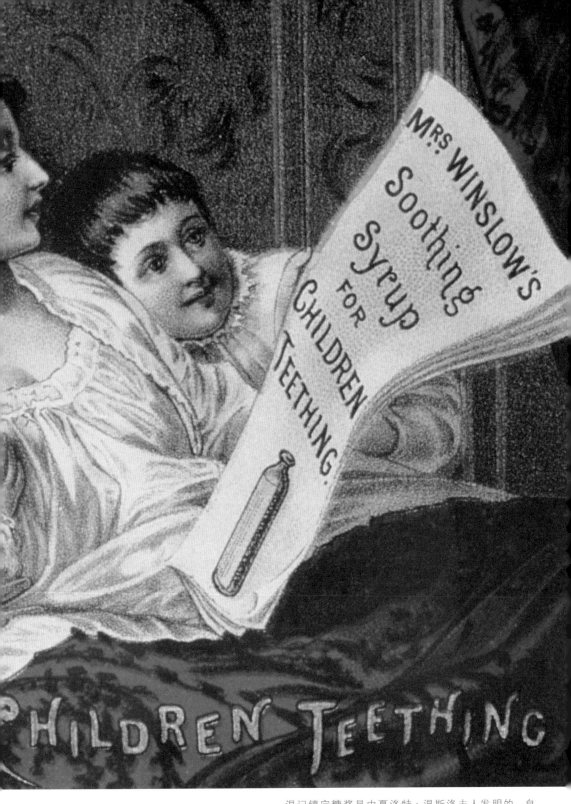

温记镇定糖浆是由夏洛特·温斯洛夫人发明的，自1849 年起，主要针对出牙和疝气的婴儿，在美国和英国非常畅销。它含有吗啡，据称它"可以安抚所有人或动物"。

一品脱雪利酒、两盎司优质土耳其或埃及鸦片，一盎司藏红花，一根肉桂和一根丁香，磨成粉末。混合后用水蒸气熏蒸两到三天，直到酊剂呈现黏稠状的液态，但要容易倾倒，这样就可以方便、快乐地吃药了。

西登汉姆和同时代的很多其他医生一样对鸦片的价值推崇备至，宣称"要是没有鸦片，医学等同于残废；不论是谁，若是能很好地了解它，必将大有作为，它的作用肯定超过其他任何一种药物"。

约翰·琼斯（John Jones）是一位威尔士医生，创作了第一本有关鸦片的论著《揭开鸦片之谜》（*The Mysteries of Opium Reveal'd*，1700 年），提醒人们注意鸦片的成瘾性和戒断后会出现的抑郁。他也很清楚鸦片的益处，注意到它可以：

带来欢快、愉悦和幽默感……防止和带走悲伤、害怕、焦虑、惊慌、烦躁……导致欣快感，或者减轻旅途、劳作后的疲乏。

除了鸦片酊，鸦片还有片剂或小棍状等其他形式可以在柜台购买。此外也有越来越多的专利商品药含有鸦片。这些鸦片制剂被冠以各种各样的名字来销售，包括西登汉姆的学生托马斯·多佛（Thomas Dover）用来治疗痛风的多佛药粉，就很有名。多佛称，如果在临睡前放入酒里喝下去，第二天早上所有疼痛会尽消。此外，还有儿童的鸦片制剂，比如戈弗雷的甘露酒（与糖蜜和香料混合）和温斯洛夫人的镇定糖浆。军队外科医生约翰·科里斯·布朗（John Collis Browne，1819—1884 年）博士配置的利眠宁（chlorodyne），是 19 世纪治疗霍乱和多种疾病的一种畅销专利药，混合了氯仿、乙醚、鸦片、印度大麻、酒精和糖浆。派瑞·戴维斯（Parry Davis）的万用止疼药（用鸦片为底料）也被宣传可包治百病。

人们熟知应用鸦片等药物的神奇之处在于，它能减轻躯体疼痛或振奋精神，和酒精一起服用还可带来欣快感。不过，我们也要知道吸食过多、自我中毒的危险，以及成瘾和突然戒断的副作用。

"一个鸦片吸食者"的自白

托马斯·德·昆西的《一个英国鸦片吸食者的自白》发表于19世纪20年代初，其中描述了将鸦片作为止疼片，使用时轻松大意会对其上瘾。在这 时期，鸦片依然是减轻和缓解疼痛的"首选药物"。可以从任何一个药剂师或一家杂货店那里购买，而且相对便宜。德·昆西描述了自己吸食鸦片的历程，当时作为一名年轻的牛津本科生，在一次偶然的机会中，因为牙痛得厉害在别人的推荐之下开始服食鸦片。他从伦敦一个药剂师手里买了一些鸦片：

我经常被问——那玩意儿怎么样，一步一步，我成了一个鸦片吸食者……说实话，我要告诉大家，我真的不是为了找乐子，只是因为风湿性牙痛疼得太厉害——这就是驱使我食用鸦片最初的、唯一的原因，再无其他。

之后，德·昆西回忆了它神奇的效果：

一个小时的时间，我的天哪！多让人讨厌呀！从头到脚彻头彻尾地清醒了！世界的天启啊！疼痛烟消云散，一切都已成为过眼云烟；负面的作用都已经被这无尽的正面作用吞没了，良性作用就摆在我的眼前，突然揭示出了神的造化。这是人类所有悲痛的万灵药；这是快乐的秘密所在。

德·昆西很快就染上了食用鸦片的"习惯"（成瘾），服用的形式是鸦片酊。他的自白分为两个部分："鸦片的快乐"和"鸦片的痛苦"。在第二部分，他描述了自己是如何因为胃病一直胃疼，不得不继续服用更多的鸦片，最后落得无所事事、郁郁寡欢、痛苦万分的田地：

梦魇开始充满了深深的焦虑和末日的忧郁……我似乎坠入了峡谷和暗无天日的万丈深渊，再也没有了重见天日的希望。

在临终之际，他已然把大多数收入花到了鸦片酊上，一周要吃1200滴。

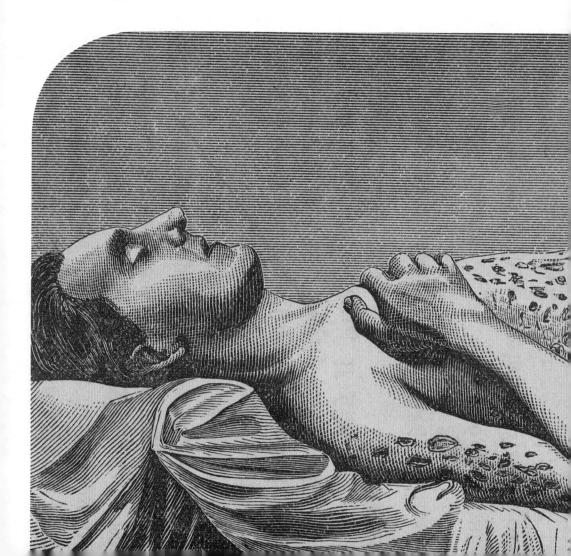

和他的朋友一样，英格兰浪漫主义诗人塞缪尔·泰勒·柯勒律治（1772—1834 年）在 18 世纪末为了止疼开始服用鸦片，后来很快依赖上这种生命增强剂。鸦片可以让美梦变得漪绮，据说很多浪漫主义诗人都受到了它的启发。柯勒律治的诗歌《忽必烈》(*Kubla Khan*) 就是"在服用两粒鸦片（从药剂师那里买的）后所产生的灵感"。

柯勒律治生命最后的 18 年一直与伦敦海格特的一位名叫詹姆士·吉尔曼（James Gillman）的全科医生生活在一起，号称是为了"戒掉"吸食

"可以使人臣服的药物：鸦片、吗啡和印度大麻。"如图为一个反复皮下注射兴奋剂的人，绘于 1881 年。

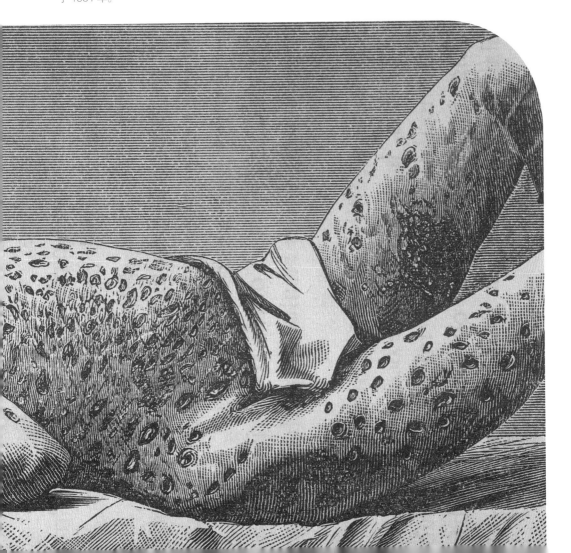

鸦片的陋习。但他未能彻底戒掉，而总是偷偷摸摸从当地的药剂师那里买来鸦片酊。

在艺术界，为了药用或休闲，还有很多其他知名的鸦片和鸦片酊吸食者。英国小说家威尔基·柯林斯（Wilkie Collins，1824—1889年）最初服用鸦片酊来缓解痛风和风湿病造成的疼痛，后来终身服用。直到生命的终点，疼痛也几乎未曾间断，他把鸦片酊装在随身携带的一个银制瓶子里。在他的小说《阿曼戴尔》（*Armadale*，1866年）中，格维尔特小姐在日记中写道：

鸦片酊究竟是谁发明的呢？我从心底由衷地谢谢他……我已经解脱了6个小时；一觉醒来时，神清气爽……早晨上厕所也是酣畅淋漓，它不过是一个袖珍小瓶的液体，现在就放在我卧室的壁炉架上。琼浆玉液啊……亲爱的！如果问我世上有何所爱，我爱你呀！

作家、诗人、音乐家、艺术家和统治者使用（和滥用）鸦片的故事，不过是18和19世纪对鸦片的依赖愈演愈烈的例子，人们用它来减轻疼痛或缓解慢性病的症状，特别是结核病末期痛苦万状的病人。但是，公众的使用要比这些"自白"演说更多。

开在英格兰沼泽地的罂粟花

到19世纪中期，鸦片已经渗透到社会各阶层。1825—1850年，英国每年进口的鸦片已从23300千克上升至138000千克，大部分来自土耳其，因为那里的鸦片比印度种植的鸦片更为强效。其中大约三分之一被再次出口，主要是发往美国。鸦片的需求如此之高，以至于英格兰东部的沼泽地里都种植了白色的罂粟。19世纪时，剑桥郡、林肯郡、亨廷顿郡和诺福

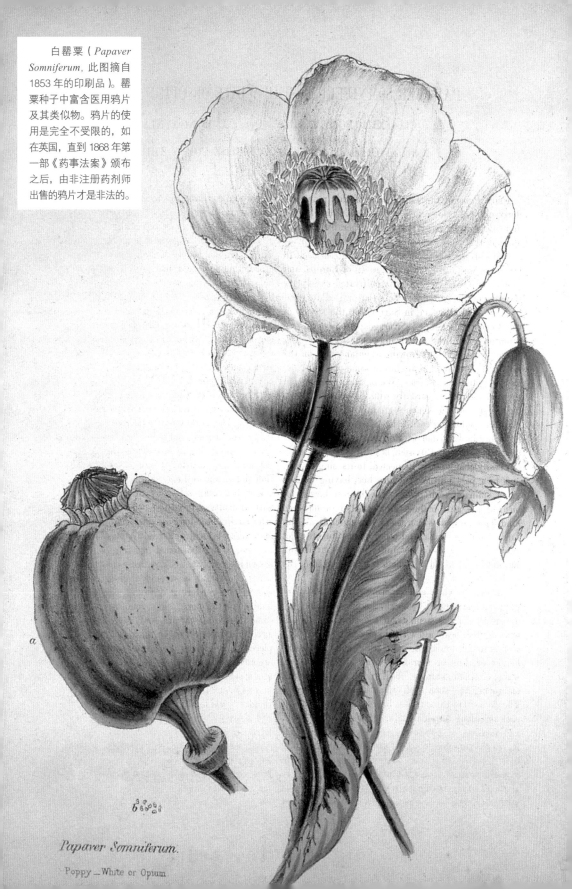

白罂粟（*Papaver Somniferum*，此图摘自 1853 年的印刷品）。罂粟种子中富含医用鸦片及其类似物。鸦片的使用是完全不受限的，如在英国，直到 1868 年第一部《药事法案》颁布之后，由非注册药剂师出售的鸦片才是非法的。

Papaver Somniferum.

Poppy — White or Opium.

克郡的低洼沼泽地已成为远近闻名的"罂粟王国"。在这些闭塞的地方，鸦片最初被用作"毒气的解毒剂"。居住在沼泽地的人们，和欧洲其他地区沼泽地带的居民一样，经常受到"寒战"和"发热"的侵袭——很有可能是疟疾。

据说，"在适当的时间，以适当的剂量服用鸦片，可以预防'寒战'发作时的哆嗦"。母亲们需要下地干活时，通常会把孩子留给哥哥姐姐或是邻居来照看。孩子哭闹时，给他喂一些含鸦片的酊剂也是稀松平常的事情。因"沼泽热"而"受风感冒"的儿童会服用"驱风液"，早期的驱风液就是"花园罂粟糖浆"和绿薄荷油。食鸦片的孩子很容易辨认。他们被描述为"极度虚弱"，一些人说他们"蜷缩成了小老头"。

虽然 19 世纪时该地区疟疾的发病率已在下降，但吸食鸦片还是适时地成了一种习惯，鸦片也成为一种必需品。沼泽地区的婴儿死亡率与工业城市里最差的贫民窟相比，处于同一个水平上，甚至更高；在一周岁之前，每四个婴儿中就有一个会死去。在这一地区的中心——伊利这座天主教城市里，把一枚硬币放在杂货店的柜台上只意味着一件事情，都没有必要对店主说你想要一片鸦片或是一盎司鸦片酒。在英国作家查尔斯·金斯利的小说《奥尔顿·洛克》（Alton Locke，1850 年）中，有一段文字描写了一位沼泽地区的居民向一位访客所做的解释：

哦，哈！——如果在剑桥集市日去药铺，你会看到一排一排的小盒子，已经摆在柜台上，从来没有哪个沼泽主妇路过了却没有买；吸引主妇的是它能提神，够支撑一个礼拜呢。哈，它能让女人安静下来，真的；它的止疼效果好得要命……鸦片，命根子啊，鸦片！

一位当地的医生描述了这种药物受欢迎的程度："他们悲惨的人生可以被罂粟带来的梦境短暂地照亮，纵然这种梦境旖旎而稍纵即逝。"

吸食鸦片和鸦片馆

《艾德温·德鲁德之谜》（*The Mystery of Edwin Drood*, 1870 年）是查尔斯·狄更斯（他在生命的最后几个月里大量服用鸦片酒）最后一部未完成的小说。故事发生在罗彻斯特，这个港口靠近肯特郡北部疟疾横行的沼泽地区，小说的第一章就描述了吸食鸦片（另一种服用该毒品的方式）的场景：

这个男人从头到脚都在颤抖，本已支离破碎的意识因此又被拼凑在一起，好容易才起身来，形销骨立的他用双臂支撑起自己颤抖的身体，向四周张望着。他是在一个最狭小最封闭的小房间里。

和他一起的是"一个中国佬和一个印度水手"，各个目光呆滞，精神恍惚。一个憔悴的女人"一边说话一边吸着烟斗，不时地吐出一个个烟圈，使劲吸着大烟的成分"。她提醒这个男人"从半夜来已经抽了五次之多"。伦敦东部不多的几家小鸦片馆俨然就是中国人的社交俱乐部，可能

"驱风液"

威廉·伍德沃德（William Woodward）于 1851 年首次配制了驱风液，并在 1876 年将其注册为商标。在 19 世纪，英格兰东部的人们经常受到一种被称为"沼泽热"（疟疾）的疾病的困扰。伍德沃德注意到，他们当地的治疗配方可以有效地"安抚哭闹的宝宝"，并且可以帮助缓解胃肠道问题（"驱风"）。伍德沃德最初的驱风液是由酒精、莳萝、油、小苏打、糖和水配制而成。最初上市的广告词是"奶奶告诉妈妈，妈妈告诉我"，这种驱风液在商业上取得了巨大的成功。现在，驱风剂的成分由于生产国不同而有所变化。在英国，迫于公众的压力，驱风剂中去掉了酒精的成分——但是在 1992 年才做到。

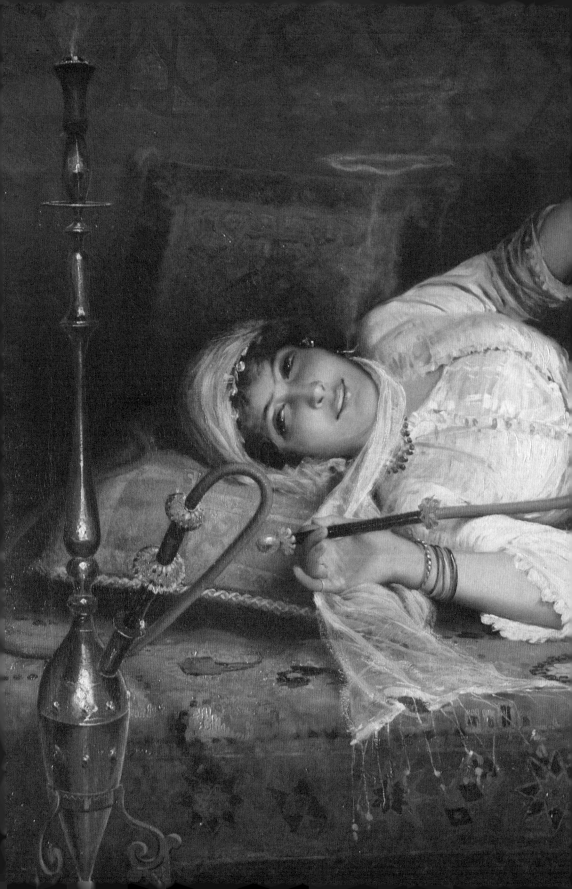

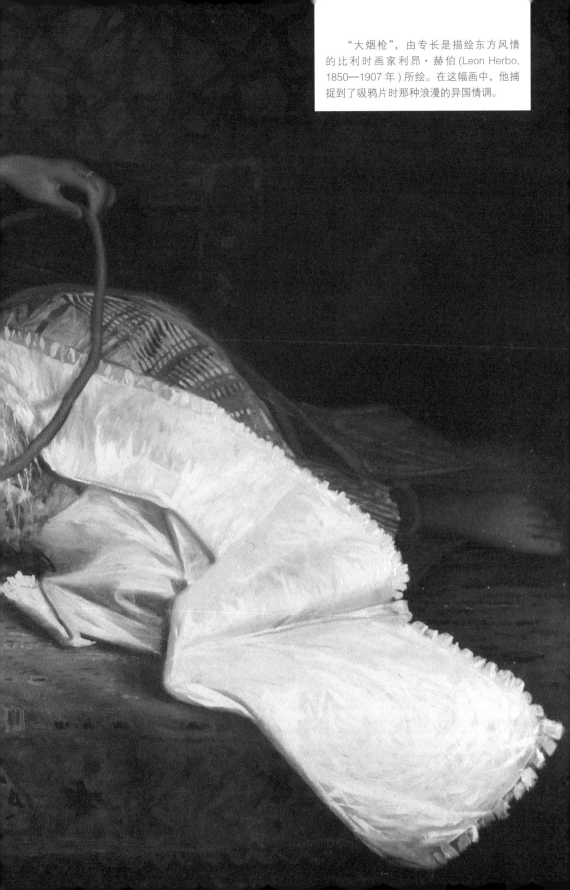

"大烟枪"，由专长是描绘东方风情的比利时画家利昂·赫伯 (Leon Herbo, 1850—1907 年) 所绘。在这幅画中，他捕捉到了吸鸦片时那种浪漫的异国情调。

不像小说描写和图片展示的那样神秘和恐怖。一位曾去过中国鸦片馆的人发现那里干净整洁，并且对那里制备鸦片供烟客吸食的技术赞不绝口，"有些患者服用鸦片就会反胃，医学人士何不来这里研究下，吸食鸦片兴许是一种舒适的用药方式"。然而，反鸦片运动愈演愈烈，使得肮脏的鸦片馆的传奇永远流传了下去。

在中国，虽然18世纪初官方就已经禁止使用鸦片，但在文化上鸦片是被接受的，而且在有闲阶层中吸大烟十分流行。到19世纪，除了国内大量种植，中国大部分的鸦片来自印度。英国从中国进口了大量的产品，为了解决贸易逆差，便向中国出口或走私印度鸦片。然而，中国当局试图制止这种鸦片贸易，英国便使用武力对付中国人，最终导致了两次鸦片战争（1839—1842年，1856—1860年）。双方签订了条约，开放了通商口岸，并且将从印度进口鸦片合法化。鸦片的运输量在19世纪末期达到了顶峰，之后逐渐下降，至20世纪早期完全结束。

从鸦片到吗啡，再到其他

你想吃多少吗啡（如果不适宜，或其他形式的鸦片）就吃多少，别担心成为一个鸦片鬼。如果这种时候还不用鸦片，那上帝造鸦片是为了什么呢？
——1891年，威廉·詹姆斯在他的妹妹爱丽斯
被诊断患有不治之症乳腺癌后，曾如此建议

19世纪早期，一位年轻的德国药剂师弗里德里希·塞蒂纳（Friedrich Surtürner，1783—1841年）从鸦片中分离出一种粗提碱性结晶物质，最初称之为罂粟基元 (principium somniferum)，后称之为吗啡素（morphium）——最后称之为吗啡（morphine）。长期以来，关于"吗啡"一词的来源存在很

多争议，不过一些人认为，塞蒂纳是用罗马神话中梦之神 Morpheus 的名字来命名这种植物碱的。这不仅仅是第一种从鸦片中提取出来的碱类，更是第一种从植物中提取出来的植物碱。塞蒂纳的吗啡比鸦片的浓度要高，但一度并没有得到广泛应用，尽管塞蒂纳拿自己进行了多次试验。他发现了吗啡的疗效，从欣快到抑郁，从恶心到便秘，而更为惊人的莫过于它能缓解疼痛。他甚至发现，与其说吗啡抑制了疼痛，不如说吗啡使患者可以"优雅地对疼痛置之不理"。在 19 世纪 20 年代，德国达姆施塔特的默克公司开启了吗啡的商业化生产之路，并不断拓展它的全球市场。

19 世纪中叶，法国外科医师查尔斯－加布里埃尔·普拉瓦茨（Charles-Gabriel Pravaz）及之后的苏格兰医师亚历山大·伍德（Alexander Wood），先后发明了皮下注射器和针头。随着这两种器械的引进，有能力购买小型注射器的人群获得了一种新的吗啡注射方法（皮下注射）。医生也开始教授患者如何自己进行注射，虽然吗啡比鸦片或鸦片酒要昂贵，但是这种给药方式更容易，并且可以绕过肠道，避免一些由鸦片引起的让人不适的胃肠道反应。

在公众场合毫不掩饰地给自己注射是可以接受的，有钱人很高兴收到黄金或白金的注射器作为礼物，这些注射器大多装在奢华的盒子里，上面镌刻着知名珠宝商的姓名首字母。只要患者喊疼，医生们就会很高兴地奉上吗啡。这种疗法已经深入到日常诊疗实践中，威廉·艾特肯（William Aitken，他的医学书被当作英国的标准教材）在 1880 年曾称，"皮下注射器和吗啡溶液已经和听诊器、温度计一样，成为内科医师必须随身携带的物品"。美国内战是第一场大规模使用吗啡缓解伤口疼痛的战争。

到 19 世纪末，约一半的吗啡习惯性使用者是卫生工作人员，他们更容易获得药物。弗洛伦斯·南丁格尔从克里米亚战争回国后，一直深受病痛和慢性疼痛的折磨。她对这种将鸦片注射到

在公众场合毫不掩饰地给自己注射是可以接受的，有钱人很高兴收到黄金或白金的注射器作为礼物，这些注射器大多装在奢华的盒子里。

皮肤下面，让她在 24 小时内远离疼痛的新奇玩意儿感到很好奇。吗啡被当作一种消除症状和疼痛的物质，而不是治疗性的药物。不过，它被用作"治疗"鸦片成瘾的药物。

吗啡和另一种鸦片衍生物可待因，都是由法国化学家皮埃尔·罗比凯（Pierre Robiquet，1780—1840 年）在 1832 年分离出来的，如今仍然被广泛应用于疼痛的控制，不过是以安全的形式，通过处方获得。

海洛因：以"安全的家庭药物"之名兜售

尽管吗啡和可待因为人类带来了巨大的益处，但是另一种鸦片衍生品海洛因却给人类社会带来了令人焦虑的问题。在 19 世纪末，人们越来越担心鸦片和吗啡的成瘾性，于是开始寻找一种效果相当但又不会成瘾的替代镇痛剂。

答案是一种吗啡衍生物二乙醯吗啡，或者说在当时的答案是这样的。它最初是由阿尔德·赖特（C. R. Alder Wright）在 1874 年合成的，后来在 1897 年由菲力克斯·霍夫曼（Felix Hoffmann，1868—1946 年）"再次发现"；仅仅在两周之前，霍夫曼刚刚合成了另一种化合物——乙酰水杨酸（ASA），即阿司匹林（参见第 12 章）。霍夫曼效力于德国拜耳公司。拜耳公司以生产染料起家，至 19 世纪 80 年代，它开始支持两个主要的科学部门：药理学和制药学部门。霍夫曼就在药理学部门工作，是阿瑟·艾成卢（Arthur Eichengrün，1867—1949 年）的手下，其目标是找到新的药物。制药学部门的负责人是海因里希·德莱塞（Heinrich Dreser，1860—1924 年），由他负责所有新产品的检验。

德莱塞首先在狗和兔子身上检验了二乙醯吗啡，然后在自己和当地一些工人身上进行了试验。经过几个有限的所谓的人类"临床试验"，他发现药物的潜力似乎是无穷的。因为所有尝试过的人都感觉"像英雄一般"（*heroisch*，

即 heroic，strong），因此被称作 heroin，中文为海洛因。研究负责人卡尔·杜
伊斯贝格（Carl Duisberg，1861—1935 年）便沉湎于这种兴奋中。据说它用于
止咳的效果要优于可待因 10 倍，在当时，结核病、百日咳和肺炎都是人类
死亡的主要原因，甚至常见的咳嗽和感冒都可以发展成为严重的、十分痛苦
的慢性感染。当时最常用的剂型是锭剂。"海洛因止咳片"的销量是以百万
计的。最开始，海洛因也被标榜为吗啡和鸦片成瘾的"治疗药"。

　　海洛因真正的成瘾性逐渐变得明显，在 20 世纪初，这种所谓"安全
的"类鸦片药物及其可止咳的成瘾性开始受到严肃的关切。人们开始不再
仅仅是把海洛因当作药物来服用，也开始为了寻找刺激而服用它。1913 年，
美国东海岸因海洛因住院的病人激增，造成了很大的舆论反响。虽然不情

不愿，但拜耳公司决定停
产这种药物。五年之后，
在全世界的大部分地区，
海洛因被宣布是不合法的
药物。

　　有关各种麻醉品的管
制在 20 世纪逐渐变得严格
起来。在 21 世纪，鸦片和
海洛因的控制依然是国家
和国际政策制定中一个核
心而又复杂的问题。

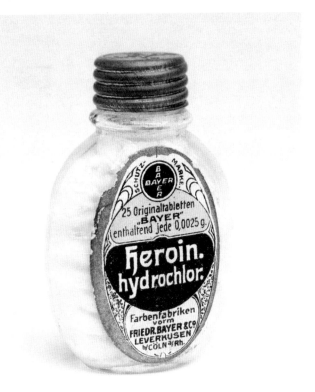

拜耳公司在 1898 年注册了海
洛因的名字，以止咳剂上市。很快
被推荐，并且被标榜为"完全不
具有成瘾性"，是"安全的家庭药
物"。同一个拜耳实验室生产的阿
司匹林于 1899 年也投入使用。

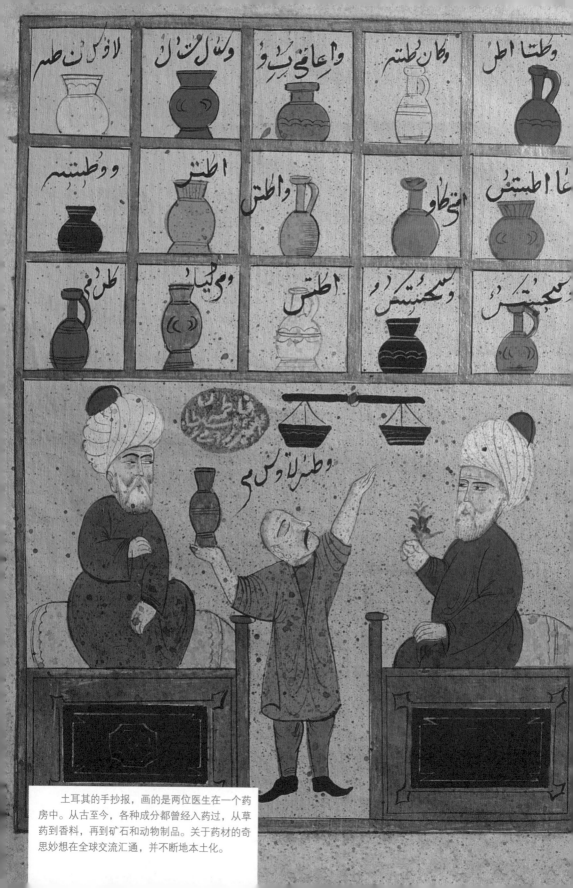

土耳其的手抄报，画的是两位医生在一个药房中。从古至今，各种成分都曾经入药过，从草药到香料，再到矿石和动物制品。关于药材的奇思妙想在全球交流汇通，并不断地本土化。

药房与专利药

对于白发，只有一种治疗方式。它是由法国人发明的。它叫作断头台。

——沃德豪斯（P. G. Wodehouse，1881—1975 年）

Pharmacy（药房）衍生自希腊语的词根 *Pharmakon*（药物）。这个希腊词被用于指代方剂（remedy）、符咒和毒药等。自古以来，从业者已经制备了无数种医学方剂。其中许多都基于植物，包括罂粟；还有一些是用动物产品、金属、矿物质和石头合制而成。各种方剂和处方的用途都被记录于药典和草药书中，在家庭用药中也有很多记录。在中世纪的阿拉伯国家，药剂师开始负责分发和销售药物。在现代早期的欧洲，江湖郎中也开始向自己的客户兜售各种药水，现代意义的药店就从这时开始繁荣起来。很快，药剂师开始从推销员那里购买"专利"或"有所有权"的药品，因此，19 世纪末期和 20 世纪初期出现了药物监管部门，防止有毒或无效的药物被出售。

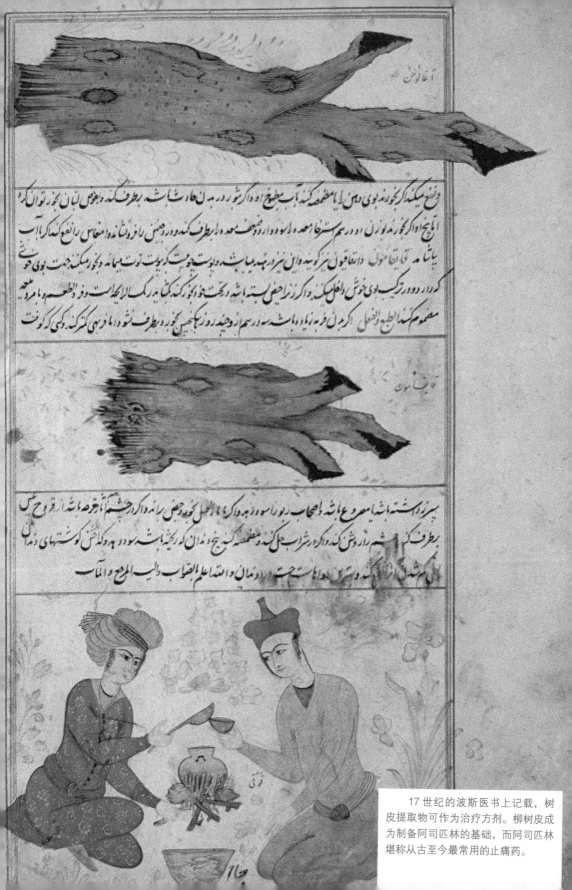

17 世纪的波斯医书上记载，树皮提取物可作为治疗方剂。柳树皮成为制备阿司匹林的基础，而阿司匹林堪称从古至今最常用的止痛药。

草药书与药典

早在医师或药剂师梦想着能够生产小白药丸或合成药物之前，医学从业者、药剂师、民间治疗者或"巫婆"都不得不在乡间寻找草药、根块、种子、叶子、根茎、树皮、蔬菜、鲜花和水果，这些东西是构成药物疗法的基础。他们同样也创建了种植园，种植本地或引进的有药用价值的植物。某些疗法被写下或收录到有插图的"草药书"或"药典"（权威的药品列表，包括成分和制备方法）中，供他人研读使用。

古埃及的医学纸草书是现存最为古老的书面记录，其中包含了医学处方及其成分。例如，埃伯斯纸草书中有800余条处方和700多种药物。在埃及炎热无比且尘土飞扬的气候中，眼病是患病率最高的疾病，医学纸草书中详细记录了不同的眼部洗液，奴隶们通常使用这些洗液进行治疗。这些洗液的成分包括鹅油、炸牛肝、没药（热带树脂，可作香料、药材。——译者）和蜂蜜等。

古埃及所使用的许多药物和植物，在泰奥弗拉斯托斯、盖伦和普林尼的草药书中都有记载。古罗马帝国最著名的药典是由希腊医生狄奥斯科里迪斯所著，他曾在罗马皇帝尼禄（Nero）的军队中担任军队外科医生。在五卷本的《药物学》中，他详细描述了300余种医用草药的制备和使用方式，例如罂粟；书中也有关于铜、铅等金属的介绍，此外还提及海盐等矿物质，以及其他种类的药物。此后的1400年里，此书一直是该领域最有影响的著作。

8—12世纪，此书被翻译为阿拉伯文，并加入了许多来自伊斯兰世界的新药。伊斯兰世界的化学较为发达，他们的医生最早从自然来源中提取了有效成分，而不是单纯使用整株植物。他们发展了蒸馏和萃取法，并且引进了"水银软膏"，研

几个世纪以来，这些药典不断更新，干蛇锭、狐狸肺、狼油、蟹眼、蜘蛛网、人体骷髅上的苔藓等药用成分已经从列表上剔除，并不让人感到意外。

发了研钵、烧瓶和小玻璃瓶等小型器具。

欧洲人传承了古代希腊、罗马和中世纪阿拉伯国家的药典。狄奥斯科里迪斯的恢弘著作被翻译成拉丁语和欧洲多种语言，成为文艺复兴时期医生的宝典。此外，官方药典发布，制定了药物的标准配方。1498 年，第一部发行于意大利佛罗伦萨。1618 年，伦敦内科医师学会颁布了带有 2000 多个"药方"的《伦敦药典》(*The Pharmacopoeia Londinensis*)。几个世纪以来，这些药典不断更新，干蛇锭、狐狸肺、狼油、蟹眼、蜘蛛网、人体骷髅上的苔藓等药用成分已经从列表上剔除，并不让人感到意外。1820 年，第一部《美国药典》(*US Pharmacopoeia*) 发布，文字版本为拉丁语和英语。1951 年，《国际药典》(*International Pharmacopoeia*) 首次颁布，是国际上最权威的资料。

亚洲的医师们同样也撰写了很多药典和草药书。在中国明代，李时珍（1518—1593 年）撰写了《本草纲目》，成为药物学的集大成者，里面总结了 16 世纪晚期之前的草药知识。《本草纲目》详细描述了 1800 余种植物、动物、矿物和金属药物的医学特性和用途。在 21 世纪的今天，中医仍然是以这些天然产品作为其治疗的基础。

世界各地的药用植物、奇异物种以及配药方剂都是通过贸易实现相互交换的。从东方到西方，再从西方到东方，来自不同国家的商人跨越印度洋、沿着丝绸之路和陆路商队行进路线收购并贩卖药材，包括朝鲜的人参，西藏的麝香，东南亚的樟脑、小豆蔻、丁子香，波斯和阿拉伯国家的茴香、藏红花、乳香和没药等。15 世纪末期，随着新大陆的发现，人们开辟了一条多种药用植物交流的新途径：黄樟、吐根、金鸡纳树和愈创木等植物与番茄、马铃薯等农作物一同跨过大西洋，来到了欧洲和更广阔的世界中。

药材园和植物园

在欧洲文艺复兴时期，药材园（physic garden）开始为科学研究植物做出贡献。在欧洲大陆，首个官方的药材园或药用植物园于1543年在比萨建立。其他欧洲城市也建立了类似的植物园，通常与大学医学院比邻——例如牛津大学和剑桥大学。直到1900年前后，植物学才成为医学教育的标准学科。

如今，你依然可以漫步于伦敦切尔西药材园（London's Chelsea Physic Garden，建立于1673年）或邱园英国皇家植物园（Royal Botanic Gardens at Kew，建立于1759年）。汉斯·斯隆（Hans Sloane，1660—1753年）医生在西印度群岛时发明了一种制作牛奶巧克力（来自可可树）的配方，他广泛收集了大量的植物、昆虫和其他的珍奇物件，为大英博物馆的建立奠定了基础。他与切尔西药材园联系紧密。他所收集的压制植物标本转移到伦敦自然历史博物馆，现在仍然被用作参考资料。植物学家兼探险家约瑟夫·班克斯（Joseph Banks，1743—1820年）为切尔西药材园收集世界各地的植物，具有很大影响力。18世纪引进了一种新物种长春花 [马达加斯加蔓长春花（*Vinca rosea*，今称 *Catharanthus roseus*]，它是现代抗癌药物长春新碱和长春花碱的来源。这种植物现在仍然可以在伦敦国王大道（King's Road）的温室里看到，这里的药用植物园展示了现代医学所使用的许多药物的来源，包括化疗药物的来源。目前世界各地有超过1800个植物园，每年吸引数百万游客前来欣赏。

直到今天，人们一直在寻找具有药用潜能的本土植物，尤其是在亚洲、非洲和南美洲。据估计，世界上70%的人口依靠传统植物类药物，而目前仅筛查了五分之一的植物物种。保存和筛查将来能够用于治疗的植物是邱园千年种子库计划的主要任务，这个种子库位于苏塞克斯郡维克赫斯特庄园（Wakehurst Place）的威康信托基金会千禧楼（Millennium Building）内。

"家庭医疗"和自助诊断手册

18世纪中期，威廉·巴肯（William Buchan）定义了"家庭医疗"："试图通过向人们展示其自身在防病治病方面的力量，将医学艺术变得更为有用。"

关于疾病和药物，或者是设立专业植物园，医生们撰写了丰富的文字资料，与此同时，大部分人都是在家里开始治疗疾病（也是在家里结束治疗）（参见第8章"食疗"）。为了协助普通（及受过教育的）民众，聪明的医生们发布了一系列指南，用于购买、创建家庭"药柜"。例如，9世纪的医师拉兹为大众撰写了一本家庭医疗手册《无医可医者》（*Man la Yahduruhu Al-Tabib*），描述了在药店、市场或设施完善的厨房里能够找到的膳食和药物成分。

13世纪西班牙学者医师彼得（卒于1277年）延续了这一传统，撰写了《穷人的宝藏》（*Thesaurus Pauperum*）。书中描述了一系列疾病——按照从头到脚、从上到下的顺序——并且给出了治疗方法的建议。该书的英文译者在其简介中写道：

这本著作是由博学多才的西班牙的彼得，从古代最知名的医生希波克拉底、盖伦、狄奥斯科里迪斯、阿维森那等医学家的著作中收集而得的。

近代早期，16—18世纪，托马斯·埃利奥特（Thomas Elyot）的《健康的城堡》（*Castel of Helth*）、《打开女王的柜子》（*The Queens Closet Opened*），约翰·卫斯理（John Wesley）的《原始药物》（*Primitive Physic*），塞缪尔–奥谷斯特·天梭（Samuel-Auguste Tissot）的《致普通人的建议》（*Avis au peuple sur sa santé*），约翰·邓南特（John Tennent）的《每个人都是自己的医生》（*Every Man His Own Doctor*），威廉·巴肯的

犹太教医学典藏：残垣断壁到无主宝藏

不再使用的神圣典籍一般被放入犹太教堂藏经房内。中东北非地区干燥的气候让这些被丢弃的"垃圾"在几个世纪内都能得以保存。开罗藏经房的泰勒–斯希特（Taylor-Schechter）收藏品是世界上最大的收藏典籍，19世纪后期被运送到剑桥的大学图书馆。从那以后，学者们费尽心力将这些碎片拼在一起，将这些源自9世纪的材料归档翻译，其中共有1800余片与医学相关的碎片，范围涵盖了商人的信件、贸易书籍、药剂师的配方和医学处方。后者详细记录了242种不同的药物，其中195种来自植物，20种来自动物，27种为矿物质。勒旺地区的杏仁能够治疗偏头疼，外敷于咬伤伤口，而砷剂可以作为毛发浓厚妇女的脱毛剂。开具这些处方的药剂师，把自己的药店建立在中世纪埃及开罗犹太住宿区的街道上。

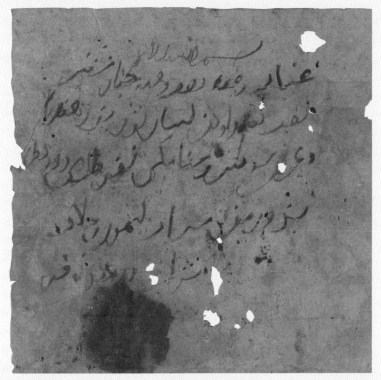

开罗犹太藏经阁所存古代处方碎片，包含了通便用的桂皮、肉桂和番泻叶，可能是一剂糖浆泻药。

《家庭医疗》（*Domestic Medicine*）等专门针对识字的普通大众的图书，使读者们能够获得一定的医学知识（从理论到实践）。作者们教授了如何利用厨房里简单的食材（例如洋葱和蜂蜜）来治疗疾病：用甘草治疗顽固性咳嗽，用烤奶酪促进伤口愈合。伦纳德·米格尔（Leonard Meager）的《英国园丁——一本青年种植者与园丁的指南》（*The English Gardener, or, A Sure Guide to Young Planters and Gardeners*），对适用于家庭草药园或家庭药材园的不同药用植物给出了建议。

英国植物学家、草药医生、医生、占星师尼古拉斯·卡尔佩珀所著的《英国医师》（*English Physician*，1652年）和《全本草》（*Complete Herbal*，1653年），成为17世纪英国草药学的名著，包含了丰富的药用植物知识。卡尔佩珀的著作用英语出版，为不能负担昂贵就诊费用的穷人提供了自助性的医学指南。

女性也同样收集并开发了不少医学验方，通常还会出版自己的著作。其中一些是专门为大门不出二门不迈的"夫人"准备的：汉娜·伍利（Hannah Woolley）著有《女性指南》（*The Ladies Directory*）、《厨师指南》（*Cooks Guide*），《巧妇良伴：出得厅堂入得厨房》（*Accomplist Ladies Delight: In Preserving, Physick, Beautifying and Cookery*）一书也是根据她的工作编纂而成；此外还有伊莱扎·史密斯（Eliza Smith）的《完全主妇：淑女手册》（*The Compleat Housewife, or Accomplish'd Gentlewoman's Companion*）。从中可见，药食同源，药食不分家。除了数不清的厨房菜谱之外，伊莱扎·史密斯的著作中还包含了"200余种家庭医学处方，包括饮料、糖浆、药膏、油膏以及其他多种经过证实、效果极佳的药品，用于治疗精神异常、疼痛、伤口和酸痛等不适，此前从未公开发表；适用于私人家庭，以及乐善好施的贵妇人为贫穷的邻居做些善事"。实际上，从许多家庭手册可以看出，家庭主妇和持家之人需要具备基本的医学技能和医学知识，可以在需要时帮助家人、朋友和邻居们。

药房之中

最早出现的"药房"（部分）位于中东地区，管理严格，目的是严防造假。1259 年，在开罗工作的犹太药剂师阿塔尔（Abu al-Muna al-Kuhen al-'Attar）撰写了《药店管理》（*The Management of an Apothecary Shop*）。Apothecary（药剂师、药材商）在希腊语中意为"储藏间"，与配药、分发药物的人相关。在莎士比亚的戏剧《罗密欧与朱丽叶》中，罗密欧听到心爱的朱丽叶已经死去的消息后，在意大利曼托瓦小镇上寻找当地的药房：

> 我想起一个药材商，
>
> 他就住在附近。
>
> 我近来看见他破衣烂衫地出现在野草丛中，
>
> 他紧皱眉头，采集药草。
>
> 他外貌干瘦，
>
> 被巨大的痛苦折磨得只剩皮包骨头。
>
> 在他贫困破产的店铺里挂着一只乌龟，
>
> 一个内部塞着材料的鳄鱼标本，
>
> 以及其他几份形状难看的鱼类标本；
>
> 他可怜的货架上散乱地展示着空药箱、绿色的土盆、
>
> 孢囊和发霉的种子、包扎用的短绳子，
>
> 以及玫瑰花制作的陈年饼干，
>
> 寥寥可数。

虽然违背了曼托瓦当地的法律，但罗密欧说服药剂师卖给他"一打兰（重量单位，是指微量。——译者）毒药"，来结束自己的生命。药材

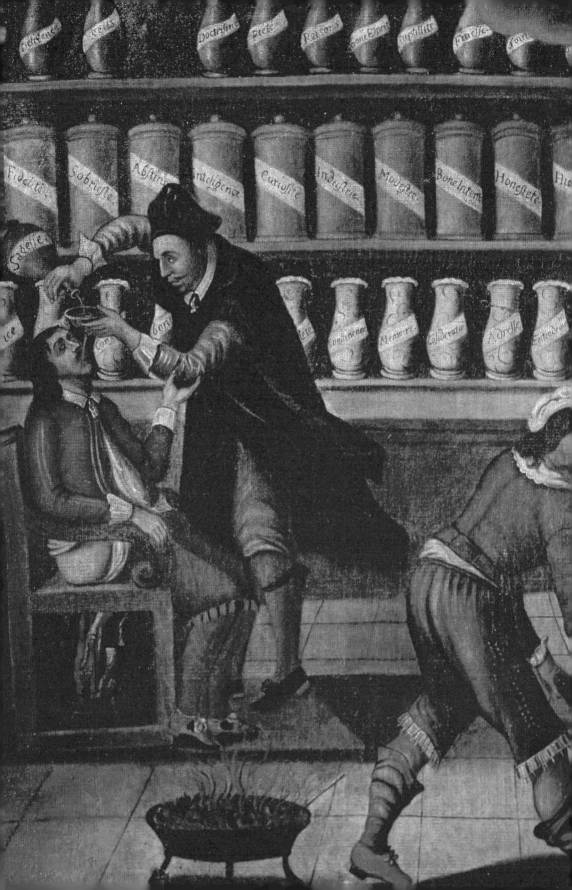

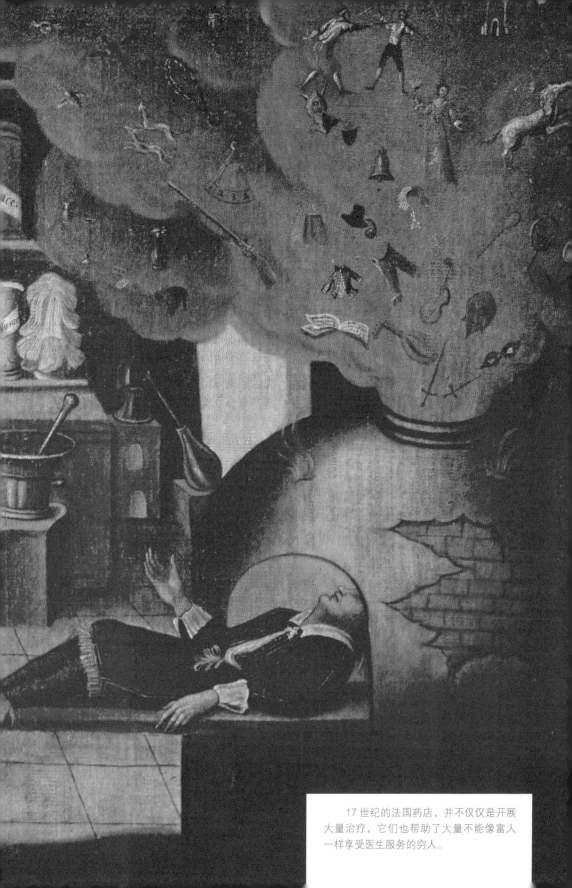

17 世纪的法国药店，并不仅仅是开展大量治疗，它们也帮助了大量不能像富人一样享受医生服务的穷人。

商说："同意卖给你是因为我的贫穷，而不是我自己的意愿。"罗密欧说："我付钱是缓解你的贫穷，而不是付钱满足你的意愿。"罗密欧说完临终遗言后结束了自己的生命："我的爱人啊！老实的药剂师！这药效可真快。我带着这个吻死去。"这位药剂师十分贫穷，他的药铺空空如也。而其他药铺可能摆满了各式各样的药剂和药水。

药剂师在自己药铺后面通常会有一个自己的草药园。在现代早期的欧洲，较大的药铺还是仓库，存储着来自远东和阿拉伯世界的香料和药物。药杵和药臼是用于研磨和混合成分的工具，成为了药铺的象征。用于称量各种成分的天平，对于药材商（或药剂师）十分重要。药铺中通常会摆出装着水蛭的罐子，空气中充满了令人眩晕的花香和香辛料的气味。

这样的老药铺有的保留到了今天。创办于 17 世纪后期、位于意大利威尼斯的"大力神德奥罗药铺"（Spezieria All' Ercole d'Oro）有一间很华丽的店面，装饰高雅，里面摆满了装着药物的罐子。博学的贵族、牧师和学者把这里当成交流学术思想的咖啡店，经常会到此访问。这里最受欢迎的药物是一种名为"圣弗斯卡通便丸"（pillule del piovan）的轻泻剂。据说这种药物是一位教区牧师首先发明的。另外一种有趣的特色药品是蝎子油（Oliodi Scorpioni），主要用于治疗伤口，是把数百只蝎子泡在两升（0.002 立方米）橄榄油中制作而成。这家药铺擅长制备不同寻常的药物，有专属的"毒药或毒液室"（Sala dei Veleni），罕见草药和药物（通常是来自海外）也会保存在这里。

威尼斯是欧洲主要的贸易和航海中心，威尼斯人从伊斯兰世界和其他地方进口了许多珍贵的药品。他们的糖浆（Teriaca 或 theriac）和抗毒药（Mithridato 或 mithridatium）闻名于世；"解毒剂之母" [用小亚细亚本都国王米特拉达梯六世（Mithridates VI）的名字命名，约公元前 132/134—前 63 年]，以其对毒药的免疫性而闻名于世。这种药物是由草药和海狸香（从海狸性腺中提取的油性分泌物）混合而成。糖浆是一种能够治疗所有病痛的药物，由威尼斯药材商生产制造，使用极为广泛。取决于不同的用途，糖浆最多可含有 70 种成分，包括捣碎并经过烘烤的毒蛇和鸦片。糖浆的起源十分传奇。它首先是由万应解毒剂（Mithridates）调配而成，在罗马时期十分流行。公元 1 世纪，罗马皇帝尼禄的御医安德罗马彻斯（Andromachus）对其进行了"完善"。盖伦撰写了一本专著，专门谈论糖浆。这种药品在世界各地都在生产，包括中国和印度，并沿着丝绸之路传播开来。在欧洲文艺复兴时期，威尼斯人垄断了这种药品的生产和贸易；在英国，它被称为威尼斯蜜糖（"蜜糖"是糖浆发酵后的产物）。这是威尼斯所有药铺里最为昂贵的药物之一，它的生产需要有专门的执照才行。此药方被法国药剂师莫伊斯·查拉斯（Moyse Charas，1619—1698 年）公布于众，终结了威尼斯人对其生产的垄断。

云游商贩和庸医疗法

> 他们（平常人）追随庸医和江湖郎中、给人看病的老年妇女，寻求医疗救助……这些人让他们对自己的疾病更为恐惧、保持警惕清醒，哄骗他们，掏空他们的腰包。
>
> ——丹尼尔·笛福（Daniel Defoe），《鼠疫年纪事》（*A Journal of the Plague Year*，1722 年），描述了伦敦 1665—1666 年的大瘟疫

庸医们利用他人的恐惧，并且充分发挥了在致命性流行病出现时他们能够第一时间带着"独门秘方"跑到现场这个优势。在 17 世纪一次瘟疫大流行期间，一大群此类人物突然出现在伦敦。每个人都宣称自己是能够治愈瘟疫药物的独家生产商，宣称自己拥有这个药方的所有权，并炫耀自

己的拉丁文知识。正如笛福在以下场景中所描写的：

在房子的柱子和街道的拐角处，贴满了医生、无知同道、江湖游医的广告，他们篡改医学常识，诱惑人们接受自己的治疗，这些广告十分猖獗，例如"绝对能够预防瘟疫的药丸"……"预防坏空气的补品"……"唯一一种预防瘟疫的饮料"。

实际上，笛福说，有许多所谓的药丸、饮剂和保健品，"仅它们的名字就可以写成一本书"。他相信，其中大部分"气味难闻、致命的"药物剂型都会对身体造成毒害。

另有一些庸医拿着一些毫无用处的万金油药物（他们"自己的"配方）治疗常见的疼痛症状，或者是销售"万能药"或"包治百病"的药物。穷人和残疾人最容易受到这些"万金油"的诱惑。普通大众对于药物的成分、药效或安全性一无所知，只是盲目按照江湖郎中胡乱开具的剂量服用药物。万能药和酊剂在市场上有数百个不同的商品名，其适应证彼此之间更是风马牛不相及。许多饮剂中还含有砷剂和汞剂等毒性物质。17世纪英国生产的戈氏滴剂是由"戈达德医生"发明的，主要成分是人的骨头和骷髅，被宣传为"无与伦比的药物"。令人吃惊的是，在英国和欧洲其他很多国家，所谓的"庸医"还赢得了皇室的信任，这让专业医学工作者对其更为愤恨。

专利和特许专卖药物

19世纪，现在我们所熟知的药店开始大量出现。药店的拥有者和经营者与传统的药铺一样，仍然在自己的店铺中制作药水，但是也开始向商业化的销售人员购买"专利"或"特许专卖"药物。这里所说的

老毕药丸

19世纪，托马斯·毕查姆（Thomas Beecham，1820—1907年）使用多种技术来推广自己的产品，其中包括他著名的轻泻剂老毕药丸（Beecham's Pill）等，但其主要的成功在于铺天盖地的广告宣传。据说英国本地某个教堂的牧师需要一部分钱来购买韵律书籍，于是找到毕查姆，问他能否以植入广告为条件捐一部分钱。这些韵律书籍到达之后，牧师发现书里没有广告页。然而，在圣诞节前的最后一个礼拜日，前来做礼拜的人们发现，他们所唱的歌已经改了模样：

听，天使在歌唱，
老毕药丸实在好，
镇痛缓紧张，
大人两颗小孩一颗。

托马斯·毕查姆否认了这个故事，但是他的"医药代表"（经过培训）已经在全国哼唱这首歌了。

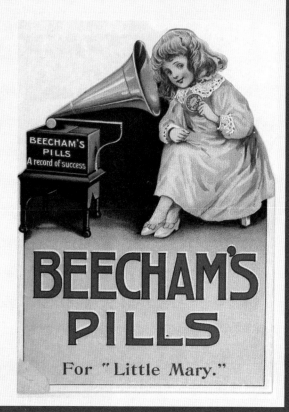

19世纪一则关于老毕药丸的广告，这是当时最广为人知的专利药，据说是治疗"各种胆汁病和神经病的神奇药物"。

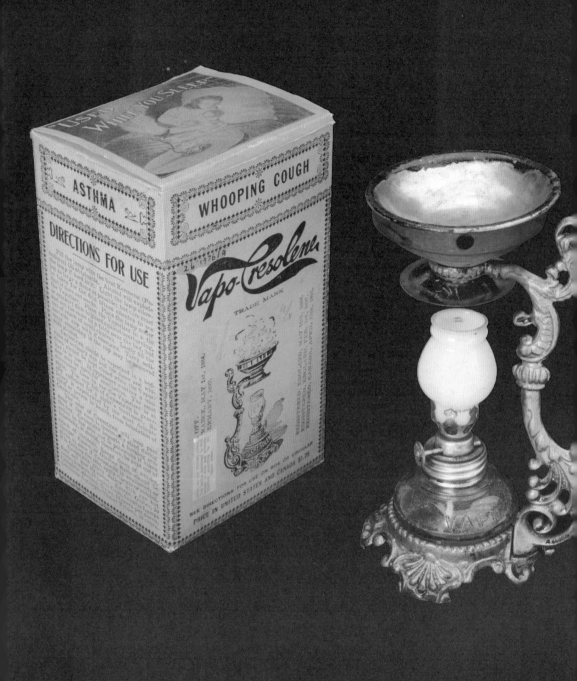

在吸入类固醇治疗哮喘的方法出现之前，患者只能靠休息，或者通过雾化器吸入基于鸦片的油类物质。上图所示的美国专利（1880年）产品使用了 Cresolene，这是一种带有强烈灭菌剂气味、治疗哮喘和百日咳的药物。

"专利药"（意为"公开"）指的是发现者已经申请专利，获得了某个管理机构对于这种药品的批准和所有权。专利药物备受瞩目和尊敬，主要原因是这个词语让人联想到古代皇家授予的专利权，获得这种权利的个人将是某种产品唯一的生产商。要想获得专利，必须公布这种疗法里的各种成分——至少原则上如此。英国首个药品专利是泻盐——一种含有硫酸镁的通便剂，其中的硫酸镁是从英国南部埃普瑟姆地区的盐水中提取而来。这项专利于 1698 年由伦敦医师尼米尔·格鲁（Nehemiah Grew）获得。

另一方面，特许专卖药物的处方（来自拉丁文 *proprius*，意为"某人自己的"）需要保密，销售方不会把成分列在包装上。但是，他们会保有对利润的唯一所有权，通常情况下利润十分丰厚。实际上，如何界定专利药物和特许专卖药物，中间有很多模糊不清的地方，大部分情况下，将非常常见的配方赋予神秘色彩会带来一定优势。这些药物的名字各式各样，宣称能够治疗的疾病更是各式各样。

许多专利药物或特许专卖药物是以个人的名字命名的——其中比较著名的药方包括：所罗门牌吉列香油，詹姆斯·莫里森牌蔬菜丸，伯吉斯牌狮子膏，克拉克牌血液混合剂，邦克博士牌埃及神油，克拉克·斯坦利牌蛇油擦剂，霍洛韦牌药丸和药膏，恰里博士牌癌症特效药，杰恩博士牌杀虫剂（包治虫病），卡特牌小保肝丸（将尿液变为亮蓝色），沃德牌滴剂和沃德牌药丸（强力泻药）。同样，有很多"补药"或"提神剂"，例如补铁凝胶（Iron Jelloids）、布氏铁苦酒（Brown's Iron Bitters）、格记无味退热饮（Grove's Tasteless Chill）等。法国"广受欢迎"的补酒马里亚尼葡萄酒（Vin Mariani），是用可可树叶浸泡在波尔多红酒中制成（据传这种酒能够治愈流感，得到了教皇的推荐——广告上印了他的照片）。这类产品中有许多活性成分，但现在被认为是有害或者有成瘾性的。例如，布朗的"氯仿吗啡酊"（Chlorodyne），主要成分包括鸦片、印度大麻和氯仿——难怪这种药物会成为销量最佳的特许专卖药物之一。

这种"神奇"药物大都伴有夸张的广告和宣传画。胆汁豆（Bile Beans）宣称能够"释放体内有害杂质……清洁血液，改善整个身体系统。你会感到焕然一新的生命力、活力和动力。这种新型家用提神缓泻药将使你容光焕发"。生产商会列出一长串满口感激之情的患者证词。19世纪，莉蒂亚·平卡姆（Lydia Pinkham）发明了一种专门针对女性使用的蔬菜合剂："莉蒂亚·平卡姆平均每天能够收到世界各地女士们的上百封私密信件。"平卡姆弯钩让女性能够进行私处护理，不必接受手术或忍受咨询男医生的尴尬。除了从药剂师或零售店里购买之外，您还可以通过信件订购，或是从旅行推销员那里购买，他们会在"药片展销会"上出售。正如在多尼采蒂（Donizetti）1831年的歌剧《爱的万能药》（*The Elixir of Love*）中所刻画的一样。某些专利药物，例如平卡姆蔬菜合剂，为其所有者带来了巨大的财富。

从小药房到大品牌

19—20世纪，给药方起个响亮的商品名和选个好商标，成了药剂师需要具备的一大本事。

1798年，约翰·贝尔（John Bell）在英国牛津街开创了自己的药店——这家公司的标准很高，有自己的实验室，以及大批助手、佣人、门房和杂役。它不仅仅向大众销售，也按照医生处方分发药物，并向医院和分销商提供药物。像贝尔这样的大公司会供应木制或金属药箱、兽医药品、眼镜、水蛭、药丸、粉剂、膏剂、漱口水和膏药。通常还会开展放血，针刺水疱，拔牙，治疗伤口、脓肿和溃疡等业务。

布茨药妆（Boots the Chemist）源自19世纪中期，英国农业工人约翰·布特（John Boot, 1815—1860 年）搬迁到诺丁汉，开始了新的生意。他开办了一家小型草药店，在这里调配和售卖草药制品。他的儿子杰西（Jesse Boot, 1850—1931 年）将产品种类进行了扩展，涵盖了特许专卖药物和家庭必备药品。他采取了大量批发库存的策略，保证商品价格比竞争者的更低，他的广告词宣称"一先令买到健康"。布茨（Boot 的复数 Boots，表示一家人。——译者）这个名字很快成为质量、价值和服务的同义词。连锁店网络迅速成长，到 1915 年，整个英国共有 550 余家布茨连锁商店。其生产能力和销售范围迅速从药品扩展到卫生洁具、方便食品、健康产品以及美容产品。迄今为止仍然是英国最大的连锁零售药店之一。

> 贝尔公司会供应木制或金属药箱、兽医药品、眼镜、水蛭、药丸、粉剂、膏剂、漱口水和膏药。

沃尔格林（Walgreens）是美国现在最大的药品零售连锁店，于 1901 年在芝加哥创办，为查尔斯·沃尔格林（Charles R. Walgreen, Sr.）所有。至 1913 年，共有 4 家沃尔格林药店；到 1929 年，药店总数达到 525 家，沃尔格林迅速成为全国最主要的药品连锁商店。这家连锁药店之所以有名气，不仅仅是由于他们的制药和良好的服务，也是由于他们神奇的冷饮柜台。冷苏打水、冰激凌和巧克力麦芽糖奶昔，被认为是重要的健康助手。2007 年，沃尔格林在路易斯安那州新奥尔良市创办了第 6000 家店面。

很多享有美誉而且十分有效的药方，比如安德鲁斯肝盐（Andrews Liver Salts）、菲利普氧化镁奶（Phillips's Milk of Magnesia）和维克斯达姆膏（Vicks VapoRub, 感冒药名），都可以追溯到专利药物的时代，迄今仍然在街头的药房和药店出售。

药物造假和有毒药物

　　内科医生和外科医生绝对不能开具神神秘秘的万能药物，即便是他自己发明了这种药物或是拥有排他性的知识产权，原因在于，如果这种药物真的有效，那么隐藏这种药物而不对公众公布是不符合职业道德的。如果仅仅因为神秘性给这种药物带来了价值和重要性，那这里面肯定充满了可耻的无知或是欺骗贪婪。

——托马斯·珀西瓦尔（Thomas Percival），

《医学伦理学》（*Medical Ethics*），1803 年

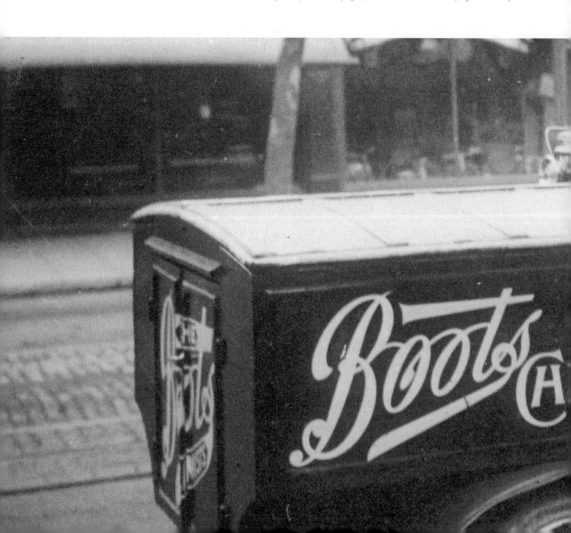

19 世纪，砷剂是混进食品和药品中的剧毒物质之一。砷剂粉末无色无味，极易与糖或面粉混淆；在维多利亚时期，杀手们十分青睐这种毒物。砷剂可以用于鼠药、洗羊的消毒粉和捕蝇纸，售价很低，经常出现于绿色染料（席勒绿，一种铜的砷化物）中，用于对糖果、蜡烛和窗帘、壁纸和衣服等进行染色。长期以来，医师们将砷剂开具给他们的病人。1809 年，《伦敦药典》中收录了由亚砷酸氢钾和薰衣草混合而成的富勒溶液（Fowler's Solution），称赞这种药"几乎肯定是与我们收录的其他药物一样确定的药品"。

最近科学家对国王乔治三世的头发（位于伦敦某博物馆的穹顶上，保存在纸片中）进行分析，发现其头发中砷剂含量极高。事实上，这些头发中砷剂含量超过了中毒水平的 300 倍，为这位国王"疯癫"的原因增添了一抹神

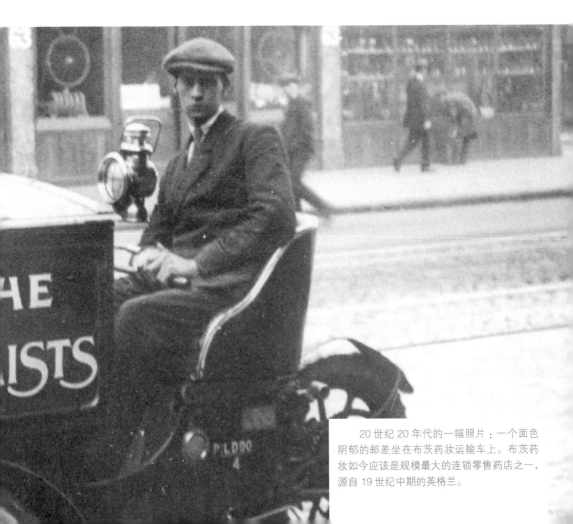

20 世纪 20 年代的一幅照片：一个面色阴郁的邮差坐在布茨药妆运输车上。布茨药妆如今应该是规模最大的连锁零售药店之一，源自 19 世纪中期的英格兰。

秘色彩（参见第 5 章）。进一步的医学研究发现，他曾经服用"詹姆斯粉末"（James Powder），其中含有大量的砷剂，可能导致卟啉症的大发作。

到 19 世纪后期，对于食品药品造假行为的大量曝光让大众感到十分忧虑。虽然过去很多国家已经开始尝试对药铺和药品的生产加工实施检查和管理，但是规管食品药品成分和销售行为的法律还很少。而且，随着市场上专利药物和特许专卖药物越来越多，其标准日渐松弛。英格兰通过了许多不同的议案，例如：1872 和 1875 年通过的《食品、饮料和药物法案》（*Food, Drink and Drugs Acts*），随后于 1906 年正式立法；1908 年通过了《毒物和药品法案》（*Poisons and Pharmacy Act*）。

药品里酒精含量可能高达 80%，用于安抚哭泣婴儿的"安抚糖浆"中含有吗啡和可卡因，广告商声称他们的配方能够治疗从耳聋到癌症等各种各样的疾病。反对药物造假的一位主要领导者是美国化学家哈维·华盛顿·威利（Harvey Washington Wiley，1844—1930 年），他大力主张改革。在美国农业部化学司（之后名为化学局）的支持下，一项对于药品纯度的研究展开了。一个例子是对 Liquozone 虚假标志的审查，这种药物的标签上宣称能够治疗哮喘、肠道疾病、肺痨、癌症、头皮屑、贫血、胆结石、痛风、疟疾、风湿、溃疡等多种疾病。通过调查最后发现标签所宣称的这些功能都是虚假的，这种药物不过是由 0.9% 的硫酸、0.3% 的亚硫酸和 98.8% 的水分组成的。

1905 年，亚当斯在《高力周刊》（*Collier Weekly*）上发表了《美国大造假》（*The Great American Fraud*）等一系列文章共 11 篇，将食品药品造假和使用虚假标志的事实推到了风口浪尖，这一系列的文章揭露了对于专利药品作用的虚假宣传。1906 年，美国总统西奥多·罗斯福签署了《纯净食品与药品法案》（*Pure Food and Drug Act*），也被称为《威利法案》。据估计，当时在美国有 5 万余种专利药物被生产销售。1930 年食品药品监督管理局（FDA）成立后，1938 年的法案包含了更为严格的监管措施。虽然 1938 年法案在之后的年代中不断被修订，这部法案迄今仍然是美国 FDA 管理体系的基础。

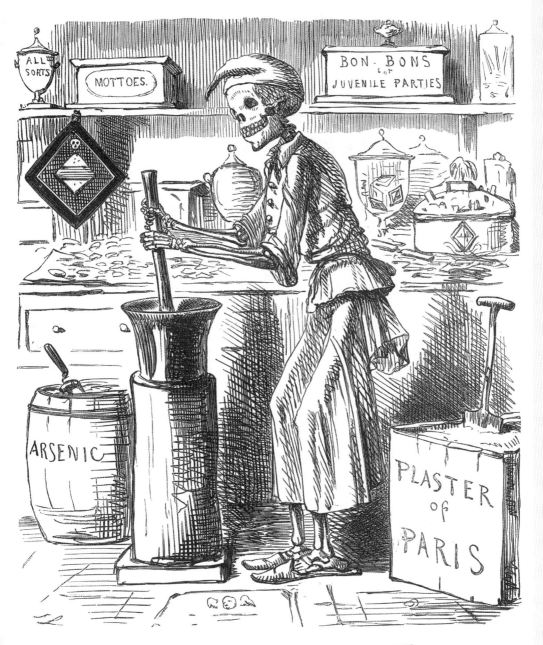

THE GREAT LOZENGE-MAKER.
A Hint to Paterfamilias.

在 19 世纪，药物和食物的掺杂可谓是臭名昭著。《笨拙》（Punch）杂志上这幅漫画影射的就是 1858 年发生在英格兰布拉德福德的一起集体中毒的丑闻。一个糖锭制造商故意在糖锭中掺入巴黎的石膏，但不小心掺成了砷剂。

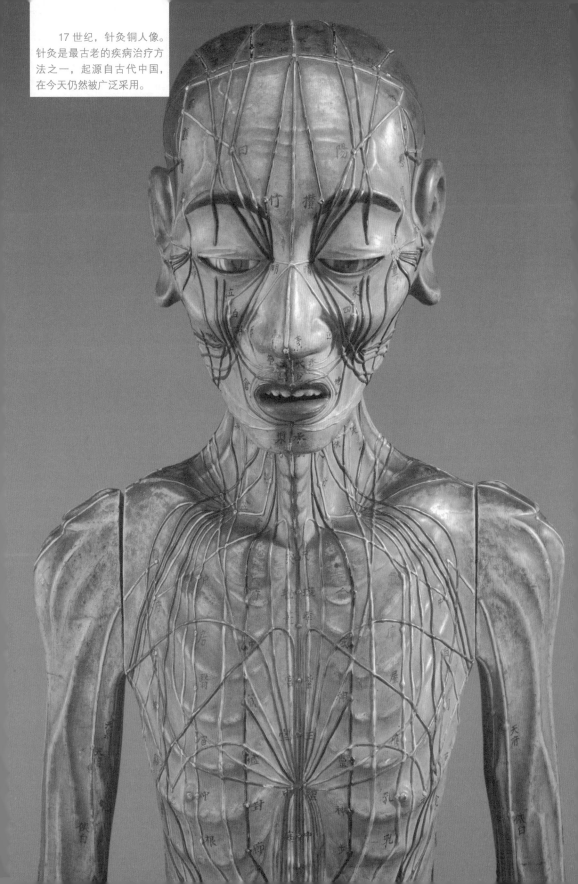

17 世纪，针灸铜人像。针灸是最古老的疾病治疗方法之一，起源自古代中国，在今天仍然被广泛采用。

Chapter 11 | 第11章 |
补充与替代医学

中国医药学是一个伟大的宝库，应当努力发掘，加以提高。

——毛泽东，1958 年

　　针灸（acupuncture）是使用细针插入身体表面特定位点（穴位）至皮下不同深度的疗法。这种疗法源自中国，这种治疗技术至少已有 2000 余年的历史。17 世纪，针灸首次被传入欧洲。在过去的几十年中，针刺疗法在世界上日益受到欢迎。除西方医学之外，其他不同形式的治疗方法还包括顺势疗法、整骨疗法和正脊疗法等，西方通常将它们称为主流生物医学的“替代医学”或“补充医学”。这些疗法于 18 世纪和 19 世纪首先出现于欧洲和北美，时至今日仍然繁荣。在世界上众多地方，草药治疗都拥有悠久的历史，并构成了传统医学的基础。在过去的几个世纪中，医学史主要的方面就是医学传统和医学实践的交流。

针灸和艾灸

针灸是世界上最为古老的治疗技术之一，起源自中国，至今仍然被广泛使用。根据经典的针灸理论，健康是阴阳这两种互补的要素之间的平衡，"气"可以调控这两种要素，而气是一种生命过程或是"生命力"的流动。今天，针刺疗法通常是指将一根纤细、无菌针头刺入身体特定位点，这些位点被称为穴位。这些穴位位于经络上，气沿着经络在全身流动。针灸的目的在于纠正经络内气的失衡或阻滞，疾病正是由此引发。针刺疗法一般与灸法同时应用，灸法一般是利用干燥并研磨好的草药、艾草或艾蒿叶子进行，将穴位及穴位所在的区域烤热。灸法有很多类型。例如，中医师可能在金属针的末端点燃类似于雪茄一样的圆锥体或卷状艾蒿叶子，刺激身体上特定的位点或疼痛的部分。

针灸师通常会询问病人完整的病史，为其把脉，确定需要对哪些穴位进行针刺。从很早开始，医师们就区分了大量不同的脉象，例如浮脉、沉脉、缓脉等，这种方法成为他们开展诊断的方法。脉诊逐渐演化成为一整套复杂精密的中医治疗方案，用以检测气的流动是否被停滞或梗阻。

在中国，针灸可能源自一系列小手术、按摩、放血、热石疗法等医学实践的结合。战国时代后期（公元前 600 年—前 221 年），对于宇宙本质的理解出现了很多新思想，针灸的起源正是来自这些思想。虽然自新石器时代就有了尖锐的石器、骨针、小刀等，但直至汉代（公元前 206 年—公元 220 年）经络理论成熟后，针灸才开始与这些工具联系在一起，只不过当时文献记载中针灸的流程与今天针灸的流程有很大不同。古代儒医皇甫谧在公元 256—282 年间编纂了《针灸甲乙经》，构成了针灸准则的体系，给中国、朝鲜和日本的针刺传统带来了巨大的影响。

针灸铜人是公元 11 世纪首次浇铸而成，目的是用于教学考试。这些铜人清晰地显示了人体的循环系统，标出了各个穴位。整个铜人覆盖有一层黄色的蜡，内部用水填满，医学生需要用针对穴位精确定位，刺破黄蜡，铜人里的水才能顺着小孔流出。中国医学经典之一是由明代医生杨继洲于 17 世纪早期编纂的《针灸大成》。它整合了过去的文本和之前没有书面记录的传统，目前仍然是针刺疗法的基础。

17 世纪，在中国、日本和印尼群岛的欧洲人通过发表著作和个人报告的形式，将针刺疗法（来自拉丁语，*acus* 意为"针"，*punctum* 意为"刺或扎"）和灸法（将艾草与燃烧结合在一起）带回欧洲。灸法容易学习，容易与欧洲固有的临床治疗方法结合。这种方法比针刺疗法的价格要低，在痛风治疗中广受欢迎——痛风患者通常是富裕的中年男性。西方首部关于针刺疗法的著作《论针灸》（*De Acupunctura*），于 17 世纪 80 年代首次出版，作者是荷兰医生、植物学家威廉·泰恩·绍尼（Willem ten Rhijne，1647—1700 年）。他曾经派驻荷兰东印度公司在日本的贸易据点，见识了这种神奇的"针刺"技术。到 19 世纪早期，该疗法在法国和英国受到广泛欢迎，在这两国所使用的是欧洲版人体解剖图，而不是源于中国理念的"身体图谱"。法国医师路易 – 约瑟夫·柏辽兹（Louis-Joseph Berlioz，1776—1848 年），著名法国作曲家柏辽兹之父，发现针刺对于缓解肌肉疼痛和神经症状十分有益。伦敦外科医师詹姆斯·摩尔斯·丘吉尔（James Morses Churchill，1801—1875 年）在 1821 年关于"针刺"的英文论著中，称赞这种疗法是"最有价值的疗法"，该论著宣称"不仅在东半球，在法国、在美国、在整个不列颠帝国的领地中、在伦敦医院里，针刺能够缓解腰疼和坐骨神经痛等症状，就像施了魔法一样"。针刺在美国广受欢迎，这也促使一些医生开展临床实验以验证其有效性。

在过去的几个世纪里，不论是在东方还是在西方，人们对于针灸的热度一直时高时低。1822 年，清朝废止了太医院针灸科，禁止教授、使用针刺技术。主要原因是随着较为温和的推拿按摩术出现后，患者不再那么

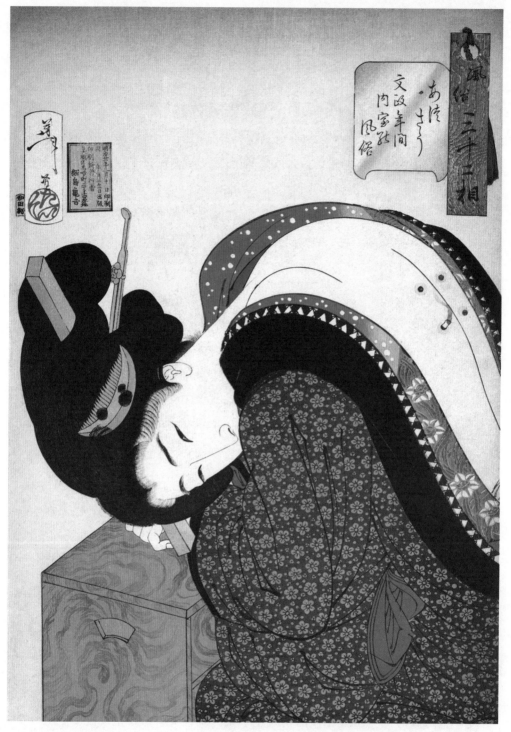

日本文政时期（1818—1830 年），一位家庭妇女正在接受艾灸。即在身体穴位处或靠近穴位处烧灼艾草的一种方法，可与针灸联合使用。这些古老的治疗方法直到今天仍然被使用，被认为是整体观的方法：将身体、心灵和精神作为一个整体进行治疗。

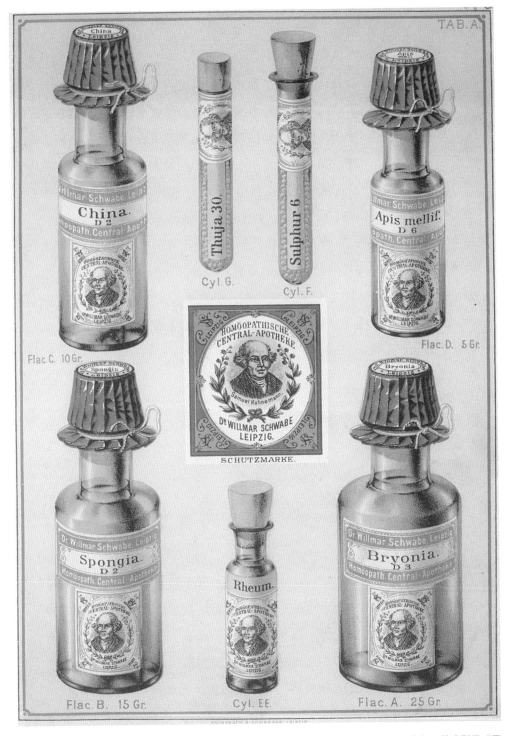

19 世纪晚期，德国的顺势疗法。这种替代疗法在 19 世纪的英国和美国变得十分流行，并遭到了"正统"医学（即所谓的西方医学）从业者的抵制。

针灸在全世界都十分流行，被用来治疗各种病痛，从疼痛到抑郁。

喜欢针刺治疗，而名医们也更喜欢草药。针灸是一种需要动手的治疗方法，不适合那些文质彬彬的儒医来使用，针灸的知识和技巧通常是由农村的治疗者所掌握。20世纪上半叶，随着中国对西方医学的接受，传统的医学形式变得愈加不为人们所接受。1949年，中华人民共和国成立之后，针灸连同整个传统中医体系得到复兴，针灸在70年代被"再次引入"西方。现在，针灸在全世界都十分流行，被用来治疗各种病痛，从疼痛到抑郁。拔罐是另外一种古老的治疗方法，有时也会与针灸联用。拔罐的目的在于辅助阻滞的气运流通，并排除体内的毒素。拔罐在东南亚的大多数传统医学中被采用，目前在世界的其他地区也大有卷土重来之势。

欧洲和美国的顺势疗法与自然治愈力

先生，顺势疗法体系有一点对我的胃口，
它证明，无论如何，药都不能吃太少。

——美国记者，1848年

从18世纪到20世纪初，在欧洲和美国兴起了很多其他的保健和治疗方法，特别是有些对放血、毒药等"峻猛"疗法深感恐惧的医生们，希望能够利用人内在的自愈能力（*vis medicatrix naturae*）治疗疾病。其中，有些疗法经受了严格的盘查，比如麦斯麦术；有些遭到他人的嘲弄；还有些如昙花一现、过眼云烟，很快消失在人们眼前，比如使用"金属牵引器"（metallic tractor）。包括顺势疗法在内的其他治疗方法则吸引了忠实的信众，包括医生和病人，直到今天依然十分繁荣。

顺势疗法的创立者是德国医生塞缪尔·哈内曼（1755—1843年），他对药物的毒性深感担忧，于是在1796年发表了著作《砷中毒——其治疗与法医检测》（*On Poisoning by Arsenic—Its Treatment and Forensic Detection*）。1796年，根据他本人使用秘鲁树皮和其他植物的经验，他开始探寻一种替代疗法并引入了顺势疗法的概念。所谓"顺势疗法"（homeopathy, 来自希腊语，*hómoios-* 意为"相同的"，*páthos* 意为"痛苦或疾病"），顾名思义，即要想治疗某种疾病，所用的药物必须能够在正常人身上产生相似的症状。他在《纯药典》（*Materia medica pura*，1811—1821年）等著作中阐述了他的观点，引入了"相似法则"："相似者治愈"，通常用拉丁语表述为 *similia similibus curantur*；"无限稀释法则"（law of infinitesimals）——剂量越小，药物越有效。哈内曼还创造了"对抗疗法"（allopathy）一词来形容主流医学的做法，指的是医生仅对症治疗或者采取催吐通便、放血或使皮肤发疱等与症状毫不相干的治疗行为。

尽管顺势疗法对"正统的"或对抗疗法怀有深深的敌意和戒备心理，但19世纪时，它还是传遍了欧洲和北美。1813年，在莱比锡战役后，法国军队中发生了伤寒流行，顺势疗法被用来治疗拿破仑的将士；后来在1833年，德国莱比锡建立了世界上第一家顺势疗法的医院。在美国，截至19世纪中叶，已有近2500位顺势疗法的医生。顺势疗法所用的药片味道很好，也不会有让人不适的不良反应。这样的药物特别适合婴儿和小孩服用，于是赢得了美国众多妇女的青睐和支持。在美国内战期间，尽管联邦军排斥和驱逐顺势疗法的医生，但是该疗法依然得到了应用。顺势疗法坚定的拥趸中不乏欧洲皇室和贵族的声音。

在众多的流行病暴发时，比如1854年伦敦的霍乱流行，统计数据显示顺势疗法医院的死亡率要低于正统医院；而在正统医院中，所采取的治疗通常是有害的，对抗击疾病贡献不大或者说无济于事。顺势疗法也被传播到印度殖民地，在那里受到了大众的欢迎，成为西方医学峻猛疗法的替

麦斯麦术

　　德国内科医生弗朗茨·安东·麦斯麦（Franz Anton Mesmer, 1734—1815 年）认为，他通过操控病人的"动物磁力"（或自愈能力）几乎可以治愈所有的疾病，宣称"磁力天然具有一种治疗和预防的功效"。所用的方法包括握着病人的手或盯着病人的眼睛（因此现在有 mesmerising 的说法，即"使人着迷"的意思）。1777 年，他在维也纳试图为一位盲女治疗时发生了丑闻，不得不逃窜到巴黎，继续宣传他的理念，结果遭到皇家专门调查委员会的质疑，1784 年国王路易十六召集了该委员会对他的医疗行为进行调查。麦斯麦的徒弟查尔斯·爱尔森（Charles d'Elson）作为磁化者进行了大量的实验。在试验结束时，委员会的定论是，他们所观察到的反应并不是"动物磁力"所致，而是人抱有希望时产生的幻想。

18 世纪 80 年代法国的麦斯麦术：麦斯麦和病人把磁条放在眼睛上，以便将麦斯麦磁流体引渡到眼睛上。

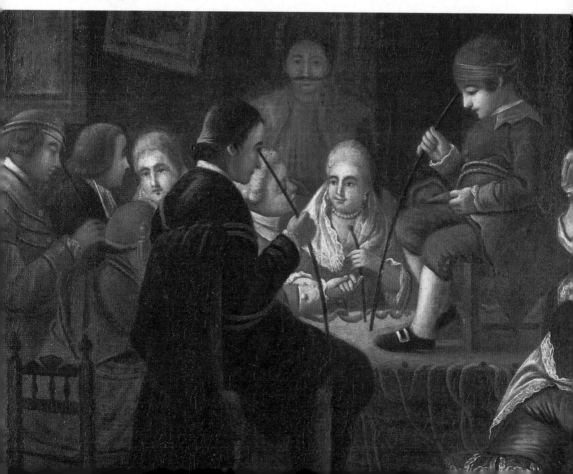

代疗法。它与阿育吠陀医学体系和谐共处，直到今天依然十分流行。19世纪 40 年代，麦斯麦术也被英国人传入印度殖民地中，在乙醚和氯仿被采用之前，作为手术前的麻醉术。

随着 20 世纪现代医学科学的兴起，以及更为有效和能够拯救性命的药物和疫苗的发展，顺势疗法与其他"替代"疗法一样，被公众和主流医学及制药企业越多越多地视为不科学的历史残留。至 50 年代，美国所有的顺势疗法学院（在 20 世纪前后存在过）全部关门大吉或者不再教授顺势疗法。尽管顺势疗法转为相对不显眼的存在，但并没有完全消失。实际上，在 1948 年，英国有五家顺势疗法医院被纳入新建立的国家医疗服务体系。

在最近的几十年中，全世界众多地区都见证了顺势疗法的复兴，并且已经成为发展势头最猛的"替代"医学之一。顺势疗法采用的依然是哈内曼的无限稀释原则，将药物无穷稀释来治疗疾病的症状，该原则认为若是大剂量的药物会对健康人产生某种症状，那么无限稀释后的小剂量就可以在病人身上缓解这种症状。顺势疗法持久的吸引力（在今天，也并非没有批评和非议）在于，它强调身体具有本能的自愈能力。

另外一种基于身体自愈能力而不使用药物的疗法是整骨疗法，起源于 19 世纪 70 年代的美国，是堪萨斯州一位名叫安德鲁·泰勒·斯蒂尔（Andrew Taylor Still，1828—1917 年）的医生发明的。他 1892 年在密苏里柯克斯维尔开办了美国第一家整骨疗法学校（现在的安德鲁·泰勒·斯蒂尔健康科学大学，A. T. Still University of the Health Science）。他认为，大多数疾病都是由于神经和血流的机能受到阻碍所致，通过调整"错乱或错位的骨头、神经、肌肉，消除所有的阻塞，从而建立起生命运动的机能"。整骨疗法（osteopathy，来自希腊语，*osteo-* 意为"骨头"，*opathy* 意为"疾病"）依然是卫生保健的一大领域，强调骨骼肌肉系统在预防和治疗健康问题方面的作用，而外科手术和药物治疗已经逐渐被整合到整骨治疗中。

尽管正脊疗法和整骨疗法都诞生于 19 世纪的北美，但在其他文化中，与此类似的骨骼按摩也在被采用，如图所示是 19 世纪日本水彩画中的按摩。

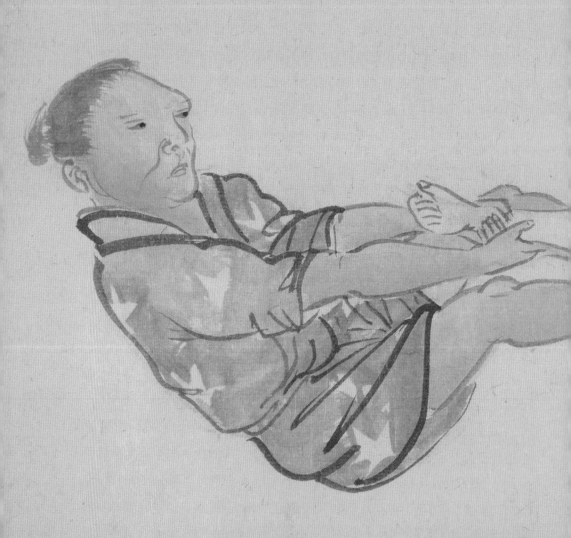

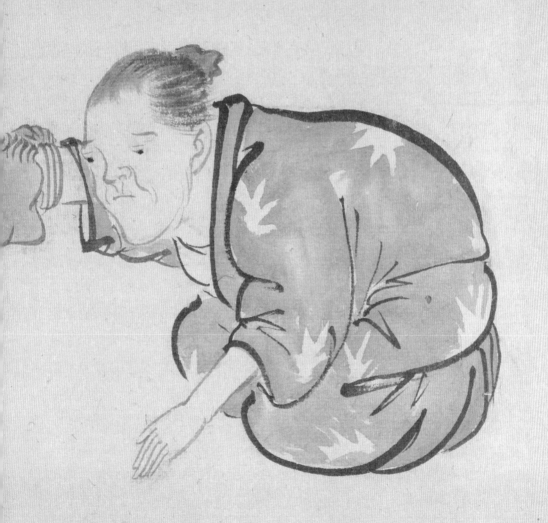

脊椎指压疗法（又称正脊疗法，Chiropractic，希腊语是"用手做"）是另外一种兴盛至今的疗法，产生于 1895 年，由加拿大出生的杂货店主兼非医学专业的治疗者大卫·帕尔默（David D. Palmer, 1845—1913 年）所创立。其理论认为所有疾病（或者不适）的根本原因是脊椎骨位置不准所致，提出通过脊柱的物理按摩可以治愈疾病。1897 年，他在爱荷华州的达文波特开办了美国帕尔默脊椎指压疗法学校，讲授"一种病因一种治疗"的哲学。和整骨疗法一样，脊椎指压疗法在过去的一个世纪中也经历了诸多改进，比如它吸纳了其他的治疗方法。

在西方诸多草药疗法中，直到今天依然广为流传而且商业利润丰厚的当属英国的巴赫花精疗法（Bach flower remedies）。该疗法是由英国内科兼顺势疗法医生爱德华·巴赫（Edward Bach，1886—1936 年）在 20 世纪 30 年代初"发现"和引入的，这些用花做成的液态酊剂至今仍被神经疾病治疗者所推荐。巴赫最初的 38 个配方都有专门的功能，用于治疗那些影响健康的情绪失衡，比如圣诞星（Star of Bethlehem）适用于那些由于悲痛或听闻不期然的噩耗而导致的休克。最有名的巴赫花精是急救花精（Rescue Remedy），其复方适用于治疗应激、焦虑和恐惧发作。

水疗法、物理疗法、反射疗法、亚历山大疗法（旨在纠正不良姿势、保持身体平衡性的训练技巧）、普拉提训练法都是在 19 和 20 世纪由一些个人以商业为目的而建立的治疗体系，分别来自中欧的塞巴斯蒂安·克奈普（Sebastian Kneipp，1821—1897 年）和文森斯·普锐斯内斯（Vincenz Priessnitz，1799—1851 年）；美国的班尼迪克·路斯特（Benedict Lust, 1872—1945 年）；美国的威廉·菲茨杰拉德（William Fitzgerald, 1872—1942 年）；澳大利亚的弗雷德里克·亚历山大（Frederick Alexander, 1869—1955 年）；德国的约瑟夫·普拉提（Joseph Pilates, 1883—1967 年）。这些疗法都采用非药物治疗，都寄希望于身体具有自愈的能力。

传统的草药疗法——在东西方医学中

自古以来，在所有的医学实践中，在世界众多地方，草药治疗一直都是主流。放眼全球，中医、日本汉方、印度阿育吠陀医学、传统藏医学和韩医学以及各种地方性的治疗者和草药学家，都要依赖于植物和其他天然产品的成分。植物提取物（从叶子、根茎、花朵到浆果等等）都有其特殊的益处，用来支持身体的痊愈过程。它们可能有多种服用的方式，包括饮剂、酊剂和片剂等。有些草药疗法的配方可能会有各种成分，从一味草药到20多种成分，复杂地配置而成。比如，一服中药可能会由8—15种草药构成，并且被分为君臣佐使四类：君为主药；臣为辅助药；佐为协助君臣之药，用以消除或减缓君、臣药的毒性或烈性；使为调和药及引经药，即具有调和诸药作用及引方中诸药以达病灶的药物。

在不同的文化之间，用草药治疗的方法也较为多样，现代化学和制药方法是从植物中提取活性成分，然后找到合成等价物，这与传统的草药疗法是迥然不同的（参见第12章）。中国医家的关键是根据病人的症状和特征开出一副标本兼治的药方。处方可能会受到多个中医理论和众多医家的影响。据记载，中医共有10万多

按摩、饮食与锻炼

虽然各不相同，但主要的补充与替代医学（CAM）体系拥有许多相似之处，包括关注个体治疗，全人治疗，宣扬自我照护和自我治愈，认识到每个个体的精神实质等。一系列治疗技术都是专门为了激发"放松反应"。按摩治疗有时与使用精油的芳香疗法一同应用，具有很长的历史。埃及人和中国人使用这种疗法的历史长达数千年，在古希腊和古罗马，通过沐浴的方式提高身体健康程度，提升身体力量的行为也很常见。Massage（按摩）一词源自阿拉伯语，意为"轻轻敲击"。这种疗法对于身、心、灵都十分有益。冥想、反射疗法和瑜伽有助于缓解"应激"——不论是体现在身体上还是情绪上。膳食平衡和多种多样的运动——从太极（太极拳）到普拉提，对于保持健康、治疗疼痛也十分有益。

个复方，其中包括11000多种草药，而同一种草药在不同的复方中所发挥的作用可能全然相反。中医中还含有动物药、介壳类和矿物类药物。要想开出正确的处方，医生需要花费一定的时间来辨证施治。

在日本，70%—80%的注册医生会开汉方植物药，与世界上很多地方不同的是，其配伍和加工都受到严格的监管，并根据厚生劳动省（相当于美国的食品药品监督管理局）所设立的标准实现标准化和经过审批。官方批准的复方中，三分之二已由国家健康保险所覆盖。

在西方世界，销售草药、矿物质、维生素、鱼油和其他营养添加剂的"保健品商店"及网店吸引了众多消费者，尤其是那些崇尚"天然"疗法的顾客。他们可以买到成药（和非处方的药品），比如紫锥菊感冒胶囊（Echinacea Cold and Flu Capsules）、茶树抗菌乳霜（Tea Tree Cream Antiseptic）、山金车凝胶（Arnica Cooling Gel）、银杏叶片剂（Ginkgo Leaf Tablets）、月见草油（Evening Primrose Oil）、虎标万金油（Tiger Balm）、圣约翰草（St. John's Wort）等等。人们还会购买此类产品以预防健康问题。

补充与替代医学

世界卫生组织将补充与替代医学定义为，不属于国家自身的传统并且未整合到主流的卫生保健体系中的一大类卫生保健实践活动。针灸和草药疗法都被西方视为替代医学，作为主流医学之外独立使用或代替主流医学使用，而"补充"医学是指作为主流医学的补充。在某些继续使用这些传统疗法构成当下标准医学实践的社区，它们可能依然被视为主流医学。纵览医学史，我们知道世界上很多地方一直以来都存在多个医学体系，至于何为"主流"何为"替代"是随着时间而变化的，并且在不同文化之间也有所区别。CAM（补充与替代医学）与主流医学之间，以及不同的CAM体系之间的界限通常是模糊的，且一直处于变化之中。

CAM 是一个庞大且活跃的领域，这不仅是对于从业医生和患者而言，对于研究者和卫生保健的提供者亦是如此。与主流医学不同的是，CAM 经常缺乏或者只开展了有限的试验和临床研究，不过，关于 CAM 的科学研究已经开始弥合这一知识的鸿沟。比如，在美国，国家补充与替代医学中心（National Center for Complementary and Alternative Medicine，NCCAM）成立于 1999 年。该政府研究机构便致力于 CAM 的科学研究。其重中之重的任务是发现和区分那些具有医学价值或其他收益的治疗法（治疗体系），同时防止那些具有潜在或确定存在危险的治疗法，其中包括草药相互作用的副反应。不论是何种形式的药物，安全、疗效和质量控制都是至关重要的问题（参见第 14 章）。从业者的培训、监管和执照管理的办法或资质的审查，草药产品的注册（包括是否可以定义为"食品添加剂"或"药物"仍需要全面的产品许可），仍然是国家和全球层面上亟待解决但又十分复杂的问题。

由谁掏腰包也是一个十分重要的问题。在很多较为贫困的国家，对于很多人来说，只有传统的或地方性的治疗方法才是可以负担和可及的选择。据估计，全世界大约有 80% 的人口仍然挣扎在基本药物（西药）的水平线上，其初级卫生保健只能依靠传统药物，植物和植物提取物是其本土医学的主要组成。相比而言，在经济发达的社会，五花八门的 CAM 治疗已经成为一种以千亿计算的产业，并且会有迅速增长的空间，尽管有的是由病人付账，有的是由国家卫生或保险制度来买单，彼此之间还是有一些差别。目前一些研究正在如火如荼地开展，如根据病人的问卷调查答案，分析为什么患者对 CAM 的需求量如此之高，以及哪一种 CAM 具有较高的需求量。得到的原因有很多，患者对"非个性化的"医学高新技术倍感失望，却被一种更为自然、传统或整体观的卫生保健方式所吸引，特别是患有慢性病、疼痛、焦虑、高负荷的病人，他们往往不能通过服用药

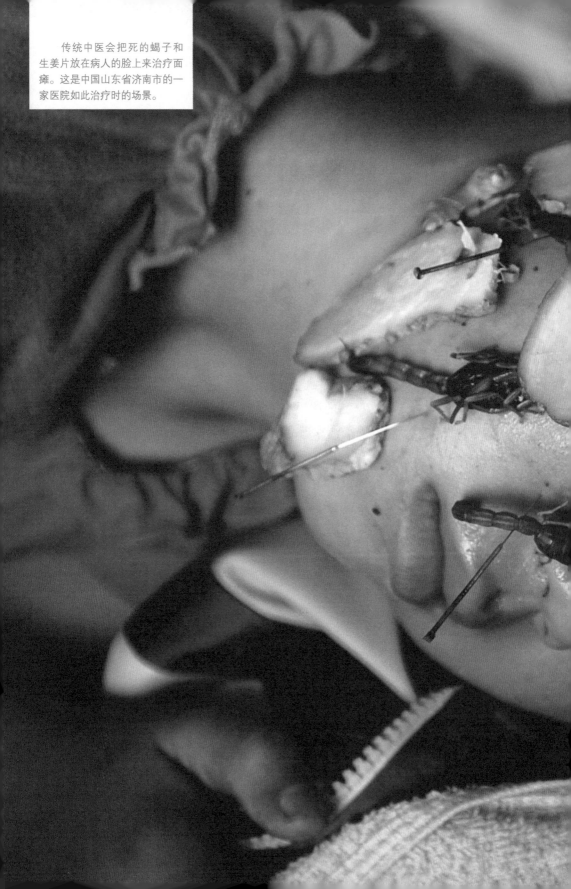

传统中医会把死的蝎子和生姜片放在病人的脸上来治疗面瘫。这是中国山东省济南市的一家医院如此治疗时的场景。

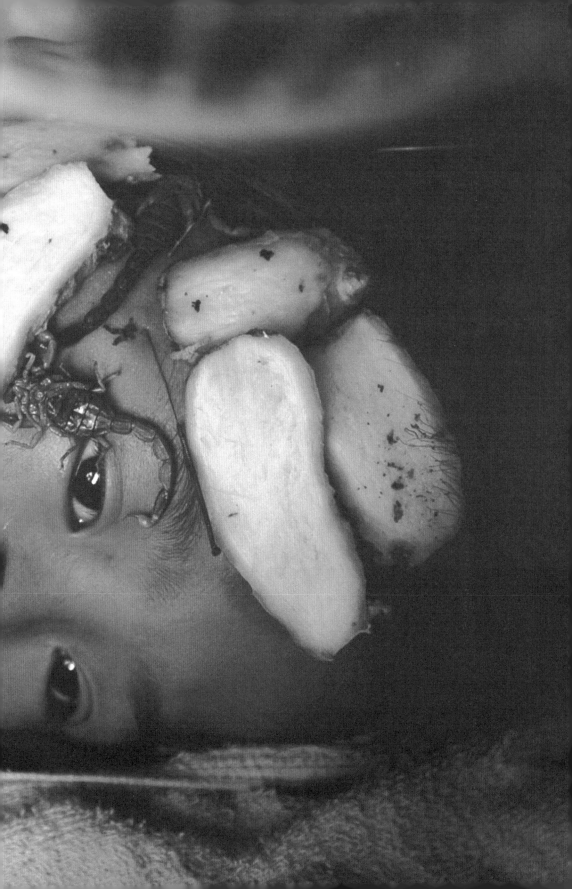

卫生保健与治疗体系

主要的补充与替代医学领域	举例
卫生保健体系	印度阿育吠陀医学、尤那尼医学和悉达医学 传统中医（如针灸、中药） 日本汉方 拉丁美洲—墨西哥巫医（curanderismo） 美洲本土医学（如汗蒸屋、医药秘轮） 脊椎指压疗法 整骨疗法 顺势疗法 物理疗法
心身干预	冥想 催眠 瑜伽 水疗 视觉想象疗法 舞蹈、音乐与艺术疗法 马术疗法、犬疗法、动物疗法 祈祷与信仰疗法
生物疗法	草药疗法 药膳和营养补充
治疗性按摩和运动治疗	按摩 太极拳 亚历山大疗法 普拉提
能量疗法	灵气 气功 治疗性触摸
生物电磁疗法	磁疗法

物或动手术轻易地治好（参见第 14 章文本框"安慰剂与安慰剂效应"）。

随着有健康意识的病人开始"四处求医问药"（这并不是新鲜事），对于医疗从业者（不论是西医传统和东方医学的传统）来说有这样一个趋势，他们开始提供一种整合的或者合作式的医疗进路，会根据疾病或残疾的实质（是否威胁生命，是慢性病还是急性病，是躯体的、精神的还是情绪的疾病），建议采取不同的诊断和治疗方法。在南亚和东亚国家，公立医院和诊所可能会提供针灸和草药疗法，与此同时也会提供正统的生物医药和外科手术，而医疗从业者可能既要接受生物医学的训练，也要接受传统医学的训练。在西方，如果说某种病应当或者可以用抗生素或化疗药治疗，一个经过训练的合格针灸师可能会建议患者去看一个"正规"医生；同时，如果说病人的腰疼即使用很强效的止疼片也无法缓解，医生也可能会建议病人去找个针灸师看看。

伦敦皇家顺势疗法医院便是一个逐渐走向"整合"医学的佐证。这家顺势疗法医院最早成立于 1849 年 [由弗雷德里克·奎因（Frederick Quin）创立]，有一个珍贵的档案馆，珍藏着有关医疗实践、病人和皇家资助情况的档案，包括谁曾经因何种病在这里接受过谁的治疗，治疗的情况怎样等等。在 2010 年，医院改名为伦敦皇家整合医学医院，可见医院在近些年所经历的变化，以及其作用的不断扩大。目前它是欧洲最大的整合医学公立医院，提供新型的、以病人为中心的服务，结合或"整合了"正统医学和补充医学的精华，为多种疾病提供治疗。

随后的几十年里，在这个领域发展的道路上将继续充满挑战、争议和错综复杂的张力。同时，探索 CAM 疗法的根源及其与过往的联系；探索这些疗法随着时间的演变，在不同文化间的交流，以及与现代"传统"医学的结合，对医学史学家们来说仍然是一个激动人心的话题。南非有句俗语似乎就反映了这种不断变化的医学观点：

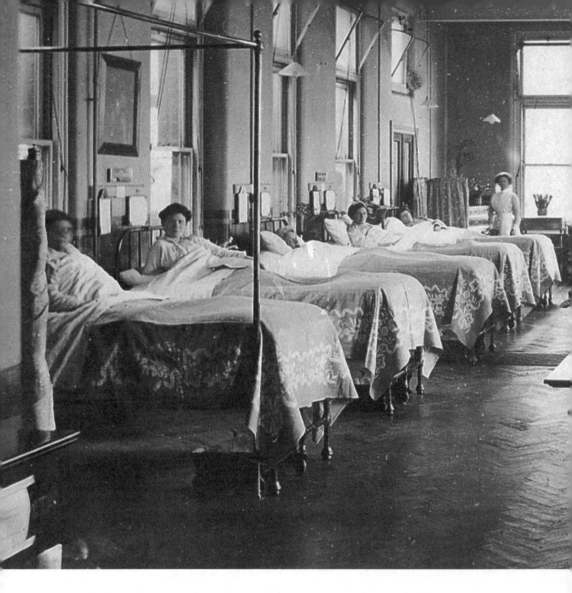

公元前 2000 年：“给，把树根吃了。”

公元前 1000 年：“这树根是不合教义的，来，祈祷吧。”

公元 1850 年：“祈祷是迷信的，来，把这碗汤药喝了吧。”

公元 1970 年：“这汤药是蛇油，来，把这片抗生素吃了吧。”

公元 2000 年：“抗生素是人造的，来，把这树根吃了吧。”

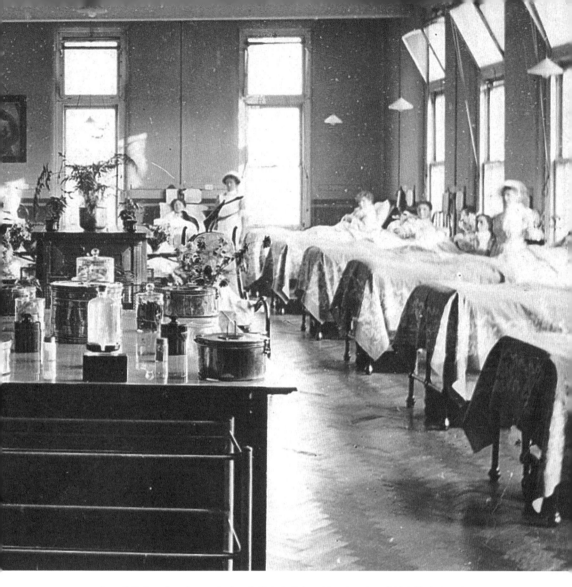

　　1849 年，弗雷德里克·奎因医生建立伦敦皇家整合医学医院，成为伦敦顺势疗法医院，奎因是英国最早实施顺势疗法的医生之一。这幅画展示的就是 20 世纪初该院的病房。

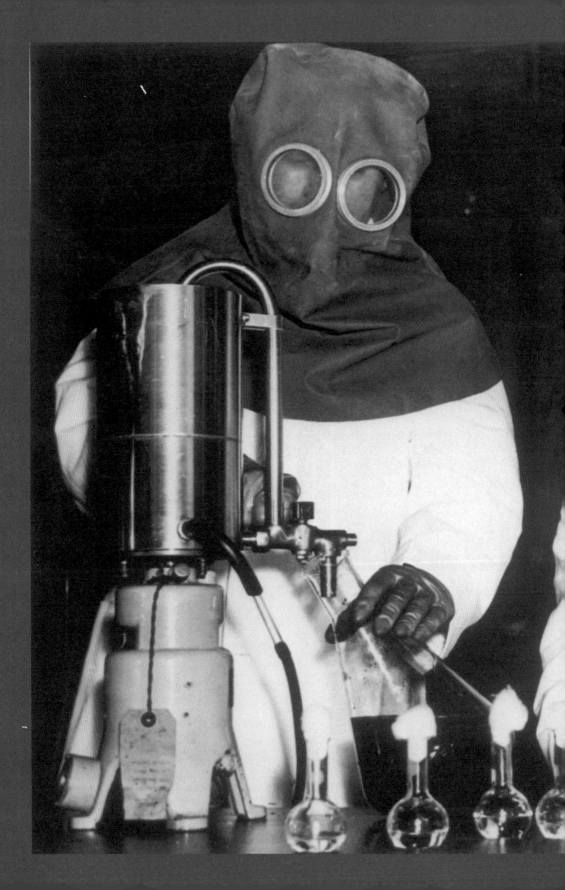

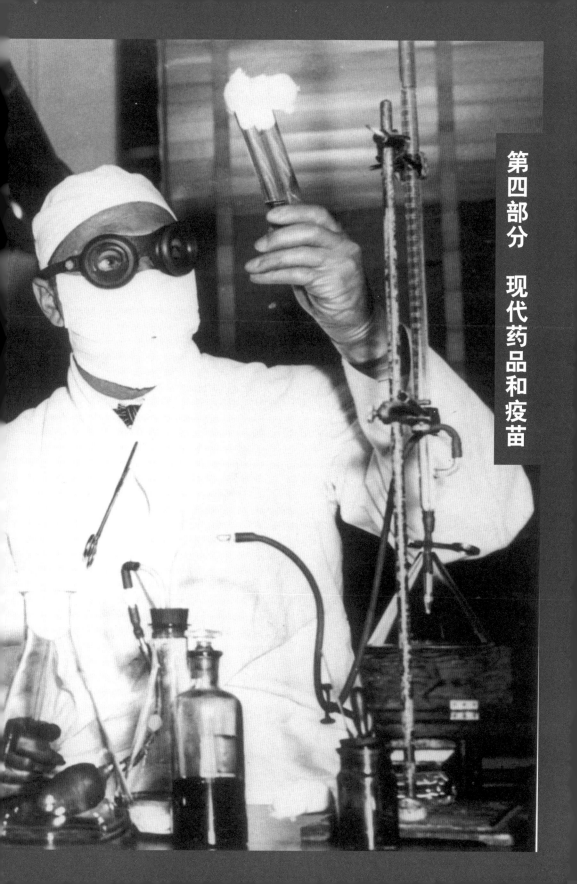

第四部分 现代药品和疫苗

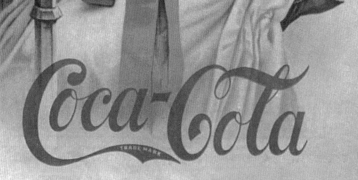

老药方，新药物

取一盎司顶级的金鸡纳树皮，弗吉尼亚蛇根草和蛇根各半盎司；混合研磨，然后放在白兰地、荷兰金酒或者其他好酒里浸泡五到六天；之后倒上层清液，每天喝两到三次，每次一酒杯。

——威廉·巴肯,《家庭医疗》中

一种早期药酒的配方，1781 年

19 世纪初，化学的进步使科学家能够从多种植物中分离活性成分，这些植物在长达几百年的时间里都被用到各式各样的药方里。化学实验室开始取代药材园成为新药物的来源，科学家开始探讨药物化学结构与作用方式之间的关系。第一个重要的进展是从鸦片中分离出吗啡。从"老药方"中找到"活性"药物的例子，包括从古柯中提取可卡因及从南美金鸡纳树中提取抗疟的奎宁。19 世纪末，化学药物产业的重要发展是合成药物的出现。1899 年由德国拜耳公司投放市场的阿司匹林是一种尤为重要的合成药物，一些古老的药方中包含有从柳树皮和绣线菊属的灌木中提取合成的物质。发现并分离植物的活性成分，以及合成等价物，对于医学发展的贡献是深远的。

从古柯树到可卡因

可卡因是从南美古柯树中提取出的一种生物碱，于 1860 年分离成功，和吗啡一样（参见第 9 章），是另一种曾有广泛医学用途的药物，能作为神经舒缓剂、兴奋剂、止疼片、镇静剂和抗抑郁药。甚至在阿瑟·柯南·道尔（Arthur Conan Doyle）的侦探小说中，福尔摩斯都使用了。

夏洛克·福尔摩斯从壁炉台的角上拿下一瓶药水，再从一只整洁的山羊皮皮匣里取出皮下注射器来。他用白而有劲的长手指装好了精细的针头，卷起了他左臂的衬衫袖口。他对着自己肌肉发达、留有很多针孔痕迹的胳臂注视了一会儿，终于把针尖刺入肉中，推动小小的针心，然后躺在绒面的安乐椅里，满足地喘了一大口气……

[华生先生] 问他道："今天注射的是什么？吗啡，还是可卡因？"他说："这是可卡因，你要试试吗？"

——阿瑟·柯南·道尔，

《四签名》(*The Sign of Four*)，1890 年

在南美的秘鲁，当地土著人咀嚼和吸食晾干的古柯（Erythroxylum coca）叶子的历史已长达几百年，是作为宗教仪式的一部分，被用作消遣性药物、春药、兴奋剂或者用来解乏抗疲劳，驱寒解饿。随着新大陆的发现，欧洲人认识了古柯，但与烟草不同的是，它们并没有在欧洲广泛应用。不过，到 19 世纪中期，植物学家开始钻研其药物属性。1860 年，德国化学家阿尔伯特·尼曼（Albert Niemann，1834—1861 年）从古柯叶中

提取出可卡因，至 19 世纪 80 年代，掀起了一场可卡因热。和鸦片类似物吗啡一样，可卡因也可用皮下注射器注射到血管中。据称，罗伯特·路易斯·史蒂芬森（Robert Louis Stevenson，1850—1894 年）利用可卡因的效用，在 6 天的时间里写就了《化身博士》（*The Strange Case of Dr. Jekyll and Mr. Hyde*，1886 年）。

古柯、可卡因和可口可乐

古柯雪利酒和古柯波特酒在 19 世纪时受到欧洲上层名流的欢迎。在美国，由于禁酒运动的推动，药剂商兼吗啡成瘾者约翰·彭伯顿（John Pemberton）拥有法国古柯酒的配方，是一种主要成分为古柯和含咖啡因的可可果的起泡酒。他将其中的酒精成分拿掉，标榜其具有古柯优良的品性，又没有酒精的恶性。1886 年春，该产品重新起名可口可乐然后投入市场，称之为"提神醒脑之佳品"，"好喝！提神！醒脑！激发精神！"可卡因在 1903 年被古柯香精所取代，可口可乐也成了一种畅销的软饮料。

奥地利神经学家兼精神分析学家西格蒙德·弗洛伊德（Sigmund Freud，1856—1939 年），最初推荐使用可卡因来辅助治疗吗啡和酒精成瘾。经证明，可卡因有助于外科和牙科中的疼痛控制。弗洛伊德开展了一项有关可卡因的研究项目，其中涉及自体试验，而他的朋友卡尔·科勒尔（Carl Koller，1857—1944 年）在 1884 年证明盐酸可卡因在眼科手术中作为局部麻醉剂是有效的。很快，可卡因被其他眼科医生所采用。美国外科医生威廉·斯图尔特·霍尔斯特德（William Stewart Halsted，1852—1922 年）试图用实验证明可卡因是否可用于脊椎（神经阻滞）麻醉。但他本人在实验过程染上了可卡因瘾，为了戒掉可卡因，医生指导他用吗啡，这在当时可是药物依赖的"治疗"方法！于是，霍尔斯特德每天注射两次高剂量的吗啡，成为当时所谓的"吗啡瘾君子"。

"强行军"（Forced March）药片曾经是一种很受欢迎的可卡因品牌，并且在一战中被士兵广泛使用。伦敦布朗普顿所开发的万能药中混合了可卡因、吗啡、酒精、糖浆和氯仿，在伦敦癌症医院（后来的皇家马斯

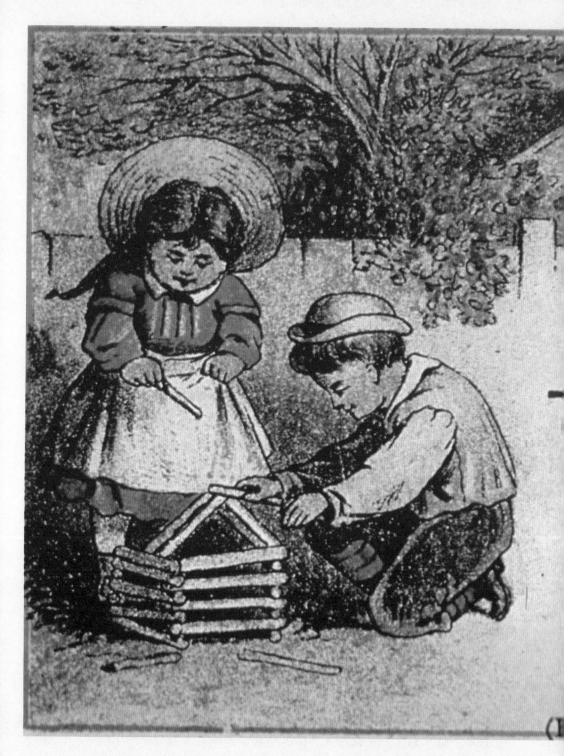

广告上总是以儿童为形象代言人，而且宣称可以治百病，比如 1885 年的"可卡因牙痛液"。20 世纪初人工合成的普鲁卡因（"奴佛卡因"）是一种更为安全的可卡因，最初被用作牙科局麻药物。

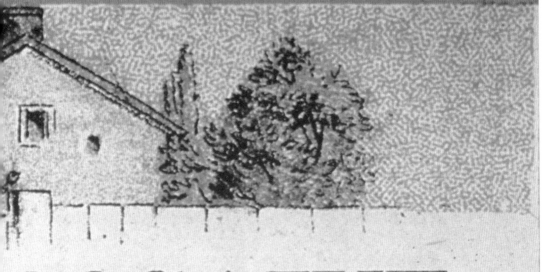

COCAINE
OTHACHE DROPS

Instantaneous Cure !

RICE 15 CENTS.

Prepared by the

OYD MANUFACTURING CO.

219 HUDSON AVE., ALBANY, N. Y.

For sale by all Druggists.

tered March 1885.)   See other side.

登医院），这一配方被称为"布朗普顿鸡尾酒"。在 20 世纪 20 年代，这成为癌症晚期病人缓解疼痛的处方药。希赛利·桑德斯（Cicely Saunders，1918—2005 年）是现代临终关怀运动的肇始者，他积极推动了各种布朗普顿鸡尾酒的使用，对于阿片类药物用于姑息治疗更是尤为推荐。

麻醉品（如可卡因和海洛因）成瘾的危险在 20 世纪成为严峻的问题。今天，可卡因和海洛因居于被滥用最为普遍的非法药物之列。

从柳树皮到阿司匹林

在 1897 年，短短两周内，德国制药公司拜耳生产出了海洛因和阿司匹林，前者在今天被认为是现代史上最为危险的药物之一，他们还合成了迄今最为成功的止疼药——乙酰水杨酸，又称阿司匹林。拜耳最终在 1899 年 1 月将阿司匹林投入生产。阿司匹林的配制是基于两种古老的草药方——一种是柳树皮，另一种是绣线菊属植物。

事实上，这些草药的历史可以追溯到 5000 多年前。在苏美尔文明（约公元前 3000 年）、古埃及、古希腊和古罗马帝国、前哥伦布美洲以及现代早期的欧洲都有相关的描述，记载了柳树提取物的治疗价值。在阿司匹林发现之前，在用柳树做实验的所有人当中，最有名的莫过于爱德华·斯通（Edward Stone，1702—1768 年）——英格兰牛津郡奇平诺顿的教区牧师。在 18 世纪中期的一个夏天，走在回家路上的他，停下来坐在溪堤上新栽的柳树下休息。他掰开一节柳树皮，百无聊赖地嚼起来，发现它的苦味与被用来治疗热病的秘鲁金鸡纳树皮有些类似。于是，他想知道尝起来发苦的柳树皮是否可治疗发热性的寒战和风湿热，而这两种病在他所待的教区十分流行。

斯通用严谨的科学检验了使用不同剂量的柳树皮的效果。他先是收集了一磅柳树皮，装袋放在烤箱中烘了 3 个多月，再研成粉末，然后在患有疟疾和间歇热的囚犯身上进行试验。随着胆子的变大，他增加了剂量。他继续试验达 5 年之久，治疗了 50 个人，直到他确信找到了治疗当地发热和寒战的妙方。1763 年，他写信给伦敦皇家学会，描述了他的发现。

试验白柳树皮（拉丁名为 *Salix alba*）缓解症状的努力并未到此为止。1838 年，意大利化学家拉法埃莱·皮里亚（Raffaele Piria, 1814—1865 年）用树皮的活性成分水杨苷成功制备了"水杨酸"。另一种名叫绣线菊（*Spiraea ulmaria*）的植物也被发现含有水杨苷，这种花恰好是伊丽莎白一世的最爱。19 世纪下半叶，包括水杨酸和水杨酸钠在内的多种水杨酸盐被医生们广泛应用于治疗疼痛、发热和炎症。不过，其副作用，特别是胃激惹也是不容小视的。

拜耳的药理部试图找到一种水杨酸的替代物，不会导致如此严重的胃激惹发生。通过将乙酰基加到水杨酸上（形成乙酰水杨酸），菲力克斯·霍夫曼成功创造出更为纯净和稳定的化合物，中和了水杨酸造成酸性的化学元素。事实上，霍夫曼并不是第一个合成 ASA 的人。德国化学家查尔斯·弗雷德里克·格哈特（Charles Frédéric Gerhardt, 1816—1856 年）实际上推算出一个化学式，并且在 1853 年发表了结果，但是并没有继续跟进。至于拜耳团队是否看过他的文章，我们就不得而知了。

海因里希·德莱塞负责所有新产品的检验，当 ASA 交到他手上的时候，他以它会"让心脏无力"为由将它否决了。药理部的负责人阿瑟·艾成卢因此感到愤愤不平，毅然决然地首先在自己身上做了试验，然后决定自己开展"离散的"临床试验。他把 ASA 寄给拜耳驻柏林的"代表"，由他们将药分发到柏林的医生和牙医手中。关于 ASA 的报告充满了溢美之词，并且证明这种新的化合物没有水杨酸那些令人讨厌的副作用。但当报告交到德莱塞的手中时，他再次没有表现出任何兴趣，而在空白处潦草地写道"该产品无任何价值可言"。与此同时，因为海洛因潜在的治疗和商业价值，德莱塞还沉浸在一阵狂喜之中。

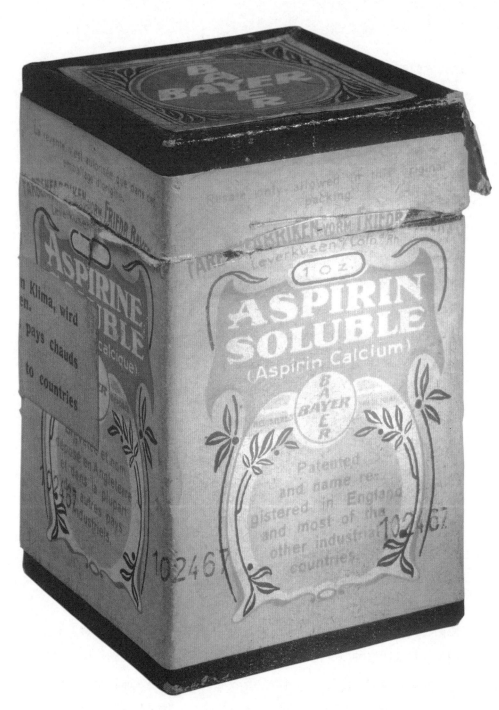

装有可溶性阿司匹林药粉的药箱。1899 年，德国拜耳公司开始将阿司匹林作为镇痛药发售。

医学图文史 ｜ 改变人类历史的7000年 ｜
The Story of Medicine, From Bloodletting to Biotechnology

幸运的是，拜耳研发部的负责人卡尔·杜伊斯贝格两肋插刀，安排了第二轮临床试验。结果依然非常不凡，杜伊斯贝格迫使拜耳支持这一项目。经过进一步"严谨的"评估（包括金鱼实验），即使德莱塞也不得不承认 ASA 的潜力。一旦获得生产批准，拜耳管理层面临的又一挑战是找到一个合适的商品名，阿司匹林（aspirin）最终胜出，取自绣线菊的拉丁文名字 *Spiraea*，而不是柳树的拉丁文名字 *Salix*。

拜耳阿司匹林在 1899 年 7 月投入市场。公司曾如此宣传阿司匹林的安全性，称它"不会影响心脏"。它还与海洛因打包出售！到 20 世纪初，阿司匹林已经在欧洲和美国广泛应用，并且很快发现，作为镇痛药（止疼片），它比其他会成瘾的麻醉等价物吗啡、海洛因和可卡因要安全得多。

阿司匹林堪称药理学的胜利。据估计，自投入市场以来，人类已经消耗了超过 1 万亿枚阿司匹林药片，它是世界上最为人所熟知、应用最广泛的药物。事实上，它已经走出地球走向太空，因为每一架航天飞机都会备一些阿司匹林。

阿司匹林与其他品牌和种类的止疼药一样，可以从药店、超市或者医生处方中获得，帮助人们缓解各种疾病所导致的疼痛：从头到脚，从前胸到后背。对于那些正在忍受慢性疼痛或者病入膏肓的人来说，世界卫生组织发布了一个相对廉价但很有效的连续照护方法，名为"WHO 三阶梯止痛法"。分三步在正确的时间以正确的剂量给以正确的镇痛药，第一步是非甾体类消炎药（NSAID），如阿司匹林，用于轻度疼痛；然后是弱鸦片制剂，如可待因，用于中度疼痛；然后，在必要的情况下，使用强阿片类药物，如吗啡，用于重度疼痛。

最近几十年的医学研究发现，低剂量阿司匹林可以减少血栓，并且降低心脏病发作后发生卒中、心脏病和猝死的风险。此外，最新的临床试验发现阿司匹林还可以预防某些类型的癌症。含有阿司匹林和其他药物的多效药片正在被用于心脏疾病，目前处于试验阶段。定期服用阿司匹林必须在医生的指导下进行，因为有些病人可能出现胃肠道出血和溃疡，儿童也可能患上急性脑病综合征。

抗疟疾：从金鸡纳树皮到奎宁

疟疾是一种古老的疾病，其地理分布之广，曾经北至俄罗斯北极地区，南至南半球的澳大利亚和阿根廷。17 世纪，欧洲及因疟疾而臭名远播的热带地区，都曾经遭受这种使人虚弱甚至丧命的热病。19 世纪末，科学家发现疟疾寄生虫是由被感染的雌性疟蚊（Anopheles mosquito）叮咬来传播的。这些小昆虫，比眼睫毛大不了多少，但却有着无穷的力量，每年可以导致数百万例疟疾病例和死亡。轻轻地叮一口，可能就带走一条生命。

奎宁是被用来预防或治疗疟疾的药物，最早是在 1820 年由法国化学家皮埃尔·佩雷蒂尔（Pierre Pelletier, 1788—1842 年）和约瑟夫·卡文图（Joseph Caventou，1795—1877 年）从南美金鸡纳树皮中分离出来的。在奎宁提纯生产之前至少两个世纪，欧洲人在南美洲已经发现，生长在安第斯山脉的金鸡纳树具有奇妙的治疗效果。于是，在南美的传教士开始将大量的树皮从南美洲运往欧洲的主要港口。

17 世纪，在罗马传教的耶稣会会士彼得罗·保罗·普契尼（Pietro Paolo Puccerini）公布了最早的树皮药方：

这种树皮来自秘鲁，可治疗感冒引发的四日热和间日热。取德拉克马（古希腊的重量单位）树皮，仔细研磨并过筛，在发热前 3 小时，兑入白酒杯中。当寒战发作时，或者感冒刚刚开始时，所有的药剂应一次全部服用下去，然后卧床休息。……在 4 天以内，不需要服用任何药物。至于服用药物是否及时，只得遵循医嘱。

金鸡纳霜是在 17 世纪 50 年代被传入英格兰，因为它与天主教会的联系，清教徒的护国公奥利弗·克伦威尔（Oliver Cromwell, 1599—1658 年）称之为"恶魔之粉"。尽管他身染疟疾，病情严重（很可能是在英格兰东部的沼泽感染上的），但他拒绝服用金鸡纳霜。不过，其他人则发现金鸡纳树皮具有治疗"沼泽热"的价值。当时一位名叫罗伯特·泰尔伯的"庸医"，因用一种"秘方"（用金鸡纳树皮做成）给欧洲皇室和贵族治病而飞黄腾达，让很多精英医生很是头疼。在 17 世纪的最后 10 年，金鸡纳树皮甚至传入中国。康熙皇帝（1662—1722 年）染上了一种重病——很可能是疟疾，两位法国的耶稣会士用这种树皮给他治好了病。

为了将金鸡纳树的种子或树苗带到欧洲，来自欧洲的植物学家和探险家冒着生命危险跋山涉水，进到安第斯山脉东坡的森林中，结果都以失败告终。18 世纪，疟疾在世界上的很多地方都是一种不断增加、无法攻克的负担。它对于生活在热带和亚热带地区的大部分传教士、探险家、殖民者和军队来说，更是严峻的问题，在那里流行着一种致命的重型疟疾（现在我们所说的恶性疟）。西非通常被认为是"白人的坟墓"。如 1817—1836 年，驻扎在塞拉利昂的英国士兵有近一半死于疾病，其中大多数是疟疾。

1820 年，科学家从金鸡纳树皮中分离出奎宁，并发现它是其中最为有效的活性成分，新的化学知识让人们开始希望这种新的药物可以抗击疟疾。人们开始进一步在南美腹地进行探险和植物学研究，目的是找到奎宁含量较高的金鸡纳树，从而可以在其他地方种植。

黄金鸡纳树是一种罕见的玻利维亚树种，其中奎宁的含量最高。寻找这一树种的过程引发了奎宁历史上最为悲惨的事件。故事的主人公是英国

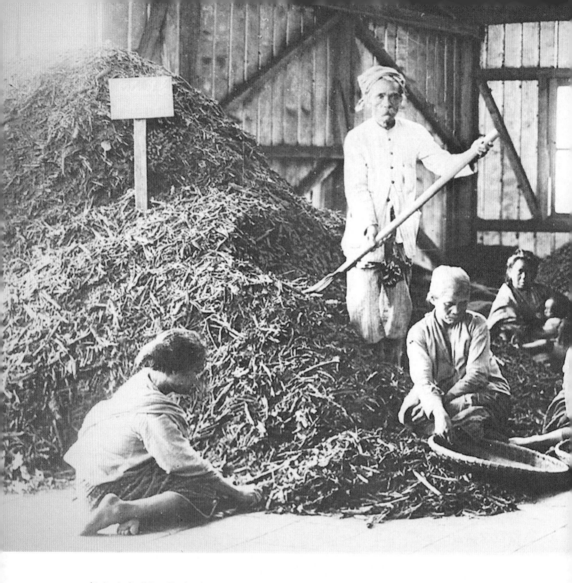

商人查尔斯·莱杰（Charles Ledger）和他忠诚的仆人曼纽尔·恩克拉·马玛尼（Manuel Incra Mamani），后者靠从活的金鸡纳树上扒下树皮谋生。19世纪40年代，马玛尼将莱杰带到一大片金鸡纳树林。不过，当时并不是收集种子的最佳时间，要想收获最好的种子估计还要等20年左右。在1865年4月，马玛尼长途跋涉数千公里将这些宝贵的种子送到身在秘鲁的莱杰手中。莱杰将种子晾干，之后把其中的一半寄给了伦敦的乔治·莱杰。完全出乎莱杰兄弟意外的是，英国政府拒绝接受他们这种罕见而且珍贵的树种，不愿支付"奖金"，于是，乔治只好以100荷兰盾（合20英

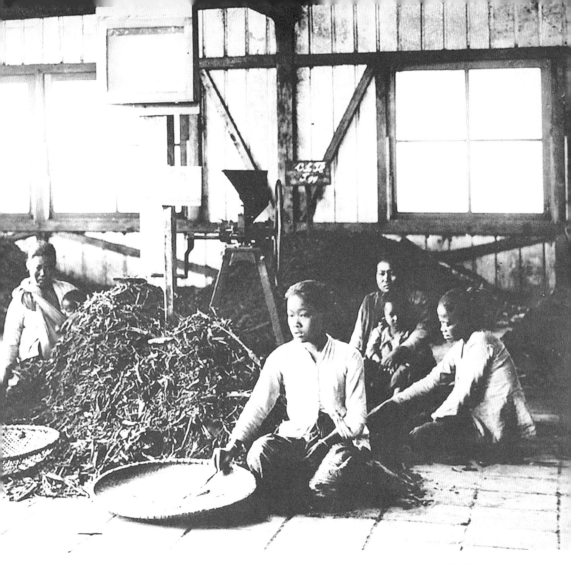

1820 年，从南美洲金鸡纳树皮中提取出生物碱奎宁并用于治疗疟疾，此后，众多的探险家们开始寻找奎宁产出量更高的树。荷兰通过在爪哇岛种植金鸡纳树成功占据了市场。图中便是正被清洁晒干的树皮。

镑）的价格把一磅种子卖给了荷兰政府，荷兰将它们种在了爪哇。乔治把剩下的种子卖给了英裔印度人莫纳先生，只得了 50 英镑。马玛尼和查尔斯·莱杰赔了个精光。马玛尼后来因为走私金鸡纳树种到玻利维亚边境被判入狱，最后死在狱中；而身无分文的查尔斯·莱杰在 1905 年死在澳大利亚。

颇具讽刺意味的是，荷兰政府只掏了 100 荷兰盾购买种子，结果做成了欧洲史上最赚钱的生意。在短短的时间里，荷兰在爪哇的种植园生产了全世界 97% 的奎宁。尽管英国人在印度也建起了金鸡纳种植园，但是其奎宁的含量要比爪哇的低得多；到 20 世纪初，印度大多数的奎宁都是从爪哇进口。

用奎宁治疗疟疾，在全球有着不可估量的重要性，它不仅被用于缓解症状，比如疼痛和发热，还被用来消灭导致疟疾的根本原因（奎宁可消灭疟原虫），在早期这样的药物是很少的。正如威廉·奥斯勒的金句，"疟疾治疗，可以用三个词来总结：奎宁，奎宁，奎宁。"它还可以被用作预防疟疾的预防性药物。早在塞拉斯·巴勒斯（Silas Burroughs）和亨利·威康（Henry Wellcome）于 1880 年开办其同名制药公司时，奎宁便是公司最早生产并在全球销售的药物之一（参见第 13 章）。奎宁使疟疾流行的热带地区的死亡率大大降低，20 世纪初，修建巴拿马运河时，工人们都免费服用了硫酸奎宁甜柠檬汁。美国人埃德温·威利·格罗夫（Edwin Wiley Grove, 1850—1927 年）把糖浆加入奎宁，去除其苦涩的味道，制成了著名的"格记无味退热饮"。英属殖民地印度曾经就有喝金汤力（Gin and Tonic）的风潮，而史威士等公司也在他们生产的印度通宁水（Indian Tonic Water）中加入了奎宁。

第二次世界大战期间，德国抢夺了荷兰人的奎宁储备，日本占领爪哇，控制了他们的海外种植园，从而掌控了大宗的奎宁供应。由于迫切需要新的抗疟药物，在寻找奎宁替代物方面，科学家最成功的成果当属合成药物氯喹，它在 1945 年之后被广泛应用。但是到 20 世纪 50 年代，疟疾已经从大多数温带国家消失；50 年代末和 60 年代，主要应用氯喹和杀虫剂 DDT 的全球消除疟疾倡议让人们燃起了彻底消除疟疾的希望。不过，疟疾对药物和杀虫剂的耐受成为关键的问题，至 70 年代，疟疾流行达到空前的泛滥，尤其是在撒哈拉以南的非洲，每 12 秒就有一个孩子死于疟疾。

"苯胺紫"与"甲基蓝"——合成染料与合成药的诞生

19世纪下半叶,合成有机化学经历了一场革命,其中一部分原因是人们需要新的抗疟药物。1856年,一位18岁的英国药剂师威廉·哈利·柏金斯(William Henry Perkin)试图合成奎宁,但失败了。不过,他用苯(煤焦油的副产物)成功合成了苯胺紫。苯胺紫是第一种合成的纺织品染料,与植物中提取的天然染料不同的是,水洗后不会褪色。苯胺紫很快风行一时。随着新颜色的流行,伦敦街头顿时呈现出一片苯胺紫,当时被称为"苯胺紫麻疹"。维多利亚女王(1837—1901年在位)和欧仁妮皇后(法国拿破仑三世的妻子)公开夸赞苯胺紫色的裙子,英国发布了一款1便士的"苯胺紫"邮票。柏金斯苯胺紫的成功带动了合成染料业的发展,特别是在德国。

新兴的染料业也推动了医学的发展。当微生物病原体最初被发现时,很难在显微镜下看到;经过合成染料的染色则可以看到。德国细菌学家保罗·埃利希注意到,应用甲基蓝在给疟原虫染色时特别有效。他推断出,这是因为寄生虫渴望吸收染料,因而可以在活体内将其毒死。1891年,埃利希用甲基蓝治愈了两位疟疾病人,这是合成药物第一次应用于人类。拜耳公司是当时德国最大的染料公司,后来在19世纪晚期成为主要的制药企业,海洛因和阿司匹林便是由该公司所生产。

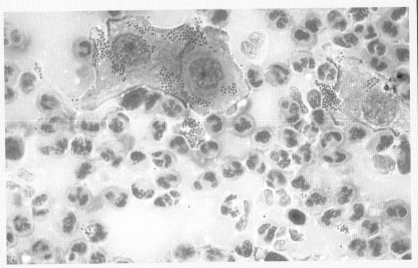

甲基蓝染料可用于病原体的染色和识别,被应用于科学研究。图中展示的是淋病的致病菌。甲基蓝还被作为原型,用于人造抗疟药物的开发,如1925年的扑疟喹啉等。

青蒿素——揭开另一种抗疟灵药的秘密

> 青蒿素……是传统中医给世界的礼物。
>
> ——屠呦呦,《自然医学》,2011 年

由于氯喹的治疗效果日益变差,人们迫切需要找到氯喹的替代物,1967 年,中国启动"523"计划,目的是寻找疟疾的治疗药物。青蒿(*Artmisia annua*,一种植物)的抗疟性得以再次发现。人们把这一发现归功于中国科学家屠呦呦博士,包括美国 2011 年的拉斯克奖也颁给了她,理由是"一种挽救全球数百万生命的医学进步,特别是对于发展中国家而言"(2015 年 10 月 5 日,因创制抗疟药青蒿素获诺贝尔生理学或医学奖。——编者)。屠呦呦受过传统中医和现代药理学的训练。她与她在北京的团队翻阅古籍和民间药方,寻找疟疾的治疗方法,并对 640 种中草药进行了检验。她发现青蒿(意为"绿色的草")很有前景。在公元 4 世纪,葛洪所著的《肘后备急方》中记载了一个治疗间歇热的药方:

青蒿一握,以水二升渍,绞取汁,尽服之。

1971 年,在这个药方的启发之下,他们提取出青蒿中的活性成分。为了检验其安全性,屠呦呦等人首先进行了试验。发现它在实验室小鼠和猴子身上是有效的。然后在海南省,将其用在疟疾病人身上。后来慢慢的,这种成分扬名国际,并被命名为青蒿素。

通过在中国、越南、泰国、缅甸、冈比亚和其他地方开展广泛的实验,证明青蒿素及其衍生物蒿甲醚和青蒿酯的确是安全的抗疟药物,能够比其他药物更快地降低寄生虫浓度。英国科学家尼克·怀特(在泰国开展研究)等人认识到,要采取某些措施以防青蒿素和之前的抗疟药一样出

catrices. statim ex mir eas, i similem
corpi facit colorem. Nomisti herbe:
artemesia mono
glosos.

locis sablosis. ut montuosis. Prima cu
erbam artē ra eā: ad iter faciens
mesiam si quis iter faciens dum;
secum portauit: ñ sentiet itineris
laborem. fugat etiam demonia: in
domo posita. phibet z mala medi
camta: z auer tir oclos malos. Ad pe
erbam artemesiā dum doloze.
contundas. cum axungia: z
imponas. pedum dolozem tollit. Ad
erbam artē interanorz dolose.
mesiam tunsam zin puluerem
redactam. cum aqua mulsa potui
dabis. intestinorz dolorem miriti
ce tollit. z diuisis infirmitatib; hoc
etiam si feceris: subuenit. Nom hbe:
artemisia tagantes.

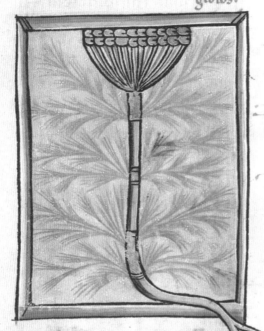

A moeos. caristellum uocant. Alij.
toxotes. Alij. Ephesiam dicunt. Alij.
aristolochiam Alij. Sartenico y. Alij.
apollisos. Alij. lysimachim: arteme
siam uociant. Alij. sozusam Alij.
lyoprax. Prophet eā trophum Alij.
ceeteesiam Alij. omeantisirisam. Alij.
cheomissis. Alij. Bubastes. Alij. ostan
tropu. Alij. emeronum Alij. Geno
sefestus Alij. Phylacterion. megam
Puagoras. feriasam. Egyptij. al saba
sar. Alij. Toxobulz dicunt. Nascit

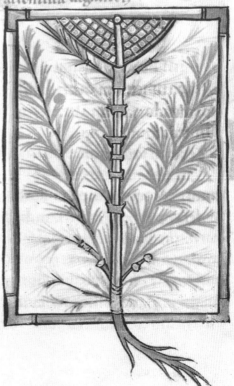

图中的蒿类植物插图来自 13 世纪的手稿。中医中
曾使用青蒿（蒿类的一种）。20 世纪 70 年代，其抗疟
性被中国人"重新发现"。这种"来自古方的新药"青
蒿素（商品名）为疟疾的治疗重新燃起了希望。

现耐药性。ACT（以青蒿素为基础的联合用药）似乎解决了这个问题。中国科学家在1992年注册了首个ACT，是将蒿甲醚和苯芴醇联合成为一个片剂，后来是由瑞士制药公司汽巴—嘉基（现在的诺华）生产的，商品名为复方蒿甲醚（Coartem）。接受这种抗疟药物治疗的病人已有几百万人（不过，2006年在柬埔寨西部已发现青蒿素抗药性的迹象，让人十分担忧）。青蒿原材料的70%由中国和越南提供，20%由东非提供，目前人们正在研究如何提高青蒿的产量和促进叶子的生长。加工青蒿素类合成药物的新工艺也正在研发之中，这将克服仅依赖天然成分导致的成本高和周期长的问题。

1998年，世界卫生组织启动遏制疟疾（Roll Back Malaria）项目，目标是在2010年前将疟疾的疾病负担减半。尽管距离全球"消除"疟疾的终极目标还有很长的一段路要走，但是近年来，疟疾地方性流行的国家已经取得了巨大的进步。国际基金会为解决疟疾危机投入了大量资金（2011年，超过20亿美元），特别是比尔与梅琳达·盖茨基金会。预防措施也发挥了至关重要的作用，如分发和使用长效杀虫剂浸泡过的蚊帐可以防止被传染疟疾的蚊子叮咬。另外，第一种抗疟疫苗正在非洲开展临床试验。

草木樨与华法林的发现

吗啡、可卡因、阿司匹林和奎宁等是19世纪医学发展的部分代表。其他从植物中提取的现代治疗药物还有很多，如心脏药物地高辛是从毛地黄中提取，抗白血病药物长春新碱是从长春花中提取，乳腺癌治疗药物紫杉醇最早是从日本和西北太平洋的紫杉古树中提取的。

其中，抗凝血药物华法林（warfarin, 取自威斯康辛校友会研究基金会，Wisconsin Alumni Research Foundation, 它为该研究提供了资助）的发现便是很有趣的故事之一。在20世纪20年代，加拿大和美国的农民观察到家畜患上了一种奇怪的出血性疾病，牛羊会因出血而死。最后，发现这与吃了一种由于真菌感染而发霉的草有关，即草木樨。其抗凝成分被分离出来，称作双香豆素，1948 年，其合成形式华法林作为一种灭鼠药被投入生产。科学家们推论，老鼠吃了这种诱饵后，会和牛一样出血而死。然而，令人意外的是，华法林对人是没有毒性的，而且还有救命的可能，可以用来预防或治疗某些与凝血有关的疾病，特别是血栓和血栓形成。1955 年，美国总统德威特·艾森豪威尔发生心肌梗死，医生给他服用了华法林。关于它有这样一种说法，"尽管它是一种灭鼠药，但它对战争英雄有好处，对美国总统有好处，那它对所有人势必都是有好处的！"

人们对多种植物疗效的发掘代表了人类医学史上最伟大的成就。如何从复杂的植物中提取有效的药物，对于科学家来说依然是一个挑战，也促使他们继续探索潜伏在草丛中的灵丹妙药。

这种以法华林为主要成分的毒药被用于灭鼠，但现在也被用作抑制血液凝固的药物。

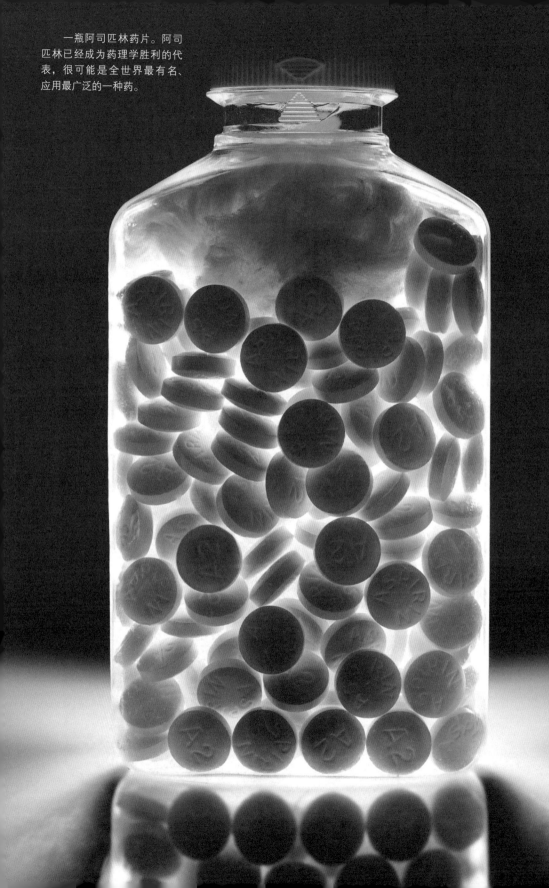

一瓶阿司匹林药片。阿司匹林已经成为药理学胜利的代表，很可能是全世界最有名、应用最广泛的一种药。

Chapter 13 | 第13章 |

从 "魔弹" 到 "重磅炸弹"

抬眼望，我看到了许许多多种药片。几乎所有人都在吃药，从朴素无华的阿司匹林，到五颜六色、特大号、分成三层的胶囊，小小一片药可以让你入睡，让你醒来，给你刺激，给你抚慰。这是一个药片的时代。

——马尔科姆·马格里奇（Malcolm Muggeridge,
1903—1990 年），英国记者，1962 年

第一种所谓的"魔弹"是 1910 年发现的砷凡纳明，用于治疗梅毒。这个词是德国科学家保罗·埃利希（Paul Ehrlich，1854—1915 年）发明的，指的是一种能够消灭身体内某种微生物但不会伤害健康细胞的化学物质。20 世纪上半叶，治疗方面还有很多重大的突破：治疗某些细菌感染的磺胺类药物；治疗糖尿病用的胰岛素；治疗风湿性关节炎使用的可的松以及第一批抗癌药物。20 世纪 50 年代，青霉素被广泛应用于临床医学，随后又出现了其他的"神奇药物"。20 世纪下半叶，制药公司不断成长发展，抓住了新型医学治疗不断出现的机遇（和利润）。一系列各种各

样的药物改变了现代社会疾病的状态，包括治疗感染性和非感染性疾病的药物。许多药物，例如降低胆固醇所使用的他汀类药物，销量如此之大，以至于人们称之为"重磅炸弹"药物（blockbuster drugs, 含有畅销药物之意）。制药业是全球最大的行业之一，其中包括主要的创新药公司、生物技术公司和非专利药生产商。目前人类正在努力寻找治疗各种疾病的新型药物。

第一种"魔弹"

保罗·埃利希是试图寻找疾病治疗方法的科学家之一——或者说，在他来看，是为了寻找一种化合物，既能够攻击和杀灭体内特异性的微生物，又不会伤害宿主的健康细胞。在 20 世纪头 10 年，埃利希实验了无数种化合物杀灭螺旋体（苍白密螺旋体）的效果，当时人们刚发现螺旋体是细菌性梅毒的致病微生物。人们发现砷剂不但能够杀灭螺旋体，还能害死患者；于是，埃利希和他的研究团队尝试着修饰砷剂的化学结构，以保留它的有效性，增强安全性。在一系列接受检测的砷剂中，第 606 种成功了，而这种药物在 1907 年时，曾经被认为是无效的，一度被束之高阁。

日本科学家秦佐八郎（1873—1938 年），曾工作于北里柴三郎（1852—1931 年）负责的东京传染病研究所，1908 年来到法兰克福的埃利希研究所。秦佐在被感染了梅毒的兔子身上重新检测了第 606 号试剂，发现它极为有效。后来经过几百次动物试验，反复证实了其对病原体的疗效，且对实验动物不会致命，这一发现于 1910 年正式公布于世。这种药物被称为砷凡纳明，商品名为撒尔佛散 [Salvarsan，意为"用砷剂（arsenic）救命（salvation）"]。砷凡纳明由德国制药公司赫斯特生产上市。第一种"魔弹"被认为是治疗梅毒的非凡药物，但还是有较大的毒性，有一些不良的副作用。埃利希的研究小组在 1912 年生产了一种改良后的化合物——新砷凡纳明（第 914 种砷剂）。

药物开发的下一个突破出现于 1935 年，即发现了抗细菌感染的磺胺类药物。这一发现是在对橙红色纺织品染色剂百浪多息开展了多次试验之后得出的。1935 年 12 月，德国拜耳实验室科研部主任格哈德·多马克（Gerhard Domagk，1895—1964 年）6 岁的小女儿由于被针扎破了手，发生了链球菌感染，病情十分严重。多马克为她注射了百浪多息，她便痊愈了。一年之后，伦敦夏洛特皇后妇产医院的英国医生伦纳德·科尔布鲁克（Leonard Colebrook，1883—1967 年），证明百浪多息对于产后脓毒血症有良好的治疗作用——这种疾病原本是一种致命性的产后感染。巴黎巴斯德研究所的科学家们发现百浪多息在身体内分解，其活性成分不是这种染料，而是一种无色化合物 $p-$ 对氨基苯磺酰胺（磺胺）。新型"磺胺"或"磺胺类"药物被用来治疗多种细菌性疾病，包括流行性脑脊髓膜炎、链球菌感染和细菌性肺炎。

英国制药公司梅·贝克公司（May & Baker）在 1938 年研发出最为有效的磺胺类药物之一——磺胺吡啶，称之为"M & B 693"。英国首相温斯顿·丘吉尔在第二次世界大战最为关键的时刻染上了肺炎，就是使用了这种药物进行治疗，才最终痊愈。丘吉尔回忆："这种神奇的'M & B'在最开始就被使用了，我发了一个星期的烧，随后身体的入侵者就被赶跑了，这种药没给我带来任何不适感。"

青霉素的故事

看上去就像奇迹一般。

——霍华德·弗洛里（Howard Florey，
1898—1968 年），1940 年

紧随磺胺类药物其后，又出现了一种新的神奇药物——青霉素。

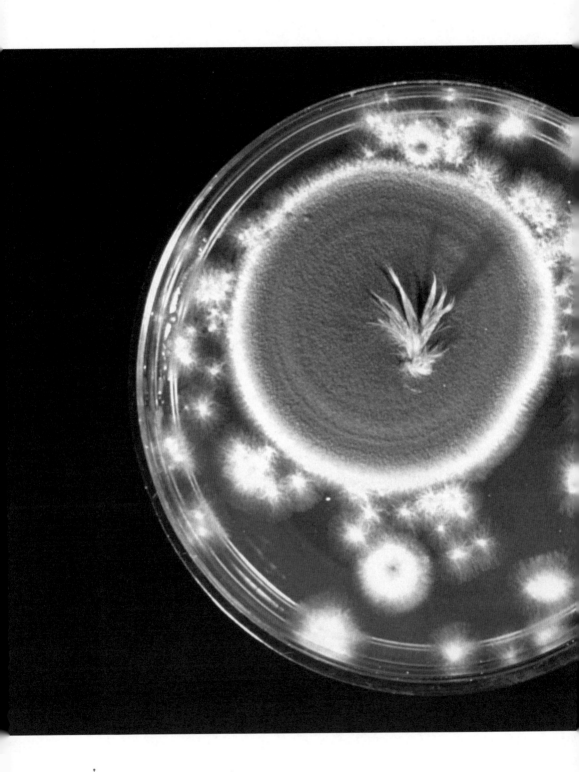

医学图文史 | 改变人类历史的7000年 |
The Story of Medicine: From Bloodletting to Biotechnology

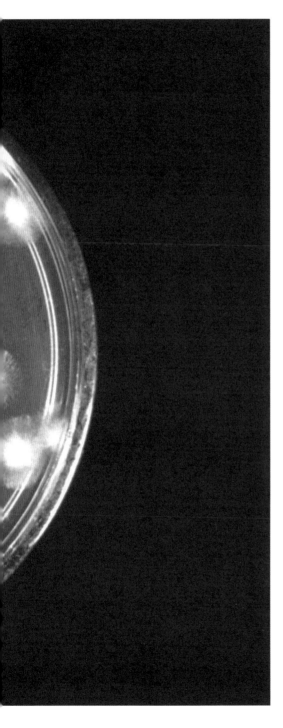

1928 年 9 月 3 日，时年 47 岁的苏格兰科学家亚历山大·弗莱明（Alexannder Fleming, 1881—1955 年），被聘为伦敦圣玛丽医院（St. Mary's Hospital）的细菌学教授。某次度假回到实验室，才想起架子上一些有盖培养皿忘了洗开净。他之前用这些培养皿培养了金黄色葡萄球菌，这是导致水疱、脓肿和肺炎的一种病菌。有一个培养皿引起了他的注意。

这个培养皿非常与众不同。就像其他很多样品一样，这个培养皿也被青霉菌落污染了。但是，在青霉周围没有金黄色葡萄球菌感染。他开始研究是什么抑制了这种细菌的生长，1929 年，他将这种青霉命名为青霉素，并把样本送往欧洲和美国各地的实验室进行检测。

最终是由牛津大学威廉·邓恩

培养了点青霉的有盖培养皿。亚历山大·弗莱明在 1928 年首次发现了青霉素（他最初将它命名为"霉汁"）的抗菌性，其治疗价值是在二战期间被牛津的科学家们发现的。

爵士病理学院（Sir William Dunn School of Pathology）的科学家团队最早完全认识到青霉素的临床意义，其中包括霍华德·弗洛里、恩斯特·钱恩（Ernst Chain, 1906—1979年）和诺曼·希特利（Norman Heatley, 1911—2004年）。1940年5月25日（周六），德国军队正在向敦刻尔克进军，此时，这3位科学家带领的研究团队正在开展一项关键的试验。

对8只小鼠给予致死剂量的链球菌。随后，对其中4只小鼠注射青霉素；另外4只不给以任何处理。第二天（周日）早晨，4只未接受任何处理的对照组小鼠全部死亡，而那4只接受了青霉素注射治疗的小鼠仍然健康存活。团队成员恩斯特·钱恩在发现这一结果之后高兴地跳了起来，之后他回忆：

我们知道，我们碰上了一种不仅仅能在试管里杀灭细菌，而且能够在动物活体中杀灭细菌，还不会对动物造成伤害的罕见药物。我们一下子就意识到，

救治受伤的士兵。1944年，为了满足战争的需要，美国的各大实验室都在钻研青霉素的生产。

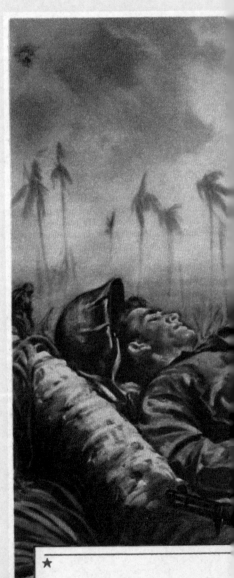

Thanks ...He Wil

FROM ORDINA
MOLD—
the Greatest Hea
Agent of this Wa

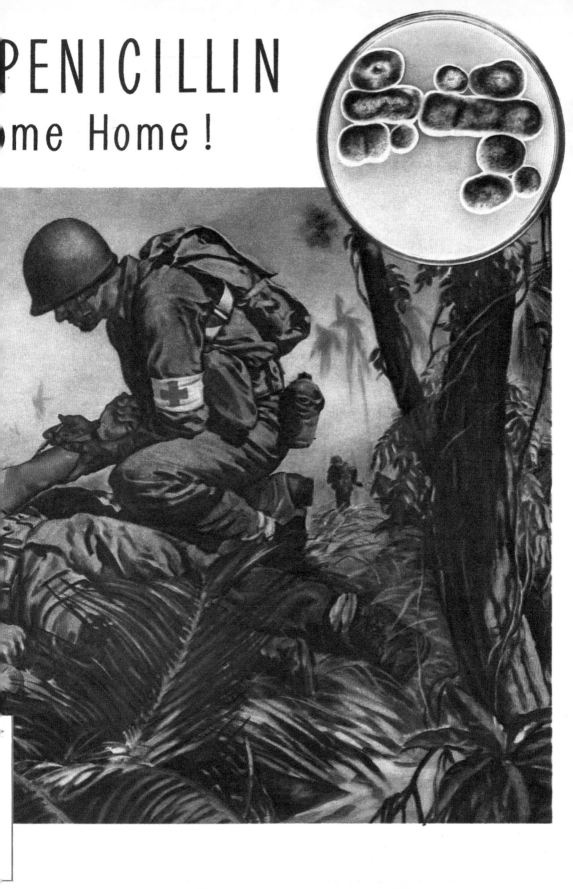

青霉素在战争医学中能够发挥关键作用。

随后科学家对人类患者进行了试验。1941年2月，牛津一位43岁、名叫阿尔伯特·亚历山大（Albert Alexander）的警察，由于擦伤（被玫瑰丛擦伤）出现了严重的菌血症，病情危重。一开始，青霉素对入侵体内的链球菌十分有效。但是，虽然邓恩学院里的科学家们精心设计开发了许多培养纯化青霉（使用便盆和牛奶搅拌器）的方法，并费尽心力收集亚历山大尿液中排出的青霉素，最终还是没能获取足够的青霉素来维持治疗，亚历山大一个月后死亡。

希特利与美国伊利诺斯农业实验室的研究人员们一道解决了青霉素的生产问题，他们发现了一种深度发酵的技术，生产效率比牛津科研小组的生产效率高10倍。很快，有很多家制药公司开始生产青霉素。第一次大规模的青霉素临床实验于1943年在北非战场上开展。结果出奇的好——之前可能需要截肢或是可能死于坏疽的士兵们在青霉素的作用下康复了。这种药物也可以用来治疗性病，让小伙子们能够重返战场战斗。直到战争结束，已没有人再怀疑这是一种能够治疗许多致命性细菌感染的药物了。

1945年10月，弗莱明、弗洛里和钱恩共同获得了诺贝尔生理学或医学奖，获奖理由是"发现青霉素及其对各种传染病的疗效"。青霉素成为20世纪下半叶的"神奇药物"，也被认为是现代医学最主要的成就之一。

链霉素和抗生素时代

然而，结核病这种细菌性疾病，对青霉素不敏感。土壤微生物学家赛尔曼·瓦克斯曼（Selman Waksman，1888—1973年），1941年首次在医学文献中使用了抗生素（antibiotic，希腊语中 anti- 意为"对抗"，biotos 意为"生命的途径"）一词。他和他在美国罗格斯大学的同事们一道，在默克公司的赞助支持下，于 20 世纪 40 年代中期，对数千种土壤微生物进行了筛选，期望发现"另一种"青霉素。瓦克斯曼的一名博士生阿尔伯特·沙茨（Albert Schatz）博士幸运地找到了。1943 年，他从一群鸡的喉咙中的霉菌里分离出了链霉素，这群鸡此前被饲养在过度施肥的田地上。

链霉素通常与另外两种药物——对氨基水杨酸（PAS）和异烟肼联合使用，以防细菌对单药产生抗药性。这种三联疗法是由爱丁堡大学约翰·克罗夫顿（John Crofton）和他的研究团队在 20 世纪 50 年代开发出来的，也被称为爱丁堡疗法。联合用药（根据这一模型）在此后应用于其他多种疾病的治疗，包括癌症和疟疾。这些药物在与疫苗联合使用时，治疗结核尤其有效，此疗法出现几十年以来，在全球拯救了数百万人的生命。

青霉素之后，牛津大学邓恩学院的研究团队又取得了另一个胜利，即头孢菌素的发现。20 世纪 50 年代中期，他们从一种真菌中发现并提纯了这种抗生素，而这种真菌来自撒丁岛的一个污水排放口。之后若干代头孢菌素都是广谱抗生素，能够对抗多种细菌，随后还有多种半合成青霉素出现，包括甲氧西林、氨比西林和阿莫西林，"抗生素时代"成为了医学史上一段十分乐观的时代。

考虑到细菌的生存技能，耐药性势必会成为一大问题。弗莱明曾于 1945 年就此提出警告，他说："这是道德准则：如果你使用青霉素，就一次使用足够的青霉素。"现在广为人知的 MRSA（耐甲氧西林金黄色葡萄球菌）问题最早是在 20 世纪 60 年代于英国发现，此时距医学界开始使用甲氧西林的时间不长，虽然这种抗生素之后已经不再生产了，但 MRSA 这个词目前仍然用于指代"多药抗药性金黄色葡萄球菌"。现在，我们也看到结核病在发展中国家卷土重来，对现有疗法的抗药性成为一个严重威胁患者生命健康的问题。

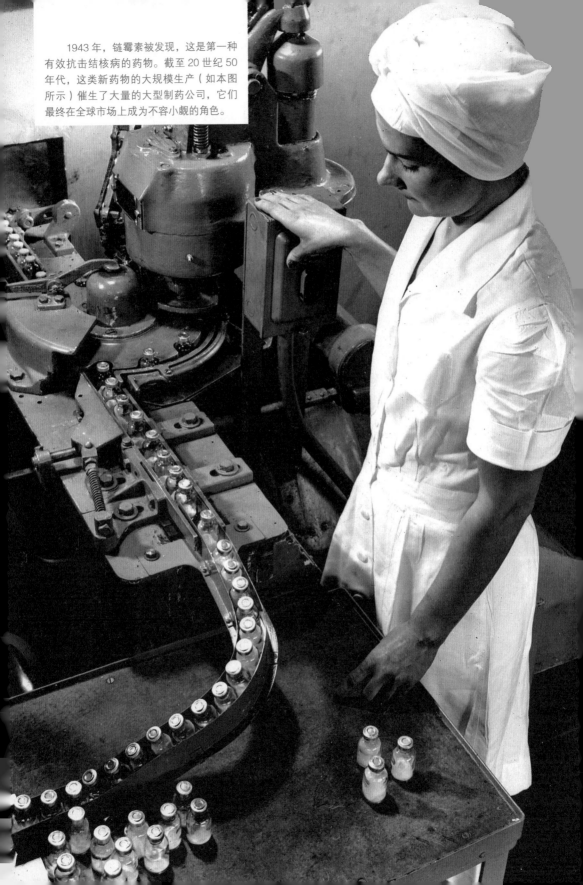

1943 年，链霉素被发现，这是第一种有效抗击结核病的药物。截至 20 世纪 50 年代，这类新药物的大规模生产（如本图所示）催生了大量的大型制药公司，它们最终在全球市场上成为不容小觑的角色。

补充治疗——维生素、胰岛素和"避孕药"

在一些科学家开发细菌感染的治疗药物时，另一些科学家也在试图找出那些令人困惑的非传染性疾病的原因和治疗方法。20世纪初，科学家们坚信营养不良的关键在于膳食中缺了某些关键的成分。

从柑橘属植物果实中分离提取出维生素 C 为詹姆斯·林德（James Lind）在 18 世纪开展的试验提供了解释，表明橘子和柠檬能够"预防"坏血病（这种疾病是由于缺乏维生素 C 导致，参见第 14 章）。不久，其他维生素被相继发现，同时也发现了它们能够治疗佝偻病、脚气病及恶性贫血等膳食营养缺乏性疾病。维生素还被上市销售，并被添加到某些食品中。

另一个巨大的进步是胰岛素的发现，这种胰腺分泌的激素能够控制血糖水平，可以用于治疗 I 型糖尿病（也被称为糖尿病或青年糖尿病）——在过去，这种疾病对于儿童和青年人而言极为可怕，甚至会夺去他们的生命。胰岛素等激素是通过胰腺、肾上腺等内分泌腺分泌的，但糖尿病患者不能分泌足够的胰岛素，需要"补充胰岛素"。加拿大多伦多大学的一个研究团队开展了相关研究，其中很多研究是在狗身上开展的，他们从牛胰腺中提取了胰岛素制剂，随后在两名研究者身上进行了检测，确认了制剂的安全性。1922 年，科学家们在一名 14 岁的糖尿病男孩伦纳德·汤姆森（Leonard Thompson）身上进行了临床研究：注射胰岛素前，患者几乎快要病死，注射之后血糖水平下降，他迅速恢复了活力和食欲。不久，美国于 1923 年开始使用猪胰腺大规模生产胰岛素，为整个美洲大陆提供了足够的胰岛素。儿童所患有的 I 型糖尿病不再是死刑判决。虽然胰岛素不能治愈糖尿病，也因此从未被称为"魔弹"，但胰岛素的应用（虽然需要终身不断地每天注射）仍然是 20 世纪早期医学的一大创新。

> 我希望我手边就有 β 受体阻滞剂。
> ——詹姆斯·布莱克
> （1924—2010 年）

可的松源自 20 世纪 40 年代对激素的研究，最初用于治疗风湿性关节炎，重要的是，它为甾体类药物的发展奠定了良好的基础，此类药物在不同的病理过程（包括哮喘在内）中都十分有效。激素研究还发展出其他的药物治疗方法，例如在女性生殖激素雌激素和孕酮发现之后，20世纪60年代研发的避孕药（源自墨西哥山药），及另外一类被称为β受体阻滞剂的药物，后者对治疗心脏病和高血压有着极为重要的意义。第一种β受体阻滞剂是普萘洛尔，它能够阻断肾上腺素对心脏和血管的刺激作用，成为世界上最为畅销的药物之一。

很多科学家因为药物研究的伟大贡献获得了诺贝尔奖。詹姆斯·布莱克（James Black，1924—2010年）听闻自己因为对于"药物治疗重要原理"的贡献获得1988年诺贝尔奖之后，打趣道："我希望我手边就有β受体阻滞剂。"

放疗和癌症化疗

19世纪晚期开始，许多国家的癌症发病率都持续上升，一名外科医生甚至称之为"疾病之王、恐怖之王"。接受手术治疗的患者通常已经处于癌症晚期，手术摘除实体肿瘤的成功率变数很大。

1895年，威廉·伦琴发现X射线，改变了癌症治疗的前景，使得肿瘤能够被定位检测。还发现X线会造成烧伤，可以用来治疗皮肤黑痣和皮癣等疾病。X线很快被用于杀灭癌症细胞。1898年，法国科学家皮埃尔·居里和玛丽·居里夫妇的研究团队发现了放射性元素钋和镭，放射治疗成为一种癌症治疗方式。在这种方法出现的早期，过量的放射会杀死患者。玛丽·居里（Marie Curie，1867—1934年）在多年暴露于放射线之后，死于白血病。现在放射治疗的形式更为安全有效，可以将超出手术指征范围的肿瘤缩小到能够进行手术的大小，有助于防止术后病情的复发。

埃利希首先使用了"化疗"这个词，但是含义更为广泛，不过，他也提出可以用化学制剂杀死癌症细胞，而不会对健康组织造成影响。这种试验引发了对于细胞毒性药物（能够杀灭肿瘤快速增殖细胞）的研究。

1948 年，美国波士顿儿童医院取得了化疗领域内影响最为深远的进展。美国医生、儿科病理学家西德尼·法伯（Sidney Farber, 1903—1973年），使用叶酸拮抗剂（抗叶酸制剂）治疗儿童急性淋巴母细胞白血病（ALL）——展示了抗叶酸制剂能够干扰、抑制恶性肿瘤细胞增生。早期进行第一次试验后，儿童们的病情得以缓解，虽然大部分儿童只是暂时得到缓解，这种尝试仍然是具有深远意义的一大步。法伯的一名患者是一位被称为"吉米"的 12 岁男孩。1948 年，一个广播节目采访了病床上的吉米。美国民众被他的故事所感动，纷纷慷慨解囊为吉米捐款，后来这些善款被用于成立"吉米基金"，直至今日一直都在为癌症患儿提供救助。吉米（真实姓名为 Einar Gustafson）也从癌症中康复，在基金会 50 周年时访问了这个基金会。

法伯先驱性的工作开启了战后现代社会对于大量抗癌药物的研发，包括 20 世纪 60 年代早期对于长春花生物碱（Vinca rosea）阻断肿瘤细胞增生作用的认识。在 20 世纪 70 年代的"抗癌战争"中，政府做出了巨大的承诺，寻找新的癌症治疗方法的研究经费不断提高，研究力量持续增强，长春新碱就是在这样的背景下诞生的。（参见本章"癌症化疗的进展"）。

治疗革命：从安定到反应停

除了最初发现的各种抗生素、甾体类药物、β 受体阻滞剂、抗癌药物和避孕药之外，20 世纪 50—60 年代还有很多令人瞩目的进展，包括氯丙嗪——第一代精神病治疗药物，以及心理治疗领域最大的进展之一：地西泮或安定，这是一种治疗焦虑和失眠的药物。法华林，最初是一种鼠药，后来被开发成防治血液凝集的抗凝剂。同样，治疗疟疾的氯喹，治疗

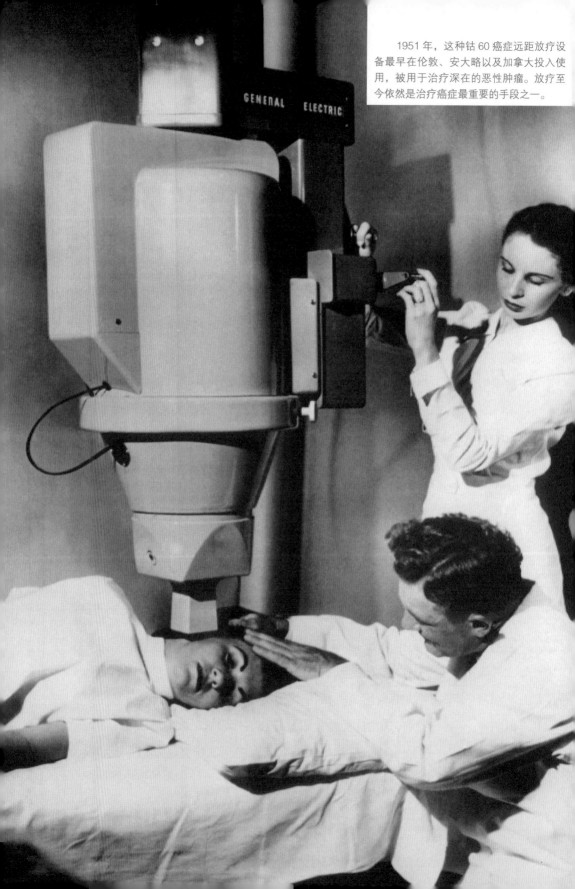

1951 年，这种钴 60 癌症远距放疗设备最早在伦敦、安大略以及加拿大投入使用，被用于治疗深在的恶性肿瘤。放疗至今依然是治疗癌症最重要的手段之一。

麻风的普罗明和氨苯砜，治疗 II 型糖尿病的二甲双胍，治疗帕金森氏病的左旋多巴，治疗哮喘的支气管扩张剂沙丁胺醇，多种止疼剂等纷纷出现。同时还出现了大量的疫苗，这些药品对于人类的生活有着革命性的影响：家庭医生得以针对一系列病痛开具处方，而需要在医院治疗的严重疾病的治愈率也大大升高。

制药产业在战后快速扩张，由于这些新发现，加上人们对于良好健康状态期望值的不断升高，并且监管环境较为宽松，这些公司赢得了高额的利润。20 世纪 60 年代早期，沙利度胺这种药物所造成的悲剧开始出现，对于新药物的检测和上市审批法律才变得更加严格，尤其是在美国、英国和大部分欧洲国家。时至今日，药品的安全性和有效性仍然具有极为重要的意义（参见第 14 章）。

抗病毒药物

各种抗生素的发现为治疗细菌性感染带来了激动人心的进展，但病毒性疾病的治疗进展很慢。不过也有多种抗病毒药物出现，例如无环鸟苷（阿昔洛韦，Zovirax），它能够有效治疗单纯疱疹病毒（这种病毒会导致唇疱疹和生殖器疱疹），水痘带状疱疹病毒（水痘）。这种药物是在 1977 年和 1978 年由威康实验室（英国）和宝威公司（美国）的科学家们研发的，从此转变了抗病毒化疗的方式。

1987 年，第一种针对艾滋病的抗逆转录病毒药物 AZT（叠氮胸苷）注册上市，AZT 并不是治疗这种 20 世纪后期新型传染病的魔弹药物，但它是一个开始。大约 10 年后，使用三种或三种以上强效抗逆转录病毒药物的"鸡尾酒疗法"（被称为 HAART——高效抗逆转录病毒治疗）获批上市，该联合治疗方案被称为"拉撒路效应"。目前已有很多种 HIV 治疗药物：它们不能治愈艾滋病，但是能够延缓病毒的进展，抑制病毒的复制过程，防止病毒快

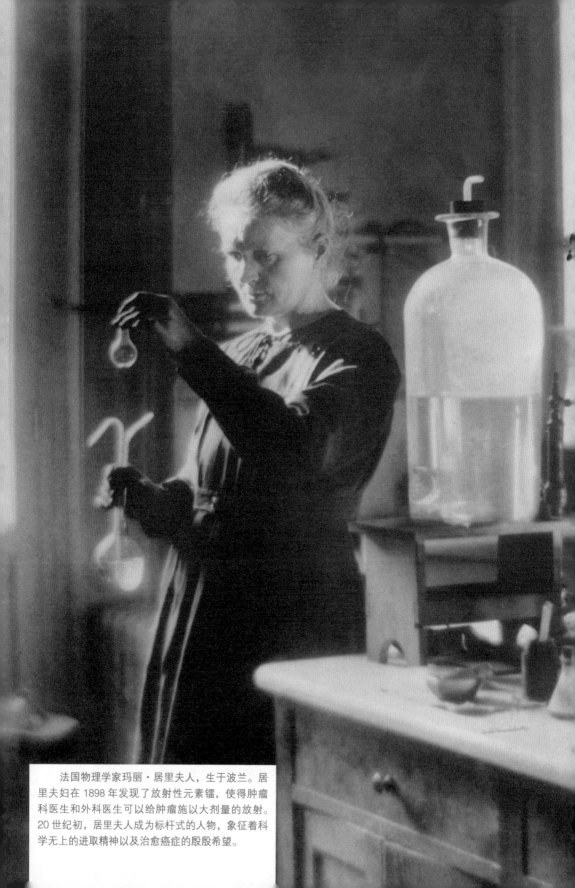

法国物理学家玛丽·居里夫人,生于波兰。居里夫妇在 1898 年发现了放射性元素镭,使得肿瘤科医生和外科医生可以给肿瘤施以大剂量的放射。20 世纪初,居里夫人成为标杆式的人物,象征着科学无上的进取精神以及治愈癌症的殷殷希望。

速破坏免疫系统，这意味着染上 HIV 并不再是死刑判决。

全球面临的流感威胁——"禽"流感（H5N1）和"猪"流感（H1N1）——促使各界加快研发治疗这些病毒性疾病的药物，包括扎那米韦（瑞乐沙）和奥司他韦（达菲）。对于流感和脊髓灰质炎等其他严重的病毒性疾病，疫苗仍然是第一道防御关口，与此同时，对于更多抗病毒药物的研究，即使是治疗感冒这样的小病，也在继续开展。

癌症化疗的进展

在大量资源投入到化疗的科学研究和制药研究之后，人们发现了多种抗癌药物，如从短叶紫杉树皮中提取的紫杉醇（泰素），它莫西芬（乳腺组织雌激素受体拮抗剂），顺铂和基于铂化合物的抗癌药物。三种之前不能被治疗的癌症——儿童白血病、霍奇金病（一种淋巴结癌症）和睾丸癌，都是对新发现的各种药物较为敏感的癌症。现在可以使用抗呕剂（止吐剂）克服化疗中令人不适的副作用。在按照不同次序联合使用手术、放疗、化疗时，可以使用辅助治疗和新辅助治疗。

"靶向疗法"策略将一种名为单克隆抗体（Mab）的大分子以极高的精度与选定的靶标相结合，激发患者免疫系统攻击癌细胞或通过阻断关键细胞受体来防止肿瘤进一步生长。赫塞汀（曲妥单抗），是一种治疗乳腺癌的单克隆抗体，也是第一种获得 FDA 批准（于 1998 年获批）的生物工程药物。这种药物通过干扰人类上皮生长因子受体蛋白（HER2，可以调节细胞生长）来发挥作用。在某些种类的乳腺癌中，HER2"过度表达"，这种蛋白成为此病重要的"生物标记物"。

关于单克隆抗体的研究仍然在快速发展，另一种使用合成小分子化学物质的治疗方法也开始出现，这种小分子针对变异基因（致癌基因）产生的蛋白质发挥作用。其中一种分子是格列卫（甲磺酸伊马替尼），针对慢

找寻普通感冒的治愈之法

　　普通感冒是一种没有治愈方法的病毒性感染。古埃及人会将铅沙、焚香和蜂蜜混合，然后涂抹在鼻子上；1747年，约翰·韦斯利（John Wesley）建议将橘子塞到鼻孔里；更近期一些，在20世纪中期，卧床休息、使用可卡因和强饮法都是治愈感冒的选择。今天，我们在治疗感冒上花了大量的金钱，但治疗的不过是感冒的症状而已。英国索尔兹伯里市感冒研究小组的研究人员发现，感冒病毒的分型大概有几百种：鼻病毒、腺病毒和冠状病毒，以及小核糖核酸病毒的各种亚型。

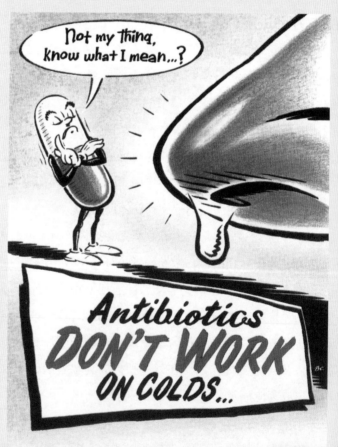

　　当下，抗生素耐药性的问题（一部分是因为抗生素的滥用和误用所致）引发了众多关注，这张海报就在提醒人们，用来抗击细菌性疾病的抗生素不应该被用来治疗病毒性感染。

性髓性白血病（CML）和
消化道间质瘤（GIST）。格
列卫是第一种通过抑制促进
细胞增生的酶的活性而发挥
作用的药物，于 2001 年经
FDA 批准上市，并且作为
治疗癌症的"魔弹"药物登
上了《时代》杂志封面。

　　另外一种战略仍然是
筛查和早期诊断，其关键是
遗传学在确认致癌基因方面
的进展。BRCA1 和 BRCA2

十大最常用的处方药

1. 抗抑郁药
2. 降血脂药物
3. 麻醉止疼药
4. 降血糖药物
5. 血管紧张素转化酶抑制剂
6. β 受体阻滞药（治疗高血压和心脏病
　 的药物）
7. 呼吸剂
8. 抗溃疡药物
9. 利尿剂
10. 抗癫痫药物

（按照美国治疗方法分类，2011 年）

基因，是广为人知的两种生物标记物，常见于乳腺癌或卵巢癌发病风险高
的妇女，目前这两种基因的筛查已非常简便易行。某些癌症可能是由于感
染造成的，通过开发抗微生物药或疫苗有望治疗或预防这些癌症。最近研
发成功的一种疫苗是人乳头瘤病毒（human papilloma virus, HPV，最常见
的性传播疾病）疫苗，而 HPV 是导致宫颈癌的主要原因。对于癌症、心
脏病、卒中、II 型糖尿病等疾病而言，理解所谓"生活方式"风险因素的
作用，并采取必要的预防措施也是十分重要的。

"重磅炸弹"药物和生物技术突破

　　进入 21 世纪，制药业成为全球最大的产业之一，主要包括大型创新
药物公司、生物技术公司和非专利药物生产商。在过去 50 年间，越来越
多的药物被发明，其中一部分已经拥有了庞大的全球市场——成为所谓的
"重磅炸弹"药物，即畅销药物。

他汀类药物是一类能够降低血液中胆固醇水平的药物，可以防止动脉壁出现脂肪斑块，可用于动脉硬化的预防——动脉硬化正是心脏病的主要病因。据估计，全球每天有4000万名患者服用这种药物。新型抑郁症治疗药物的普及速度和程度也令人印象深刻，1987年销售额为5亿美元，2010年已增长为400亿美元。

现在，胰岛素依赖性糖尿病患者使用人重组胰岛素，而不是使用动物胰岛素。美国创业公司基因泰克（Genentech）首次成功研发了这种人重组胰岛素的技术，在这一领域中成为领军者，市值数10亿美元，2009年被罗氏制药完全收购。基因泰克公司的科学家利用基因工程技术对这种自然分子进行修饰，生产了新一代的胰岛素。1978年，他们首次成功生产大量人工合成人胰岛素。人胰岛素基因插入细菌DNA中并得以表达，细菌成为了微型"工厂"。这种结果被称为"重组（DNA）胰岛素"，商品名为优泌林。

其他许多生物技术公司有了很多关键性的发现。英美科学家所研发的humira（adalimumab），由雅培公司上市，是世界上第一种成为"重磅炸弹"的单克隆抗体药物，用于治疗风湿性关节炎等疾病。单克隆抗体、干细胞疗法、基因治疗、免疫疗法、纳米医学等新技术正在改变医学的面貌。

某些发现时间较长的老药物已经不再受专利保护，意味着这些药物可以作为便宜的"非专利"药物生产销售。例如，辉瑞公司的他汀类药物立普妥（阿托伐他汀）是2010年的"重磅炸弹"药物，目前已经不再受专利保护，对这种药物的利润造成了很大影响。中国、印度、以色列、巴西和泰国都有很大潜力生产非专利药物，其售价只有最初药物或疫苗售价的几分之一。更为便宜的非专利药物有助于限制药品开销，对于政府有很大的吸引力。目前在美国，非专利药品占全部处方的80%。以色列梯瓦制药公司是全球最大的非专利药品生产公司。

从药店到"大药厂"

全球化使得制药公司和生物技术公司相互并购成为"大药厂"。葛兰素史克（GSK）是世界领先的、基于研究的制药公司，总部位于英国，因成功并购多家拥有上百年历史的公司而被人津津乐道。葛兰素原是生产一种婴儿乳粉制品的公司（最初总部在新西兰，之后迁往英国），20世纪早期受到在婴儿食品和乳品中添加维生素D的影响，开始生产药品。

在第二次世界大战期间，葛兰素公司和其他公司一道生产青霉素。葛兰素公司于1958年收购了Allen & Hanbury有限公司（该公司原本是伦敦创立于18世纪的老字号，以生产润喉片闻名），1995年收购了宝威公司。5年后，葛兰素威康收购史克必成公司（史克公司是一家源自19世纪的美国药店；必成公司是一家源自19世纪的专利药物生产商，即托马斯必成），组建了葛兰素史克，而威康这个名字在并购中消失了。

被忽视的热带病

> 许多公司和组织努力了数十年，与这些可怕的疾病进行斗争……
> 今天，我们宣誓，在现在和将来携手与这些疾病做斗争。
>
> ——安德鲁·威蒂（Andrew Witty），
> 葛兰素史克公司首席执行官，2012年《伦敦宣言》

世界卫生组织发布了一系列基本药品目录，将基本药品定义为"能够满足人群卫生保健优先需要的药物，能够随时足量获取，并且药剂形式适当，其价格是个人和社区能够负担的"。

最近几十年来，人们开始担忧制药公司和生物技术公司只关注为西方社会寻找疾病疗法，尤其是心脏病和某些癌症的慢性非传染性疾病（NCD）的疗法，对于这些疾病的研究显然能够为公司带来丰厚的利润。20世纪80年代艾滋病在欧美出现以来，HIV/AIDS药物的研发进展很快，但是抗逆转录病毒药物成本过高，对于发展中国家，尤其是撒哈拉以南发展中国家构成了严重的问题，而恰恰在这些国家中AIDS流行情况最为严重。印度西普拉公司 [Cipla Ltd，1935年由印度科学家哈米德（Khwaja Abdul Hamied）组建] 在21世纪初期宣称，他们能够以每天1美元的价格为每位病人提供HIV/AIDS鸡尾酒疗法药物，震惊了整个国际社会。如今，这一价格已经下降到每天每位病人20美分，目前在发展中国家已经有超过600万人接受了西普拉公司生产的抗逆转录病毒（ART）药物。

随着2002年全球抗击艾滋病、结核和疟疾基金的建立，越来越多的注意力开始集中于21世纪三大传染性疾病杀手。然而，全球卫生专家担心发展中国家的其他严重疾病被忽略了。2005年，一组专家创造了"被忽视的热带病"（NTDs）一词，提醒人们关注一系列关注度不够的疾病，这些疾病中大部分是热带病或亚热带病，受累总人口数高达14亿，其中包括8亿儿童。盘尾丝虫病（河盲症）、血吸虫病（钉螺热）、淋巴丝虫病（象皮病）和消化道寄生虫（蛔虫和钩虫）病等均在其列。

20世纪80年代，在分层定价机制引入之后，部分制药公司启动了无偿捐赠药品的项目（尤其是默克和葛兰素史克捐助的用于治疗盘尾丝虫病和淋巴丝虫病的伊佛霉素和阿苯达唑）——富裕国家按照市场价支付，贫穷国家按照价格的一部分支付。自从NTDs一词出现以来，世界卫生组织、捐助者、研究者和政府、非政府组织和产品研发伙伴，以及制药公司和非专利药生产公司通力合作，展开了多项工作。2012年1月，伦敦皇家内科医学院召开了一次非常有影响力的会议，全球多个组织派代表参加，与13家制药企业的代表会面，共同努力解决NTDs问题，会后发布了《伦敦宣言》。通过全球卫生伙伴关系，各国在提供治疗和将大规模药品管理

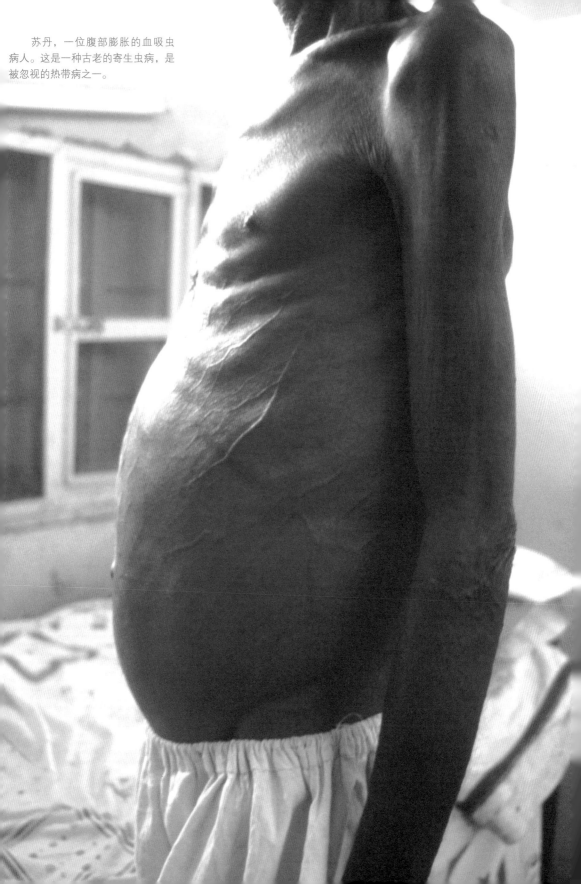

苏丹，一位腹部膨胀的血吸虫
病人。这是一种古老的寄生虫
病，是被忽视的热带病之一。

（MDA）项目与更广泛的发展策略（例如改善卫生、营养和健康教育等旨在消除这些贫穷所致疾病的措施）相结合方面都取得了显著的进展。

然而，一个关键问题是假冒药品，一般是在网络或通过未经监管的零售商销售。FDA 估计，全球药品市场销量的 10% 是假冒药品，贫穷国家所消费的药物中 25% 是假冒药品。

继续寻找"魔弹"

埃利希寻找"魔弹"的努力继续进行着，关于药物如何在人体中发挥作用的研究也在不断推进。作为病人，我们十分熟悉我们可能得吞下糖衣药、服用口服液、服用锭剂、涂抹药膏、注射针剂或吸入气体这个事实。服用某些药物，例如他汀类药物，主要是为了预防疾病；大部分药物，例如抗生素，是为了治疗疾病；另外一些药物是为了缓解症状。确定每种药物的"魔弹受体"是一个广阔且令人激动的领域。

20 世纪，除了药理学和药品开发领域的飞速进步，仍然有很多疾病和病况没有有效的治疗方法。例如某些癌症和慢性肺病，不仅仅是发达国家中致残致死的主要原因，在发展中国家也逐渐成为严重的问题。据估计，每个人在一生当中至少会经历一次抑郁阶段。虽然目前已经有了 20 世纪 50—60 年代出现的氯丙嗪、安定（"母亲的小帮手"），20 世纪最后 10 年出现的百忧解等多种药物，但仍然没有治疗精神病的神奇疗法。多发性硬化、运动神经元疾病和肌肉萎缩等是一些严重的衰弱性疾病，现代医学仍然需要找出一种有效的疗法。面对老龄化人口，一些神经退行性疾病，例如阿尔茨海默病和帕金森氏病已经成为全球共同需要面对的问题。目前没有十分有效的药物预防、中止或逆转这些状态。最佳状态也就是能够控制症状。

耐药性是全球关注的另一大焦点。抗生素和抗疟药物等的滥用和误用，制药行业又未能开发出新的有效药物，结果导致一些感染已成为不治之症。2011 年，世界卫生组织发起了为后代保护抗生素的运动，科学家们也正在致力于开发出新的方法来对抗"超级病菌"。

个体化医学和定制药品

药物基因组学，即根据个体基因组构成定制生产药物的科学，在 20 世纪 90 年代人类基因组计划之后成为一门快速扩张的学科。这一学科的目的是为了使治疗效果最大化，避免药物的不良反应，减少对健康细胞的损伤（埃利希对于化学疗法的梦想）。

这种方法有很大的改进空间，但是部分科学家对此极为乐观，认为药物发现及疫苗等相关治疗手段的进步，能够逐渐使医生们为每个人提供更多更好的治疗。科学家 G. Sykiotis 和他的同事们提醒我们：

希波克拉底时代已经过去了 2500 年，现在我们即将迎来个体化、分子化、和基因组医学，疾病的诊断、预后和治疗越来越基于人类的基因和分子构成。

亨利·威康与伦敦威康信托

我希望这些实验室的工作能够达到最高的科学水平，达到相当的精度，能够经受住时间的考验和最严苛的批判。（亨利·威康，宝来威康公司合伙创始人，1904 年）

亨利·威康（1853—1936 年）出生于美国一个贫穷的农村家庭，父亲是一位药剂师。1880 年，他与塞拉斯·宝来（Sillas Burroughs, 1846—1895 年）在伦敦共同创建了宝来威康公司。公司致力于将科学和市场进行完美的结合，对欧洲的制药行业带来了革命性的影响，其著名的（压缩片）小药片药箱，受到游客们的欢迎。20 世纪初，威康热带病实验室在苏丹喀土穆建立，并在尼罗河流域建立其流动实验室。宝来威康开发出了最早的半合成青霉素和抗病毒药物。

威康信托是 1936 年基于亨利·威康的遗产建立起来的慈善机构，至今依然是生物医学研究的排头兵，拥有 145 亿英镑的捐赠，每年支出 6.5 亿英镑，是英国在生物医学研究领域规模最大的非政府基金会。

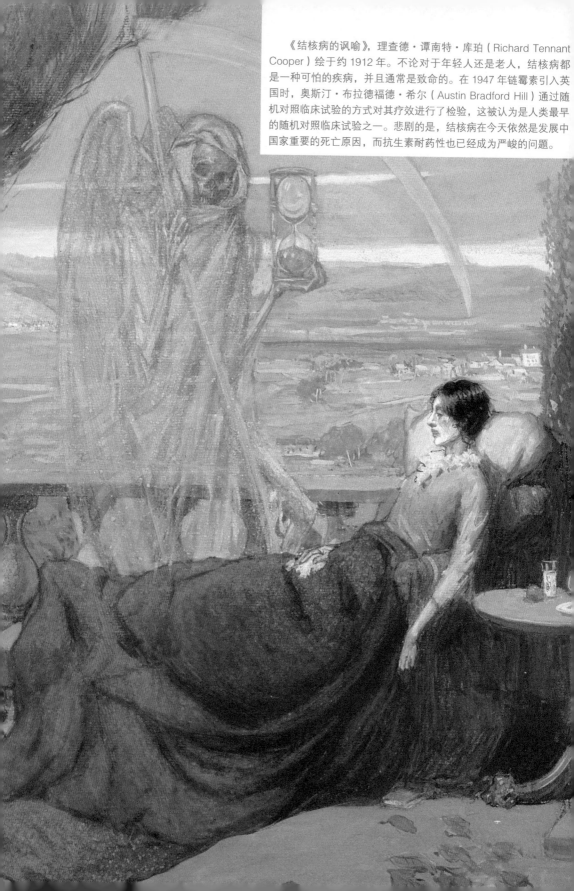

《结核病的讽喻》，理查德·谭南特·库珀（Richard Tennant Cooper）绘于约 1912 年。不论对于年轻人还是老人，结核病都是一种可怕的疾病，并且通常是致命的。在 1947 年链霉素引入英国时，奥斯汀·布拉德福德·希尔（Austin Bradford Hill）通过随机对照临床试验的方式对其疗效进行了检验，这被认为是人类最早的随机对照临床试验之一。悲剧的是，结核病在今天依然是发展中国家重要的死亡原因，而抗生素耐药性也已经成为严峻的问题。

Chapter 14 | 第14章 |
试验性治疗与临床试验

面对疾病，养成两样习惯：救人，或至少不伤害。

——《希波克拉底箴言》

最早的"对照临床试验"是由英国的海军医生詹姆斯·林德实施的，他 1747 年在研究坏血病治疗方法时，通过比较多对患者接受不同治疗的效果，发现了柑橘类水果预防该病的价值。在接下来的几个世纪中，更为精进的计量和统计学方法被用于检验医学干预手段的益处，以及评估其疗效和风险。据报告，最早的现代随机对照试验（RCT）于 1947 年进行，是有关采取链霉素治疗肺结核的试验。现在有上千个关于新疗法的临床试验在实施，并且按照严格的规程，预计需要耗费多年的时间才能完成。

詹姆斯·林德与坏血病

所有实验的结果表明，橘子和柠檬是治疗海上瘟病最有效的药方。

——詹姆斯·林德，《论坏血病》，1753 年坏血病的表现，绘于 19 世纪 40 年代。英国海军医生詹姆斯·林德通过比较多对患者接受不同治疗的效果，发现了柑橘类水果预防该病的价值。这通常被认为是第一个"对照临床试验"。

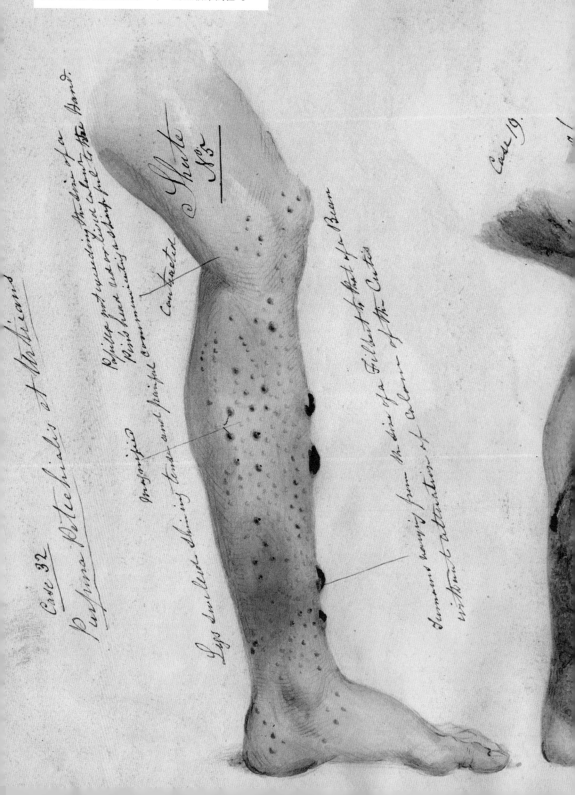

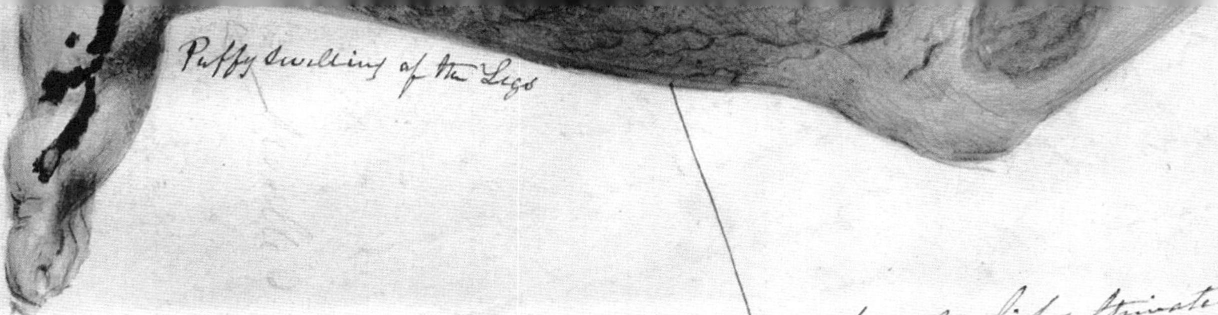

Puffy swelling of the Legs

Dark line purple which ultimately formed —
much constitutional disturbance —
Leg was very painful —

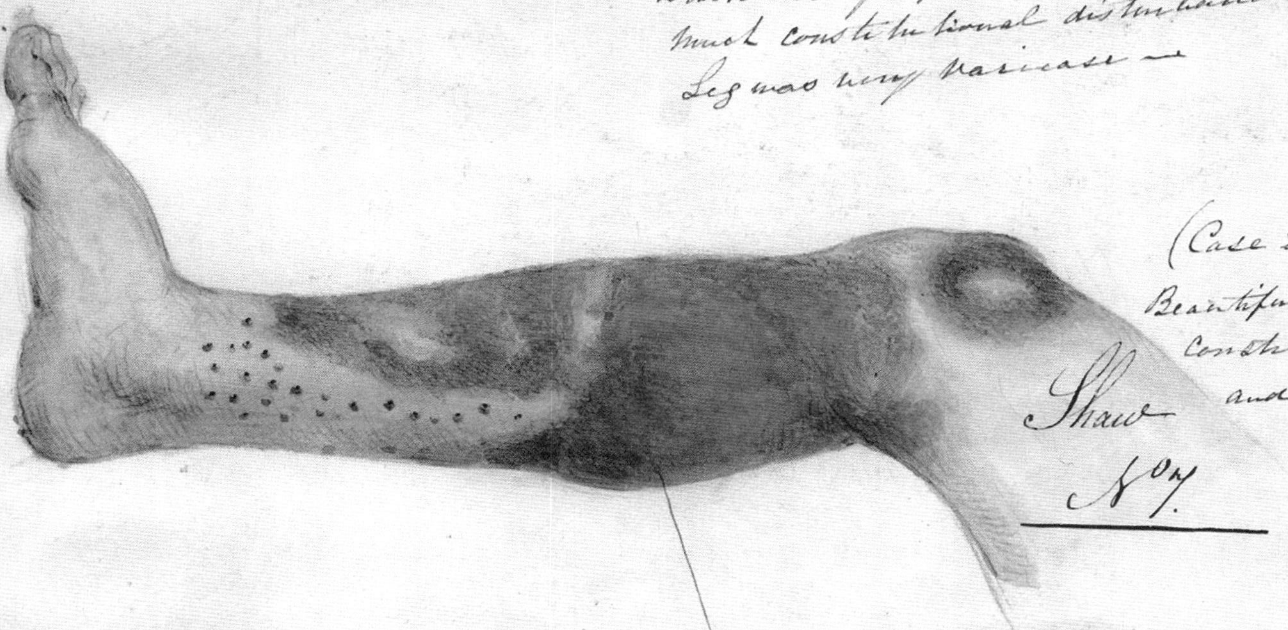

(Case 25)

Beautiful light purple with great
constitutional disturbance, both
were tender — both legs.

"White reflection" the more
which happens to the palm
of hand — transferred by
disease — or Alkaline tint

Shewn
N° 1.

Purpura Hæmorrhagica

18 世纪 40 年代初，英国一艘赴太平洋的航船上，1955 名船员中 997 位死于坏血病——"海上瘟病"，这种病从此显得愈加重要了。爱丁堡医生詹姆斯·林德作为一个外科医生的助理，加入皇家海军舰艇"索尔兹伯里"（HMS Salisbury）号，在英吉利海峡巡航。当时很多医生已经提出了一些治疗理论，但看到身边的水手纷纷染上坏血病，林德决定对其中一部分进行试验，并将其工作的基础建立在"已被证实的事实和观察"之上。

1747 年 5 月 20 日，他找到了 12 位症状相似的水手，"他们一律牙龈坏死，皮肤布满瘀点瘀斑，身体倦怠疲乏，膝盖无力"。他将他们送到船上的医务室，然后便进行了他著名的试验。14 天内，除了正常的饮食外，他们被两两一组给予以下治疗：

第一对："每天一夸脱苹果汁"；

第二对："每天三次，每次 25 滴芳香族硫酸盐"；

第三对："每天三次，每次两汤匙醋"；

第四对："喝一顿海水"；

第五对："每天两个橘子和一个柠檬"；

第六对："每天三次肉豆蔻"，以及大蒜、芥末种、"秘鲁凤仙花"和"没药树脂"（gum myrrh）熬煎的汤药，并用大麦茶送服。

结果非常让人惊讶。每天"狼吞虎咽"地吃两个橘子和一个柠檬的两位患者恢复得最快，甚至在短缺的水果断顿的 6 天前，就已经全部康复。林德找到了坏血病的"药方"，不过这种治疗方法对医学观念产生影响仍然需要一些时间。最终，在近半个世纪过后，英国海军才开始发放柠檬汁，直到那时坏血病才从英国的舰队中消失。后来，有效性较差的青柠也被采用过，英国人在海外也因此被称为"青柠佬儿"（limeys）。不过，直到 20 世纪，坏血病才被发现是一种维生素缺乏症，科学家们才了解到维生素 C 是这个橘子和柠檬药方中的关键要素，匈牙利科学家阿尔伯特·冯·圣乔其（Albert von Szent-Györgyi，1893—1986 年）因维生素

C 的发现而荣获 1937 年的诺贝尔奖。

天花人痘接种的收益与风险

医学家们开始逐渐收集和整理他们自己从日常和部队行医的病历记录中获取的数据集——存档、绘表，以及比较疾病可能的病因和治疗方法。18 世纪，另一个"检验"医学干预的范例当属对天花人痘接种的实践、风险和收益进行的评估。

为此，人痘接种的推动者们，如英国的约翰·阿巴思诺特（John Arbuthnot）、托马斯·内特尔顿（Thomas Nettleton）和詹姆斯·朱林（James Jurin），美国的札布迪尔·博伊斯通（Zabdiel Boylston）和本杰明·富兰克林都开始整理不同的数据集。他们分别对比了"自然患"天花后和接种人痘后死亡、存活的人数。例如，朱林经过分析得出，人痘接种的死亡率为 1/50 左右，而自然感染天花的死亡率在 1/7—1/8 之间。早期数学证据的应用影响了人痘接种，甚至是 18 世纪末更为有效的天花牛痘接种术的推广。

计数方法

在 19 世纪和 20 世纪初，数据集的编辑整理被广泛采纳，如户口普查资料，包括出生、婚姻和死亡登记在内的民事登记和统计数据，流行病学基于资料编辑和整理的医学统计，成为医学和公共卫生很有价值的领域。《医学统计的要素》（*Elements of Medical Statistics*, 1829 年）的作者、伦敦医生弗朗西斯·比赛特·霍金斯（Francis Bisset Hawkins）认为，"医学统计可为医学疗效提供最有说服力的证据"。在有关《统计学之于医学实践的实用性》的文章中，巴黎医院的医生皮埃尔·路易斯在 1837 年强调需

> ### 安慰剂与安慰剂效应
>
> 身体的状态与精神的状态是相连的。
>
> ——拉兹
>
> 在临床试验中，对照组给服用的药物可能是"假药"（dummy pill）（安慰剂对照试验）或者可能是市面上已有的最理想的标准治疗（active-control trial）。安慰剂通常被用于随机双盲临床试验，患者和试验者均不知道他们服用的是安慰剂。
>
> 安慰剂这个词还有一个用法，那便是"安慰剂效应"，意思是拉丁语中的"我高兴"。一位第二次世界大战中受到重伤的士兵在接受治疗时，由于吗啡的供应短缺，美国麻醉学家亨利·比彻（Henry Beecher, 1904—1976 年）用注射生理盐水的方法来代替。令人惊讶的是，患者在手术中一直保持镇定，也没太感到疼，这可能便是"安慰剂效应"。比彻在《强大的安慰剂》（*The Powerful Placebo*, 1955 年）一书描述道，针对不同的疾病状况，三分之一的安慰剂治疗都可达到"高水平的治疗效果"。

要进行"深度的观察，准确的收集"。对于路易斯来说，计数方法（或者医学算术）已成为科学思维的同义词。

在评估治疗和开展实验性"前瞻性"对照试验（以林德小规模实验为先导，如进行治疗并评估一段时间后的疗效）时，医生和科学家们不仅强调大数据的必要性，还引入了诸如"概率""安慰剂""随机化"和"对照组"等概念。

首个随机对照试验

在设计试验时，一个最简单的问题是如何决定哪一组患者接受治疗，哪一组不接受（对照组）。20 世纪初，针对新发现药物和疫苗的临床试验开始采取多种方法实施。

20 世纪最早精心设计的随机对照试验，是由奥斯汀·布拉德福德·希尔（1897—1991 年），伦敦卫生与热带医学学院医学统计学教授，与世界名著《医学统计学原理》（*Principles of Medical Statistics*）的作者一同完成的。1947 年，英国医学研究委员会（Medical Research Council, MRC）希望对新开发的抗生素链霉素治疗肺结核的效果进行试验，布拉德福德·希尔得以采取"随机化"的方法，无偏地选择患者进入"治疗组"和"非治疗组"接受临床试验。

试验设计在于明确地回答这样的问题："链霉素对于治疗肺结核是否存在任何价值？"患者被随机分配为两个试验组：

第 1 组：接受链霉素治疗并卧床休息。

第 2 组：仅卧床休息（对照组），这在本试验中被视为唯一的备择标准治疗。

一沓密封的信封被送到协调中心的中央办公室，信封上只有医院的名字和编号而已，并且顺序已被打乱。由于链霉素的供应有限，试验仅在相对较少的患者身上实施：55 位在 S 组（链霉素组），52 位在 C 组（对照组）。在 7 家参与试验的医院中，全程若干个月，患者都被严密监测。由不知道患者分组情况的工作人员根据不同的临床和放射学变化对试验结果进行分析。结论发表在 1948 年的《英国医学杂志》上，证实链霉素对于治疗急性肺结核是有效的（至少在短期内），尽管试验也提出了对抗药性的担忧。布拉德福德·希尔的实验室设计成为评估新治疗的金标准。

另一个双盲随机试验对百日咳疫苗与"安慰剂"卡他疫苗进行了研究（该试验的启动早于链霉素试验，但其结果直到 1951 年方发表）。本次试验中，研究者让母亲们在自己的孩子（6—18 个月）进入试验前签署了知情同意书。随访试验的结果发现，采用百日咳疫苗能够明显、有效地预防百日咳。

1950 年，MRC 的一项试验——抗组胺药治疗普通感冒的试验——采

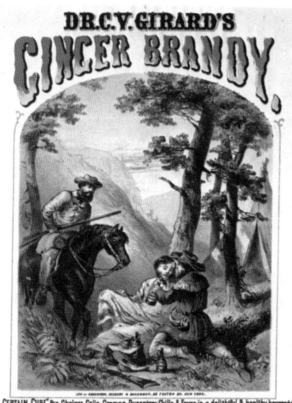

DR.C.Y.GIRARD'S

GINGER BRANDY.

"A CERTAIN 'CURE' for Cholera Colic Cramps Dysentery, Chills & Fever, is a delightful & healthy beverage.

FOR SALE HERE.

在临床试验和药事管理被引入药物安全性和疗效的检验之前,专利药总是"郑重承诺"具有各种疗效,比如 1860 年的 Ginger Brandy(姜汁白兰地)。

纳了双盲试验的原则,应用假的药丸作为"安慰剂"。对照组被给以含有苯巴比通(早期的巴比妥盐)的"假"药,这刺激了试验药物抗组胺的"困倦"反应。不过,试验证明抗组胺药物对于治疗普通感冒的临床效果并没有证据支持。

先期试验之后的几十年中,发达国家和发展中国家 RCT 的数量都在增加,后者的数据更为近期一些。其中很多都采用了大量的受试者和对照者。20 世纪末大多数知名的临床试验中,超过 13 万名患者参加了 4 届从 1981 年到 1993 年在英格兰牛津开展的国际心梗存活率研究(International Studies of Infarct Survival,ISIS)随机临床试验。ISIS 试验的设计旨在检验若干种药物治疗急性心肌梗塞(心脏病发作,其最主要的临床结局是死亡)的效果。试验发现,相比配伍的安慰剂,溶纤维蛋白(溶解血栓)和阿司匹林(防止血栓形成)联合给药可明显降低发生再次栓塞、中风和死亡的概率。该临床试验的结果可在网上进一步检索。

检验新药物的安全性和有效性

随着设计和评估 RCT 的方法学基础的不断发展，临床试验的其他方面也在经历严厉的审查，特别是人体试验的伦理和安全性问题。目前，在人体临床试验开展之前，以及药物、疫苗或其他医学干预手段获批投入广泛应用之前，都需要首先通过国际上通用的伦理和安全规定。为了保证符合伦理和安全标准，如今的临床试验都要经历连续若干个阶段的监督和管理程序。

首要的是前临床阶段，在此阶段需要在实验室中进行广泛的体内（正常有机体内）和体外检查（试管内）。对于任何有前景的医学干预，申办者（目前通常是创新性的药企或生物技术公司）都需要提交给管理部门和伦理监督委员会详细的研究计划和充分的前临床数据，以及试验方案，其中要交代清楚试验如何设计和如何开展、推进人体试验。据估计，药物发现过程中每合成 5000 个化合物，经过前临床评估后，大约只有 5 个可以安全地用于人体志愿者的药物试验。对于真正跨越第一道门槛的新药，通常还要经过 4 个（或者更多的）后续阶段（20 世纪 60 年代初引入的一个框架），方可用到人体参与者身上：

人体药物试验的四阶段

Ⅰ 期：其设计在于论证候选药物在人体内的安全性、耐受性和基本的反应。这通常是在少数健康志愿者身上进行。

Ⅱ 期：旨在更为准确地明确治疗真正的疗效和安全性。检验的实施通常是用几百名患有目标疾病状况的志愿患者。也可用于研究适宜的剂量和剂型。多数 Ⅱ 期临床试验为随机、双盲的，并选取"对照组"给以"安慰剂"或已有的"最理想的"标准治疗。

Ⅲ 期：比 Ⅱ 期临床试验的范围更广、时间更长，要对更大数量的患

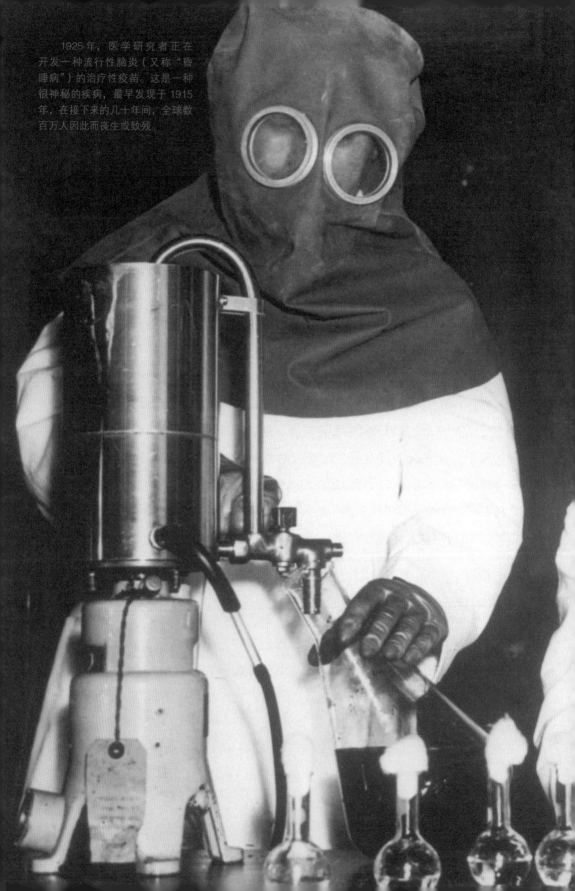

1925 年，医学研究者正在开发一种流行性脑炎（又称"昏睡病"）的治疗性疫苗。这是一种很神秘的疾病，最早发现于 1915 年，在接下来的几十年间，全球数百万人因此而丧生或致残。

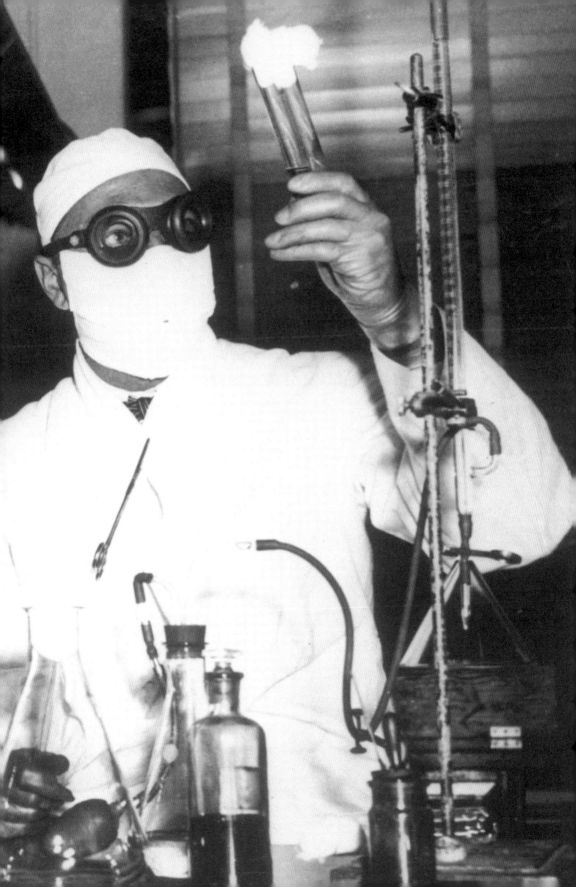

者进行安全性和有效性的研究。其中大多数都是耗资百万美元的大规模试验，涉及患者人群广布，通常在不同的地区。在本阶段结束后，申办者会向相关的管理部门提交药物上市的最后一次申请。

IV 期：又称"批准后期"，要监测短期和长期可能出现的所有未预见的问题、副作用或不良反应["药物警戒"（*pharmacovigilence*，PV）]，以及药品在不同年龄或人群中的作用。

从药物发现到药物开发和临床试验再到最后的审批，整个过程可能要花费 10 年左右的时间，耗资更是要数百万美元。有时候，临床试验在早期阶段发现某种治疗非常有效，特别是对于有生命危险的疾病状况，试验可能会被提前结束，这种治疗方法或药物也会送到快轨道走完这个过程。20 世纪 80 年代，艾滋病登上报纸杂志的头条，人们便急迫地寻找治疗的药物。宝威公司对 AZT 在体外和啮齿目动物体内进行试验，在第一次双盲、安慰剂—对照随机试验后，发现它可以显著降低病毒在患者体内的复制速度，从而带来临床和免疫学的改进。该临床试验开始于 1985 年，终止于 1986 年，AZT 在 1987 年 3 月被新成立的 FDA 快速审批系统批准。从在实验室第一次被证明 AZT 抗 HIV 有效到获批，总共历经 25 个月，这是近代历史上药物开发周期最短的一次。

即便是一项新的治疗已经通过所有必需的安全性和有效性试验，如果成本效益不高，在一些国家可能还是不会被用于临床。在英国，特别是在 1948 年"免费的"国家医疗服务体系引入后，人们很快认识到需要某种配给来保证成本效益。应此需求，1999 年成立了国家卫生与临床证据研究所（National Institute for Health and Clinical Evidence, NICE）。通过一套复杂的公式来确定干预手段的疗效、效率和临床成本—效益，NICE 对治疗的适用条件给出了一些建议。在国际上，1998 年世界卫生组织启动了 CHOICE（选择经济有效的干预，CHOosing Interventions that are Cost-Effective）项目。为了利用既有的资源获得最好的健康回报，该项目的目标是为政策制定者决定医疗干预手段时提供依据。

"小白鼠"引发的争议与更严格的管理

在历史的迁延中，奴隶、罪犯、孤儿和儿童都曾经被用作检验实验性治疗的人类"小白鼠"。继 1946—1947 年的"医生审判"，即对二战期间在集中营关押者身上实施医学实验的纳粹医生所进行的审判之后，1947 年《纽伦堡法案》（*Nuremberg Code*）制定了人体实验的十条规定。该法案最著名的首要原则是"人体受试者的知情同意和自愿至关重要"。世界医学会在 1964 年起草了《赫尔辛基宣言》（*Declaration of Helsinki*），其中详述了涉及人类受试医学研究的伦理准则，并在过去的 50 年间经历了多番修改。

违背这些法案的事件并非没有发生，1932—1972 年的美国阿拉巴马州塔斯基吉梅毒试验便是其中臭名昭著的案例。美国公共卫生服务部为了观察梅毒的发展进程——尽管自 1947 年起青霉素已投入使用，但还是对 400 名左右处于梅毒潜伏期的黑人男性佃农不予治疗。1972 年被新闻记者披露后，在舆论呼声下，美国开始采取严厉的措施来保护研究受试者的权益。1997 年，克林顿总统公开正式道歉。如今随着越来越多的临床试验在发展中国家开展，"知情同意"（informed consent，受试者被告知临床试验的目的和风险，并且在自愿同意参加之前完全理解这些信息）便显得尤为重要。

另一个让人震惊的知名案例为药品的监管和检验带来了根本的变化。20 世纪，第一个重要的例子是 1937 年美国的"磺胺酏剂"（Elixir Sulfanilamide）灾难。磺胺类药物是在 20 世纪 30 年代投入使用，但是几乎没有检验标准，很多患者因此而中毒，并导致 100 多人死亡。该事件导致的公众舆论迫使美国在 1938 年通过了《联邦食品、药品和化妆品法案》，其中不仅对药物成分和制剂透明性提出了要求，而且要提供产品安全性的证据，这在药物史上成为重要的转折点。

沙利度胺（thalidomide，反应停）药物有效性的悲剧，更是在全世界引起了广泛的回响。20世纪50年代末，沙利度胺因其缓解晨吐、镇静作用而被投入使用。美国 FDA 官员弗朗西斯·凯尔西（Frances Oldham Kelsey, 1914—2015年）注意到这种药物并阻止其在美国上市。与此同时，多达40个国家的数千名妇女在怀孕期间服用了这一药物。

很快，产科医生发现新生儿中四肢严重畸形的患儿数量急剧增加。医生们很快将这些畸形与妊娠期服用沙利度胺联系在一起，其中以德国医生维杜金德·伦茨（Widukind Lenz）和澳大利亚医生威廉·麦克布赖德（William McBride）最为知名。1961年底，制药公司将药品收回。

多年以后，经过公众运动和法律运作，受害者开始获得补偿。本次悲剧事件的影响是深远的，据估计全世界有8000—12000名婴儿遭遇残障。因此，公众和医学界纷纷要求新药品和疫苗在被允许上市前，应进行严格的检验。1962年，对美国《联邦食品、药品和化妆品法案》的《Kefauver-Harris 药品修正案》，标志着 FDA 的临床前和临床药物试验审评开始按照现代的程序进行。

20世纪末的发展之一，是对处方药和非处方药的药品分类（前者必须有医生处方，后者可在药店柜台购买）进行更为严格的控制。鉴于对安全性的要求，药品在用于人体试验之前需要进行广泛的动物药理学和毒理

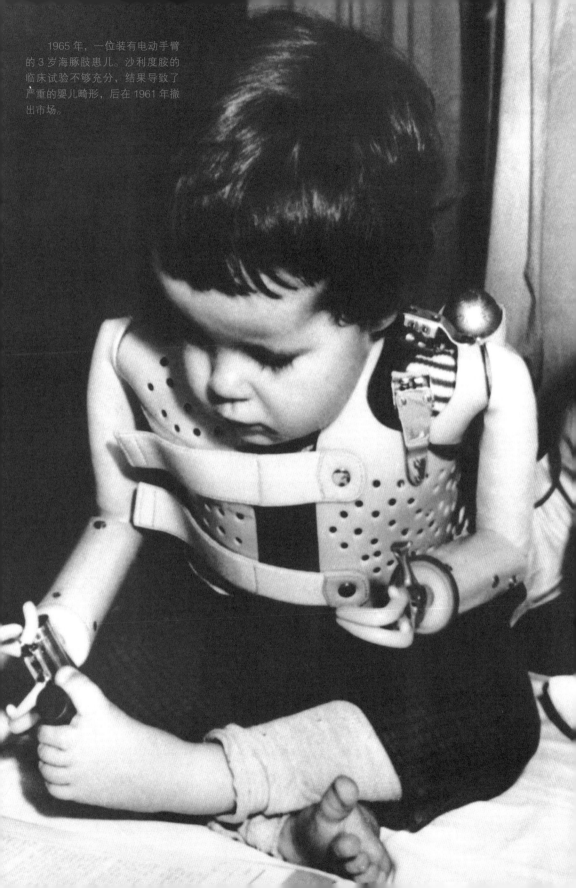

1965 年，一位装有电动手臂的 3 岁海豚肢患儿。沙利度胺的临床试验不够充分，结果导致了严重的婴儿畸形，后在 1961 年撤出市场。

学实验，这也为临床研究提出了另一个颇有争议的问题，即将动物作为"小白鼠"的议题。

从胰岛素、抗生素等药物到疫苗和癌症、HIV 的治疗，几乎所有我们如今所依赖的传统医学治疗都或多或少地离不开动物试验。这一问题从未脱离争议，科学家和关注动物权益的人群之间的紧张关系也从未消弭。维多利亚时期，英国反对应用未经麻醉的动物（包括在 17 世纪时被引入医学研究的豚鼠），从而在 1876 年通过了《国会法》以监管动物试验。之后，英国等地进一步颁布立法来保护动物的权益。

1959 年，W. 拉塞尔和 R. 伯奇在《人体试验技术的原则》（The Principles of Humane Experimental Technique）中提出了"三 R"的概念，即替代、减少和精炼（Replacement, Reduction and Refinement），这成为动物实验非常实用的指南。很多科学组织和资助基金也基于三 R 原则就这一问题提出了明确的指南，即尽量做到：用非动物替代活体动物；减少试验中使用动物的数量，精炼试验规程；将伤害和痛苦的程度降到最低。随着新技术的发展，试验培养细胞和计算机模拟等替代手段已经被用于药品的试验中。不过，对于制药产业和其他的卫生保健提供者而言，新药物之于人类的安全性和有效性，依然是头等重要的大事。

"神奇药物"与头条新闻

有些药物的确是名副其实的"神奇药物"（wonder-drugs），因为我们总是在惊奇于它们接下来还能做什么。

——塞缪尔·伊诺克·斯塔姆

（Samuel Enoch Stumpf, 1918—1988 年）

科学家和医生不得不实时跟进临床试验中取得成功的新药品和外科干预手段，媒体总是在报道"重大"成功故事（及"恐怖"故事）。阿司匹林一而再、再而三地被誉为"神奇药物"，已不仅仅是一种镇痛药（它"一战成名"的功能之一），对于心脏病、中风和其他血管疾病均有疗效。2012 年 3 月，很多报纸头版头条报道了一项试验结果，发现阿司匹林对于癌症的预防、治疗和扩散（转移）具有"显著"疗效。该研究是采取随机对照临床试验（每日服用阿司匹林和不服用阿司匹林两组），系由牛津大学的彼得·罗思韦尔（Peter Rothwell）教授牵头、来自多个国家的科学家团队进行的，其结果发表在《柳叶刀》杂志上。尽管设计试验之初是为了评估阿司匹林治疗心脏病和其他血管疾病的效果，但每个癌症患者的结局也被记录了下来。

英国一则头条新闻写道："每天一片阿司匹林，仅三年即可消除罹患癌症的风险"；而 BBC 如是报道："每天服用阿司匹林可预防并可能治疗癌症"。新闻在各地被广泛报道，美国的报纸提醒我们，柳树皮中含有阿司匹林的活性成分："希波克拉底倡导的每天一片三分钱的阿司匹林，可以让癌症远离我们"。不可避免的，别的问题随之而来："如果阿司匹林是一种妙药，我们岂不是都应该服用？"公众应当怎么解读这样的信息呢？对于阿司匹林这样一种非处方药，这是一个重要的问题。

互联网的特征之一是，能够在网上读到医学期刊上发表的原创性文章，从而使我们能够评估这些结果，更多地了解到相关的产品警告、缺陷和可能产生的副作用。阿司匹林的禁忌症之一是，它会导致某些患者内出血，不适用于儿童，因其与急性脑病综合征（Reye's syndrome，又称瑞氏综合征）相关。《柳叶刀》杂志一位很优秀的主编（2012 年 4 月 28 日）曾说："我们准备好将阿司匹林作为癌症的预防药物了吗？"这也为读者提供了一个折中的视角。

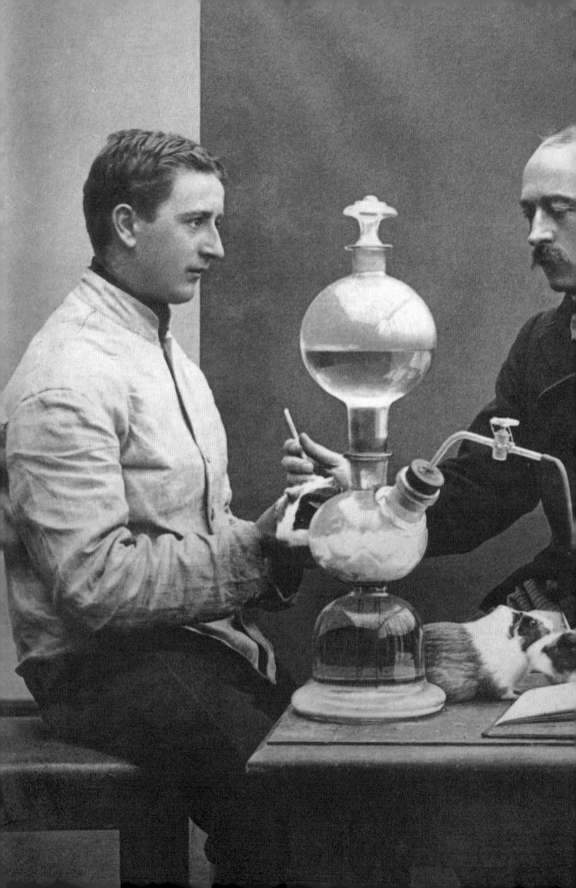

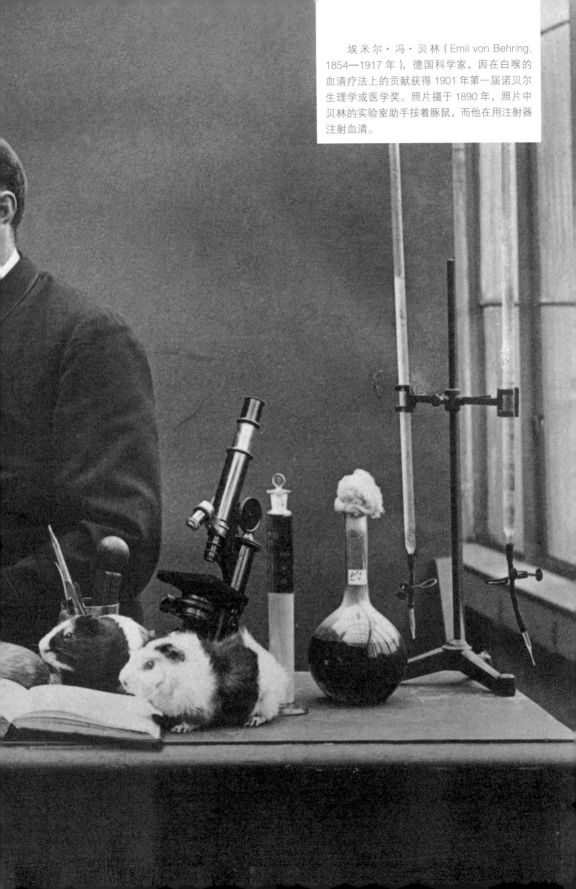

埃米尔·冯·贝林（Emil von Behring, 1854—1917 年），德国科学家，因在白喉的血清疗法上的贡献获得 1901 年第一届诺贝尔生理学或医学奖。照片摄于 1890 年，照片中贝林的实验室助手按着豚鼠，而他在用注射器注射血清。

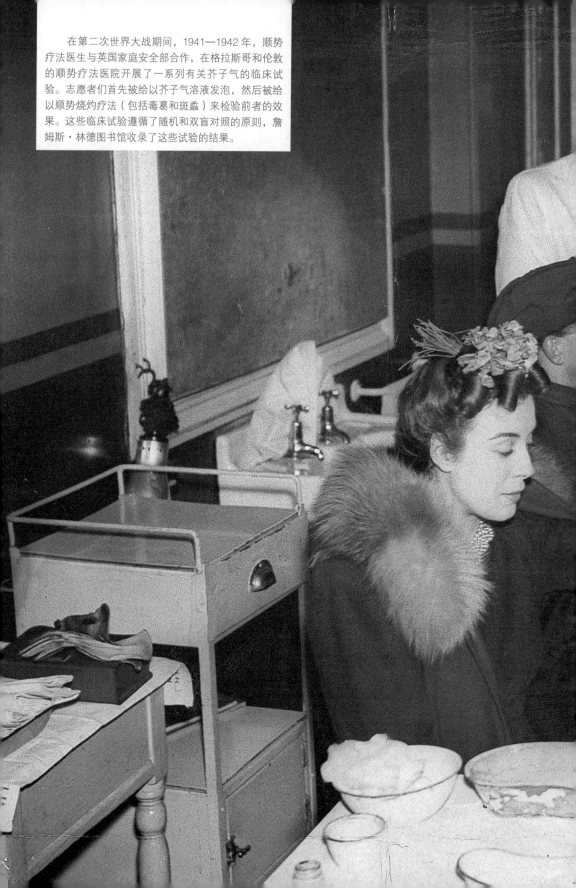

在第二次世界大战期间，1941—1942 年，顺势疗法医生与英国家庭安全部合作，在格拉斯哥和伦敦的顺势疗法医院开展了一系列有关芥子气的临床试验。志愿者们首先被给以芥子气溶液发泡，然后被给以顺势烧灼疗法（包括毒葛和斑蝥）来检验前者的效果。这些临床试验遵循了随机和双盲对照的原则，詹姆斯·林德图书馆收录了这些试验的结果。

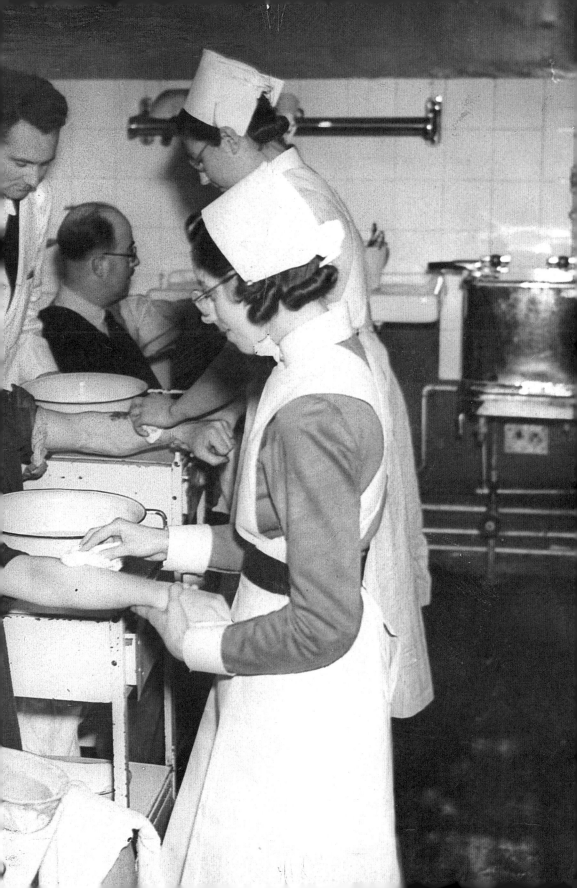

检验"传统"疗法

阿司匹林是一个很有趣的例子，它是从古老的草药中提取而来的，最早是在 1897 年合成，后很快被德国的拜耳公司作为镇痛药投入市场。如今，全世界有多种秘方和治疗方案被使用，其中一部分可追溯到古代，此外还有相当多的草药如银杏、人参和金丝桃等，以及针灸和艾灸等疗法，都被归入"传统医学"的门类之下，或者在西方又被称为"补充医学或替代医学（参见第 11 章）"。西蒙·辛格（Simon Singh）和埃德萨德·恩斯特（Edzard Ernst，英国埃克塞特大学补充医学教授，也是世界上第一位补充医学教授，曾是一位顺势疗法的医生）在其合著的《诡计还是治疗：替代医学无可辩驳的事实》(*Trick or Treatment: the Undeniable Facts about Alternative Medicine*, 2008 年）一书中，对 30 多种最流行的治疗方法进行了分析，目的是呈现其优势和局限，以及可能存在的风险。他们强调，目前对某些手段疗效的检验不够充分或者存在困难，并且指出，在部分情况下，正面的效果并非来自治疗，而是源于安慰剂效应，当然这种情况也存在于生物医学中。辛格和恩斯特等人认为，应当对所有的此类治疗方法都给予更加严格的控制和强制性的管理规定。

此外，以草药为例，尽管均有药品注册的规定，并且有相应的国家管理部门，但是批准或颁发合格证的标准在不同的国家千差万别，能否注册是根据临床经验（药物的治疗效果经长期使用和经验得以证明）而非临床试验获得的数据。有关专家，包括世界卫生组织传统医学合作中心和欧洲后基因组时代传统中医药研究的良好实践联合项目（GP-TCM）的参与者正在审核这些不一致性，并为临床实践开发研究方法，以希冀能够将疗效、安全和质量控制的标准提高到国际水平，而且在适宜的情况下，将这些方剂和传统的治疗方法融入到全球主流的卫生保健体系中。

在接下来的几十年中，传统医学将越来越多地受到审查，并且在适

用的情况下成为科学的随机对照试验的对象。例
如，全世界有 30000—70000 种植物药，对于开发
新型药品具有巨大的潜力。20 世纪 70 年代，抗疟
药青蒿素的发现过程便是检验传统药物的特例，它
从植物中提取而来（参见第 12 章）。指导传统治疗
并作为其构成基础的哲学、文化和理论基础则更为
庞大，也更难以用传统的方式加以评估。如何测量其"隐藏"的收益也是
一个问题，比如传统医学的从业者会在一个病人身上花费大量的时间，来
保证用个体化的、整体观的方法做出诊断和治疗，如此方式的安慰剂效应
及其重要性便难以测量。而这种进路正是当今传统中医、日本汉方、尤那
尼、吠陀医学和其他 CAM 重要的组成部分，也是全世界很多患者所看中
的价值所在。

> 对于制药产业和其他的卫生保健提供者而言，新药物之于人类的安全性和有效性依然是头等重要的大事。

检验治疗的考验与磨难：21世纪安全和疗效的评估

不论是"常规的"或"传统的"，随着药物和药品投入市场，其开发、
检验和管理都是一件超级复杂、竞争也颇为激烈的事情。制药公司和管理
机构总是在经受媒体的不断调查和批判，甚至有时是来自法庭的。错误依
然时有发生，比如被污染的药品或不期的不良反应。正如近代历史上的经
验告诉我们的，这类事件势必会带来危险药物或疑似药品更为严格的控制
和迅速撤离市场。

如果采用一种更为宏大的历史观，我们可以坚信，在过去的 100 年
间，为了监测新治疗手段的风险和收益，我们已经取得了巨大的进步，特
别是继美国 FDA 的努力、国际伦理准则的引入，以及临床药物试验更加
严密的方案设计之后。曾几何时，砷或鸦片可未经任何检测频繁入药，或
者是药方被广告鼓吹有包治百病的功效，大到癌症、小到鸡眼。

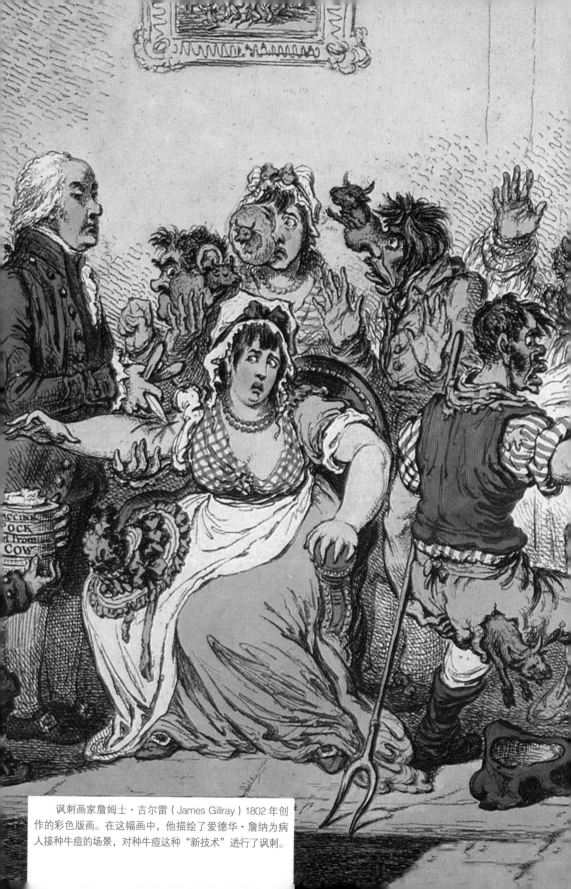

讽刺画家詹姆士·吉尔雷（James Gillray）1802 年创作的彩色版画。在这幅画中，他描绘了爱德华·詹纳为病人接种牛痘的场景，对种牛痘这种"新技术"进行了讽刺。

Chapter 15 | 第15章 |

接种与预防医学

牛痘病毒何以如此独树一帜，因为感染者再也不会感染天花。

——爱德华·詹纳（Edward Jenner，1749—1823 年），1798 年

通过接种免疫来预防传染性疾病是医学史上最引人注目的故事之一。接种是由英国医生爱德华·詹纳最早发明的，他在 1796 年证明将一些牛痘刮到人类皮肤上可以预防天花。差不多一个世纪之后，在 1885 年，路易·巴斯德发明了狂犬病疫苗。随着 20 世纪细菌学、免疫学和病毒学科学知识的增加，很多其他的疫苗被用来预防白喉、结核病和脊髓灰质炎。1980 年，天花在全球范围内被消灭。疫苗研究正在继续向世界上主要的疾病杀手（包括艾滋病）宣战，针对各种流感的战斗也在持续中。疫苗及卫生、营养和健康生活方式的进步构成了预防医学和公共卫生的一部分。

"天花的消灭"

1980年，世界卫生组织宣布天花已在全球消灭，这是迄今为止唯一通过人类干预消灭的主要疾病；毫无争议，这是医学史上最伟大的成就。天花在几百年间都是最为致命和常见的传染病。天花作为一种古老的疾病，在近代早期其毒性逐渐增加；大天花作为天花的类型之一，在近代早期使至少10%—20%的人口丧生。天花最致命的几次暴发发生于新发现的美洲大陆，即1492年哥伦布抵达新大陆之后不久。即使挺过了这种可怕的病毒感染，幸存下来，麻子和痘疤也要伴随他们一生。英格兰女王伊丽莎白一世在1562年罹患严重的天花，不过后来痊愈了。她用白铅和醋来掩盖脸上的天花痘疤，传说她因为不想让人看到脸上的疤痕而终身未嫁。人们并没有找到治疗天花的办法，不过爱德华·詹纳发明的疫苗使人们不会感染这种疾病，进而最终完成詹纳的目标——"天花的消灭"。

牛痘和更早的人痘接种的发明，堪称人类直觉和智慧的非凡壮举。

天花派对和人痘接种

天花致死无数，但患者一旦活下来就不会再被感染了。在这一观察的启发下，出现了"种人痘"（英文为 inoculation 或 variolation，取自 *variola*，即天花的科学名）技术。把天花脓包或脓液接种给健康人，让其感染一场较轻度而不是彻底的、可能致命的天花，从而获得免疫力。这种技术在全世界多个不同的地区都在进行。比如，在公元10世纪的中国，取天花病人痘痂，研成细末，对准鼻孔吹入，男孩被吹入右鼻孔，女孩被吹入左鼻孔。在其他地区，将感染者的痘液接种到健康者皮肤表面的划痕中。

18世纪初，居住于土耳其君士坦丁堡（今伊斯坦布尔）的英国驻奥斯曼帝国大使玛丽·沃特利·蒙塔古夫人（也是一位作家），由于感染天花，她惊人的美貌被毁，留下了严重的疤痕，并且眼睫毛一根不剩。她在给一个朋友的信中描述了当地的"天花派对"，由农妇在聚会时常规接种人痘：

我要告诉你一件事，知道后，你肯定希望自己也在这个地方。在我们那里，天花带来死伤无数，而在这里，因为一种被他们叫作种痘术的发明，它已经变得完全无害了，还会有一群老妇人为此举办派对……一位老妇人会带来一盒最好的天花浆液，问大家要切开哪根血管。她会用一根大针划开你选定的血管（疼痛程度和划破皮差不多），然后将针头上的所有毒液挤入血管中。

玛丽夫人让她6岁的儿子接种了人痘，是由大使的外科医生查尔斯·梅特兰（Charles Maitland）在一位希腊妇人的帮助下完成的；孩子未发生任何并发症。1721年，回到英格兰后，梅特兰又给她3岁的女儿进行了人痘接种，引起了广泛的关注。同年，在马萨诸塞州的波士顿市发生了一场严重的天花流行，牧师考顿·马瑟（Cotton Mather）获悉了伦敦的这则消息，于是劝说医生扎伯蒂尔·伯依斯顿（Zabdiel Boylston）为未感染者接种人痘。伯依斯顿先用柳叶刀刺入感染者的脓胞中收集脓液，然后将脓液挤到一个玻璃瓶中。在为"健康人"接种人痘时，他先是在其胳膊或腿上切开一个裂缝，再将感染物质沾在上面。

天花人痘接种要经过3周的实践，每天要催吐和通便，患者会发热。一个名叫彼得·撒切尔（Peter Thatcher）的12岁波士顿男孩描述了他接种人痘的经历，在1764年4月14日（周六）如此描述："周日早上，我们服了一种粉末，让我又吐又拉了9次……4月21日（周六），服用了一种粉末，又拉又吐了4次。早上感觉病得厉害，直到10点整才起来床。今天出了一些痘。"5月2日（周三），接种3周后，撒切尔已经痊愈了，"天花瘟过后，我完好无损，想当初成千上万的人在劫难逃呀"。

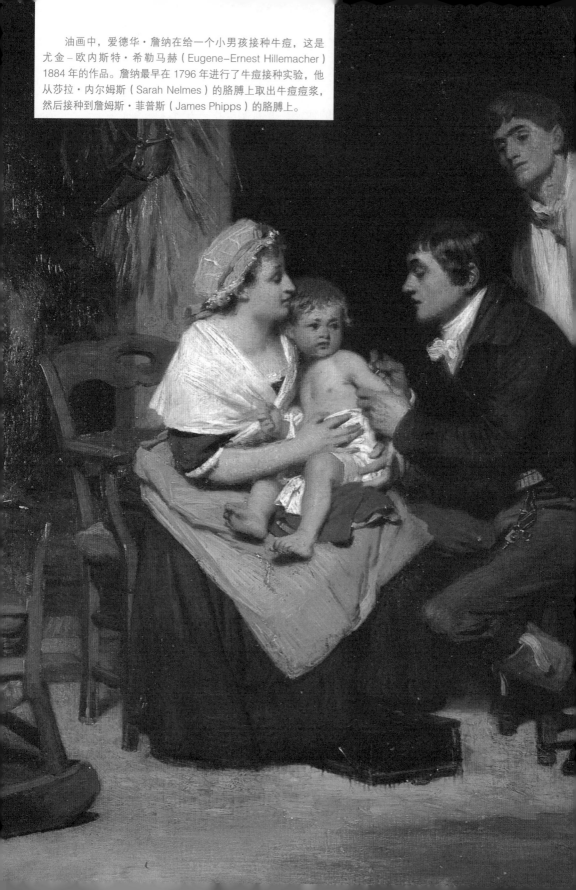

油画中，爱德华·詹纳在给一个小男孩接种牛痘，这是尤金-欧内斯特·希勒马赫（Eugene-Ernest Hillemacher）1884年的作品。詹纳最早在1796年进行了牛痘接种实验，他从莎拉·内尔姆斯（Sarah Nelmes）的胳膊上取出牛痘痘浆，然后接种到詹姆斯·菲普斯（James Phipps）的胳膊上。

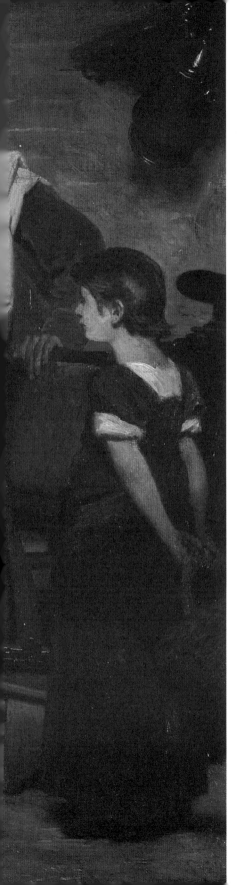

至 18 世纪末，人痘接种变得愈加安全、廉价和简便，在大西洋两岸都已流行起来。当时有些仍有疑虑的人提出了这样的问题：患轻度天花的人实际上也是有感染性的，是否需要进行隔离；此外，其发生死亡的风险依然有 2%—3%。

爱德华·詹纳：牛痘预防天花

将来的人们只能从历史书上知道可恶至极的天花曾经存在过，并且被你消灭了。

——美国总统托马斯·杰弗逊，

致爱德华·詹纳的信，

1806 年 5 月 14 日

18 世纪的医学圈对人痘接种的益处和风险仍有诸多争论。在格罗斯特郡行医的爱德华·詹纳听说，挤奶女工会从患牛痘的奶牛乳房处感染轻度的牛痘，之后似乎就不会再得人类天花了。

他决定将自己的直觉付诸实践。他选择园丁 8 岁的儿子詹姆斯·菲普斯（健康人）和一位年轻的挤奶女工莎拉·内尔姆斯（已感染牛痘）进行了实验。詹纳将莎拉手上牛痘痘浆中的感染物质转移到男孩皮肤上的切口处。6周后，詹纳将天花病人痘浆中的天花病毒接种到菲普斯的身上。结果病毒"并没有带过去"。实际上，男孩已被预防了天花。詹纳还成功为自己的儿子进行了接种，于是他开始相信自己找到了一种方法来预防这种"人类最可怕的疾病"，它比人痘接种好得多也安全得多。

伦敦皇家学会对此最初的反应并不正面（詹纳自1797年成为会员）。他们拒绝了他的论文，写道他"不应该拿自己的名声冒险，将这些与现有知识不符的东西呈现给有学识之人，且不说还这么不可思议"。

最后，在詹纳进一步证据的支持下，牛痘接种很快被世人所接受，而他也收获了莫大的荣誉和回报。截至1801年，在英格兰有超过10万人已接受过牛痘接种；至1811年，法国有超过170万人接受接种；拿破仑的军队有一半人接受过接种。詹纳式的接种法甚至传到了日本，被当地的医生积极推广，而当时日本和西方几乎是彼此隔绝的。将干疫苗沾在羽毛和柳叶刀上，用干痘痂，或者把痘浆蘸在棉线上等方法都被用来将疫苗运往全

天花的全球消灭

由于国家免疫规划的实施，在大多数西方国家，20世纪60年代时天花已经不再地方性流行。但每年在43个国家依然有1000万—1500万人感染天花，其中大约200万人死亡。1966年，世界卫生大会决议实施"十年天花加强根除项目"。

"监测"和"控制"是关键的措施，目的是寻找天花感染者、追踪并接种其密切接触者以及当地的人群，在每次暴发周围实施"环状接种"。关于消灭天花的消息被广泛传播，而且举报病例可以得到奖金。在非洲和亚洲的部分地区，医务人员需要克服技术、后勤和文化挑战。在新技术——包括在热带气候下可以保持稳定的冻干疫苗，以及一个小时内可以为1000人接种的射流注射枪等的帮助下，这一项目最终取得了胜利。

最后的天花病例发生于1975年印度次大陆（大天花，最严重形式），1977年索马里（小天花，较温和形式），以及1978年英国实验室。至1979年，"清零的目标"完成。如今，天花病原体仅保存在位于美国和俄罗斯的两个高度安全的实验室中。

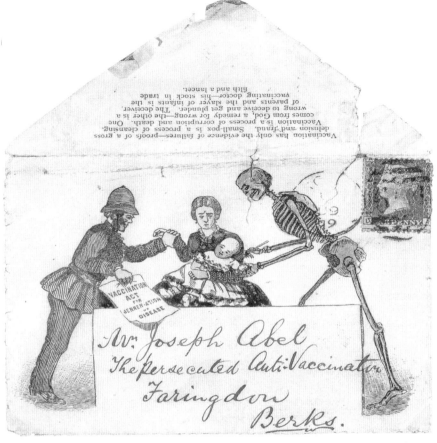

VACCINATION
ACT
FOR
JENNER-ATION
OF
DISEASE

Mr. Joseph Abel
The Persecuted Anti-Vaccinator
Faringdon
Berks.

Vaccination has only the evidence of failures—proofs of a gross delusion and fraud. Small-pox is a process of cleansing, Vaccination is a process of corruption and death. One comes from God, a remedy for wrong—the other is a wrong to deceive and get plunder. The deceiver, of parents and the slayer of infants is the vaccinating doctor—his stock in trade filth and a lancet.

在英格兰，反对牛痘接种者和反对活体解剖者对天花疫苗进行了激烈的反抗。上图为 1899 年的宣传信封。

世界。在一些国家，还建起了大规模接种免疫中心，无数人逃过了天花的 劫数。

疯狗与路易·巴斯德的狂犬病疫苗

在对付一种疾病时，我从没有想要仅找到一种治疗的办法，而是想找 到预防的措施。

——路易·巴斯德，1884 年

1885 年 7 月 6 日，一个来自法国阿尔萨斯地区、名叫约瑟夫·迈斯特（Joseph Meister）的男孩被带到著名法国化学家路易·巴斯德的实验室，他被一条疯狗咬伤得很严重，带他来的是他忧心如焚的妈妈以及狗的主人。在长达几个世纪的时间里，狂犬病（rabies，拉丁文意为"咆哮"）这种通过患病动物的唾液传播的疾病，一直是最为可怕的疾病之一。顾名思义，我们可以想象一只张着大嘴咆哮的疯狗，疯狂地撕咬人，最后导致可怕的症状，被咬者几乎是必死无疑。

经过多年的艰苦努力，巴斯德及其在巴黎的研究团队，包括埃米尔·鲁在内，共同研发出用兔子的干脊髓制成的疫苗，他们在狗身上进行验证发现是有效的。但这对人有效吗？当约瑟夫·迈斯特被送到巴黎的实验室时，巴斯德决定碰碰运

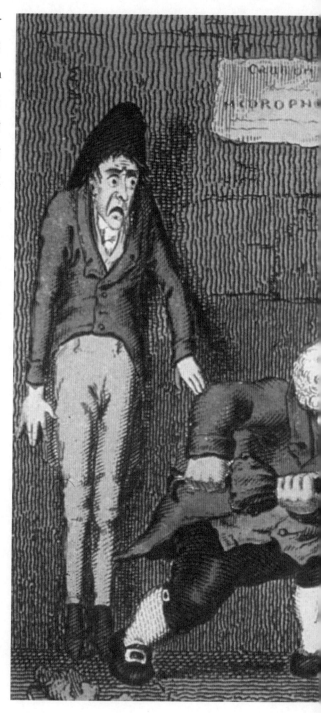

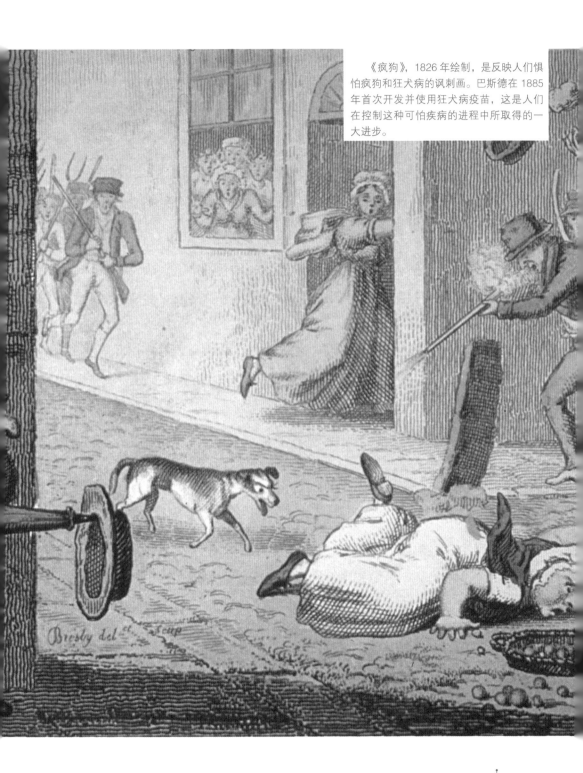

《疯狗》，1826年绘制，是反映人们惧怕疯狗和狂犬病的讽刺画。巴斯德在1885年首次开发并使用狂犬病疫苗，这是人们在控制这种可怕疾病的进程中所取得的一大进步。

气。正如他后来所说："由于这个孩子似乎是必死无疑了，我决定（试）一下这种在狗身上有效的办法。"男孩接受了接种免疫，之后在 10 天内又先后打了 12 针，最终他活了下来。

和詹纳一样，巴斯德也经历了医学同僚的质疑。巴斯德后来承认，尽管他怀疑狂犬病的传染介质是"无比小的微生物"，但他并没有真的用当时已有的显微镜看到这种可疑的微生物。

天花疫苗（和其他很多疫苗一样）被用来防止人们感染疾病，而巴斯德的疫苗则是在早期进行接种以防止症状的出现——因为狂犬病在被咬之后的潜伏期很长。1886 年，38 位俄罗斯农民被患有狂犬病的狼咬伤，之后坐了很长时间的火车来到巴黎寻找疫苗，其中 35 位显然是被巴斯德的

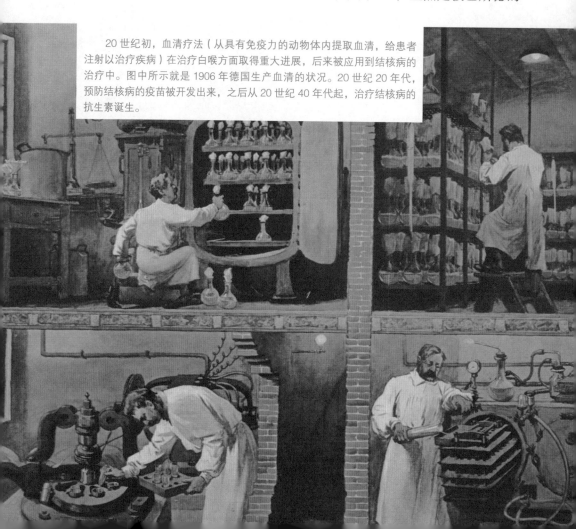

20 世纪初，血清疗法（从具有免疫力的动物体内提取血清，给患者注射以治疗疾病）在治疗白喉方面取得重大进展，后来被应用到结核病的治疗中。图中所示就是 1906 年德国生产血清的状况。20 世纪 20 年代，预防结核病的疫苗被开发出来，之后从 20 世纪 40 年代起，治疗结核病的抗生素诞生。

注射疫苗救了命。

　　人和家畜的接种加上严格的检查措施、宠物的检疫和流浪动物的控制，使得很多国家都已成功消除了狂犬病，尽管它在非洲和亚洲部分地区依然是一种威胁。

白喉与阿拉斯加诺姆的"仁慈接力赛"

　　19 世纪末和 20 世纪初，在细菌学和免疫学科学领域中兴起的另一个治疗方法是白喉和破伤风的"血清疗法"，之后又发现了疫苗（类毒素）来预防这种威胁生命的疾病。

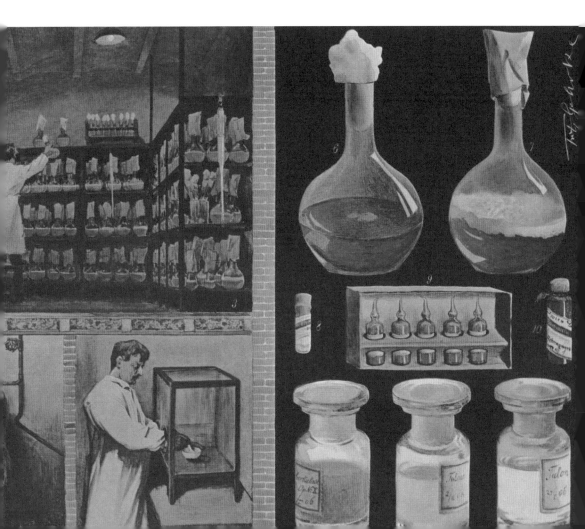

19世纪80年代和90年代，导致这两种疾病的细菌被分离，并发现其分泌的毒素会引发这种常见的致命症状。在此基础上，科学家发明了抗毒素来中和危险的毒素，并诱导被动免疫力。1891年圣诞夜，这种所谓的血清疗法最早被成功用于救治一个患有严重伤寒的小孩。"治疗性血清工厂"在19世纪90年代建立，用马作为"抗毒素生产者"。1901年第一个诺贝尔生理学或医学奖颁给了德国科学家埃米尔·冯·贝林，理由是他对血清疗法的贡献以及"交给医生们一种对抗疾病的利器"。

利用抗毒素实施控制的伤寒流行发生在1925年冬天的阿拉斯加州诺姆市，也是最著名的流行暴发之一。治疗孩子们急需抗毒素，但偏偏大雪封城，不得不用狗拉雪橇接力跑674英里（约1085公里）将药物送到病孩手中，这便是著名的"仁慈接力赛"。

血清疗法是一个重大进步，带来了预防性白喉和破伤风疫苗的发明，后者在20世纪40年代末与百日咳疫苗联合成为一剂。现在的婴儿和儿童可常规注射三联疫苗（DTP或DTaP）。白喉在工业化国家已基本被消除，不过在未接种的人群中，仍然和其他儿童疾病一样，是一个严峻的问题（随着免疫接种率的下降，白喉在东欧和俄罗斯重新死灰复燃）。虽然破伤风如今在西方已经很少见，但是在发展中国家，每年依然有成千上万的新生儿死于新生儿破伤风，通常发生于未接种疫苗的产妇在家里生产而且没有充分消毒措施时。

伤寒和斑疹伤寒疫苗

伤寒通过被污染的食物和水传播，斑疹伤寒通过体虱传播，它们长期以来都是最恶性的疟疾之一。英国科学家奥姆罗斯·莱特（Almroth Wright，1861—1947年）是预防医学强烈的主张者，在1896年开发出最早的伤寒疫苗之一。在第一次世界大战中，美国和英国命令正式推行伤寒

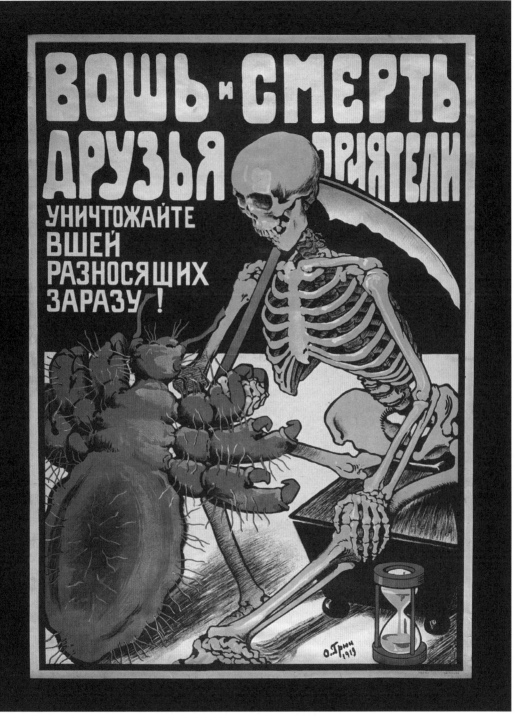

第一次世界大战期间及之后的几年间，至少有 300 万人死于经虱子传播的斑疹伤寒，其中主要是在东欧和俄罗斯。这幅 1919 年的海报告诉人们，斑疹伤寒虱子正在与死神握手。

疫苗接种及更好的军队卫生。破伤风抗病毒血清被用于受伤的士兵以防止严重的感染发生，开发于 20 世纪 20 年代的破伤风疫苗连同伤寒疫苗在第二次世界大战期间被广泛应用。

1937 年，美国公共卫生服务部的赫勒尔德·考克斯（Herald R. Cox，1907—1986 年）在蛋黄中培养斑疹伤寒细菌，由此出现了最早的有效的且经济适用的斑疹伤寒疫苗，事实证明，它对于第二次世界大战中的美国军队尤其具有重要的意义（战争后期，DDT 被用于对军队和市民的"灭虱"，这对控制斑疹伤寒的传播是十分重要的措施）。

卡介苗：结核疫苗

1882 年，德国细菌学家罗伯特·科赫确定了结核病（TB）的致病菌（结核分支杆菌）：细菌学时代关键的发现之一（参见第 3 章）。20 世纪 20 年代初，法国科学家阿尔伯特·卡梅特（Albert Calmette，1863—1933 年）和卡米尔·介兰（Camile Guérin，1872—1961 年）发明了结核疫苗，因而被称为卡介苗（Bacillus Calmette-Guérin, BCG）。1921 年第一次进行人体实验，在巴黎查理特医院给一个婴儿接种了该疫苗。孩子的母亲在分娩后死于结核病。孩子口服卡介苗后没有得病。后来越来越多的孩子接种疫苗，卡介苗的接受程度也日益增加，特别是在法国和斯堪的纳维亚。

然而 1930 年，250 个新生儿接种了卡介苗，其中 70 多个因此而死亡。后来发现是因为这批疫苗被意外感染了结核分支杆菌的有毒菌株。1931 年德国中断了卡介苗接种，德国卫生部发布了涉及儿童临床试验的详细指南。这一悲剧的发生也明显推迟了卡介苗在英国的引入，同时，出于对其安全性和有效性的担忧，美国对卡介苗的支持也日趋下降。

第二次世界大战导致结核病在欧洲和亚洲死灰复燃，因此卡介苗被大规模使用，公众也再次树立起对其安全性的信心。世界卫生组织、联合国儿童基金会与斯堪的纳维亚红十字会，在 20 世纪 50 年代开展了广泛的卡介苗推广运动。据估计，自发明以来，超过 30 亿剂卡介苗疫苗已被接种。采用微缩放射造影术、结核菌素试验以及抗生素治疗，对于控制结核病起着重要的作用。实际上，在美国，相比大规模的集体卡介苗接种，行潜伏性结核病检测之后进行治疗成为更加理想的政策。

小儿麻痹症疫苗——索尔克的针剂与沙宾的糖丸

在发生最严重的小儿麻痹症时，小儿麻痹症病毒会侵入神经系统，导致患者肌肉萎缩、偏瘫，甚至有时会因窒息死亡，堪称 20 世纪上半叶最恐怖的儿童疾病之一。美国总统富兰克林·德拉诺·罗斯福在 39 岁时被诊断患上了小儿麻痹症，双腿瘫痪——这通常要小心掩饰。他支持有关该病的研究，并通过收音机倡议募资，呼吁每个人将自己手上的零钱（10 美分）寄给白宫总统。"一人一毛钱运动"成为一个年度事件，从 1938 年到 1962 年，共接受捐赠 6.3 亿美元。此外，还向全国播放新闻短片，片中肢体残障的儿童戴着手铐，幸存者也终身囚禁于大型的"铁肺"呼吸机中苟延残喘。

在国家小儿麻痹症基金会（成立于 1938 年）的支持下，乔纳斯·索尔克（Jonas Salk，1914—1995 年）开发了疫苗，注射给以灭活或"杀死"的小儿麻痹症病毒。1955 年，第一次大规模接种成功开展，超过 40 万名儿童接种了索尔克的疫苗。接近 180 万名儿童（称为"小儿麻痹症先遣队员"）参加了双盲临床试验，部分接种疫苗，部分接种安慰剂，另外一部分作为对照组。1955 年臭名昭著的"卡特尔事件"（Cutter Incidence）大大削弱了人们对这种疫苗的信心。约 20 万人注射了位于加利福尼亚州卡特尔实验室制备的疫苗：7 万人发生肌肉萎缩，164 名儿童严重偏瘫，10 人死亡。造成这一恶果的原因是疫苗的制备不规范，内含具有毒性、未减毒的小儿麻痹症病毒。巨大的争议引发了疫苗生产和安全性的重大改革。

FIGHT POLIO !

自 20 世纪 30 年代起，"一人一毛钱运动"已经成为美国的年度盛事，面向全国筹资。电视广告会播放因该病致残的儿童。所募集的资金被用来支持新的研究。

prevention

treatment

Join the **MARCH OF DIMES**

The National Foundation for Infantile Par

阿尔伯特·沙宾（Albert Sabin，1906—1993 年）也获得了基金会的支持，进一步研发了活减毒疫苗，经口服给药，通常是以糖丸的形式，相比索尔克疫苗具有某种优势。沙宾在多位受试者身上进行了试验，包括自己的家人和联邦监狱中的囚犯。后来与俄罗斯科学家米哈伊尔·邱马科夫（Mikhail Chumakov，1909—1993 年）共同合作在苏联开展了大规模的接种，大约 1000 万名儿童参加。截至 20 世纪 60 年代初，沙宾的口服脊髓灰质炎疫苗（OPV）在多数国家成为标准疫苗。在"沙宾周日"，大约有1 亿美国人免费接种 OPV 疫苗；如今，它已成为婴儿常规接种疫苗。

1988 年，继天花成功被消灭后，世界卫生组织（受到扶轮国际的启发），启动了全球小儿麻痹症消除倡议，并通过了在 2000 年消灭小儿麻痹症的决议。当时，小儿麻痹症在五个大陆的 125 个国家都属地方性流行疾病，逾35 万名儿童因为该病瘫痪。截至 2002 年，世界卫生组织的三个区域（美洲区、西太平洋区和欧洲区）已经证明消灭了小儿麻痹症，但在巴基斯坦、阿富汗、印度和尼日利亚（缩写为 PAIN），小儿麻痹症依然在地方性流行。好消息是 2012 年全世界仅报告 215 例病例，印度在 2011 年 1 月至 2013 年 1 月无新发病例报告，的确是了不起的成就。尽管取得了如此大的进步，但是政治、安全和宗教的张力却使得最终目标的达成变得困难重重，病毒传播到邻近国家的风险也依然存在。比如，2011 年小儿麻痹症从巴基斯坦传播到中国，而中国早在十多年前就已经不再有小儿麻痹症的病例了。

麻疹与扩大免疫规划

当我在微软工作时，挂在嘴边的永远是软件的神奇之处；同样，现在我总是在谈论疫苗的神奇。

——比尔·盖茨，2011 年

和天花、小儿麻痹症一样，麻疹也是一种高度传染性的病毒性疾病，并且从未有治愈的办法，是另一种可以通过疫苗接种来预防的疾病。美国微生物学家和诺贝尔奖获得者约翰·恩德斯（John Enders，1897—1985 年）及其同事托马斯·皮布尔斯（Thomas Peebles，1921—2010年）在 1954 年分离出麻疹病毒，并发明了有效的抗麻疹疫苗，该疫苗在 1963 年获得注册。美国疾病控制中心（CDC）很快开展了大规模的"使麻疹成为记忆"的免疫规划，旨在消灭麻疹，而这也使美国几乎消灭了麻疹。麻疹疫苗通常与流行性腮腺炎及风疹疫苗联用（MMR）。通过有效的儿童免疫规划，在过去的半个世纪，大多数工业化国家都已经将麻疹病例减少了 99%。不过，在发展中国家，尽管在最近的几十年中麻疹病例显著减少，但这依然是一种严重的儿童疾病，特别是对于营养不良的孩子来说。

随着疫苗开发种类的增加，一幅不平等的图画也展现在世人面前，很多贫困国家的儿童并没有接种疫苗。世界卫生组织在 1974 年启动了颇为成功的扩大免疫规划（EPI），覆盖了六种常见的儿童疾病：麻疹、小儿麻痹症、结核病、白喉、破伤风和百日咳。全球疫苗免疫联盟（Global Alliance for Vaccine Initiative，GAVI）作为一个重要的公立—私人—慈善基金会全球卫生战略伙伴，成立于 2000 年，受到比尔与梅琳达·盖茨基金会的资助，进一步扩大了疫苗接种的覆盖面。这对夫妇坐拥微软的盛名与财富，将 100 亿美元个人财富馈赠予疫苗的研究、开发，将其送到世界上最贫穷的国家，并在 2010 年呼吁进入一个新的"疫苗十年"。

最新开发出的两种儿童疫苗是针对"被遗忘的杀手"肺炎球菌病（肺炎链球菌可导致肺炎、脑膜炎和其他感染）和轮状病毒。GAVI 正在推动将这些疫苗纳入国家免疫规划。在低收入国家，五岁以下儿童死于肺炎球菌病的风险远高于高收入国家。抗生素被用于治疗肺炎球菌病，但有些菌种已具有耐药性。

轮状病毒是全世界儿童与婴儿发生严重和致死性腹泻最常见的原因。在卫生状况较差的地区，其患病率很高。严重脱水后，会很快导致死亡。在全球，每年有 50 万名儿童死于轮状病毒，大多数发生在较为贫穷的国家。据估计，其中只有三分之一的儿童被给予口服补液盐溶液——现有的成本—效益最高的救命措施。包括默克、辉瑞和葛兰素史克在内的制药公司都向 GAVI 成员国提供疫苗，而且价格要比发达国家低得多。

2010 年，通过与脑膜炎疫苗项目（MPV）、世界卫生组织、GAVI 及非营利组织 PATH（Program for Appropriate Technology in Health）的战略合作伙伴关系，最致命的流行性脑脊髓膜炎疫苗（MenAfriVac）在非洲启动，系由印度血清研究有限公司生产，专门为"非洲脑膜炎带"设计，所谓非洲脑膜炎带是指从西部塞内加尔到东部埃塞俄比亚的非洲地区。这一地区定期发生严重的脑膜炎流行，病死率高达 10%—50%。迄今为止，将近 1 亿人已经接种该疫苗。

流感：季节漂移与世界流行性变迁

尽管最早的流感疫苗在几十年前已经制成，但是预防和控制这种高度传染性疾病的道路并非一帆风顺。每隔几年，流感病毒总是会发生变异后产生新的菌种：这一过程被称为抗原漂移。通过小心的监控，每年生产新的疫苗来为流行的季节性菌种提供保护。个别情况下，病毒发生较大的变化，但人类对其免疫力很小或者基本没有，这一过程即抗原漂移；如果新的亚型或菌种在全球传播，则会导致世界大流行。在 1918—1919 年的世界大流感中，超过 5000 万人死亡；在当时面对这个冷面杀手，人们既没有治疗措施也没有有效的疫苗。对于由此引发的恶性细菌感染也没有适宜的抗生素。

最近 2009—2010 年的甲流大流行（世界人口的五分之一受感染，致 18000 人死亡）被认为是一种新型的甲流亚型 H1N1，可能起源于猪，因此常被叫作"猪流感"。2009 年 4 月，新的病毒株被确认，到 2009 年 9 月，美国食品药品监督管理局批准了四种疫苗，试图在全球经销，但受到较贫困国家对其分布不公平的指责。工业和公共卫生官员如今正在寻找新的技术来增加疫苗的可及行和扩大其分布范围，并在将来可能出现新的世界大流行时能够满足不时之需。理想的愿景是开发出一种"万用"疫苗，可以对付所有可能的流感菌种。

预防癌症病毒的疫苗

乙肝病毒（主要通过血液、体液传播，或者经由母婴传播）和人乳头状瘤病毒可引发多种疾病状况，其中包括两种癌症——肝癌和宫颈癌。现在有针对乙肝和某些 HPV 类型的疫苗。乙肝疫苗在 20 世纪 80 年代中期研发成功，是最早应用重组 DNA 方法的疫苗，现在很多国家常规为婴儿、高危人群注射乙肝疫苗。

目前有两种 HPV 疫苗（Gardasil 和 Cervarix）最早获准并成功注册（2006—2007 年），被用于预防宫颈的癌前病损；它们被证明是安全有效的。很多国家已将年轻妇女的接种项目纳入其公共卫生系统，尽管在接种后，她们还是得继续定期进行子宫颈抹片检查或类似的筛查，从而在其发展为癌症之前检测宫颈的异常细胞变化。男性的 HPV 疫苗在一些国家也已获得批准。HPV 疫苗有望能够将全世界宫颈癌（是女性第四大致死的癌症）的死亡率降低三分之二。目前的研究正致力于开发覆盖范围更大的 HPV 亚型疫苗。

医学图文史｜改变人类历史的7000年｜
The Story of Medicine: From Bloodletting to Biotechnology

疫苗是如何发挥作用的?

疫苗——如用安全、弱化、灭活或部分的病原体来刺激免疫系统产生某种化合物(抗体),来对抗进一步的感染。抗体是健康机体对入侵病毒、细菌和寄生虫的自然应答,但是第一次暴露于某些危险的病原体可能是致命的。疫苗具有两种相互关联但又迥异的功能:使接种过的人不会感染严重的疾病;通过群体免疫来降低传播率。自18世纪末开始,从第一支天花疫苗的发明算起,疫苗在全世界已经挽救了几百万人的生命。

疫苗的胜利曾经被无法预期的副作用抹上污点,而且有时媒体的恐慌会让父母质疑自家孩子接种疫苗的安全性。如果一个社区中接种率下降到一定水平之下,就会发生"突破暴发"(breakthrough outbreak),比如流行性腮腺炎、麻疹和百日咳等可能会对不具有免疫力的人群造成生命危险。很多国家和全球系统可确保疫苗的安全监控,如美国的疫苗不良事件报告系统(VAERS)。

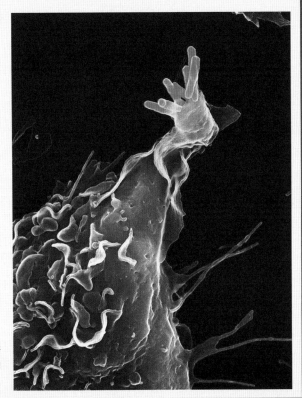

白细胞(绿色)吞噬结核杆菌(橘色)的彩色扫描电镜图。

"等待疫苗"——三巨头和NTDs

2002 年，"抗击艾滋病、结核病和疟疾全球基金"（GFATM）成立，即三巨头，每年可以使 560 万人免于因三种主要传染病而死亡。在过去的 10 年中，经由干预措施的进步，比如抗逆转录病毒治疗 HIV/AIDS，DOTS 项目（"短期直接观察治疗"）检查和治疗结核病人，使用长效杀虫剂的蚊帐及青蒿素复方预防和治疗疟疾，这些疾病的死亡率和发病率都已明显降低。

不过，尽管取得了巨大的进步，它们依然是全球主要的疾病杀手——大多数病例发生在撒哈拉以南的非洲，我们仍然迫切地需要有效的疫苗。目前估计有 3400 万人携带 HIV（人类免疫缺陷病毒），每年有 170 万例与艾滋病相关的死亡。全世界三分之一的人口感染潜伏性结核病，每年约有 870 万例新发活性病例，140 万例死亡。每年有超 2 亿例疟疾病例，近66 万例死亡，其中 86% 为 5 岁以下的儿童。

自 1983—1984 年艾滋病病毒最早被分离出来算起，科学家一直在苦苦求索一种 HIV/AIDS 疫苗。HIV 的突变速度比大多数病毒要快得多，HIV 会攻击杀死免疫 T 辅助细胞 CD4+ 细胞，而 CD4+ 细胞是人类免疫系统的枢纽。当 HIV 杀死足够多的 CD4+ 细胞时，免疫系统将无法再对抗感染。如果 CD4+ 细胞的数量降到一定水平之下，感染者便从 HIV 感染发展成为 AIDS（获得性免疫缺陷综合征）。疫苗是要通过攻击特定的细胞来刺激机体产生免疫力，这成为 HIV 疫苗研究者主要的挑战。2003—2009 年，泰国开展了 HIV 疫苗试验，即 RV144，逾 16000 名参与者参加了试验，这次试验为人们带来了些许的希望。RV144 的效果非常一般，感染风险下降了 31%；接下来的研究仍然在寻找更为有效的疫苗。

随着非洲、亚洲以及苏联和东欧国家结核病例数量的急剧攀升，1993 年，世界卫生组织宣布全球结核病形势严峻。一部分归咎于 HIV/AIDS 的流行，2011 年 110 万新发结核病例同时感染 HIV；另一部分原因是多重耐药性（MDR）和严重耐药性（XDR）肺结核。在一些感染严重的地区，政局不稳定和国家贫穷更是增加了治疗结核病的困难。卡介苗最早于 1921 年开始用于人类，现在依然是结核病唯一的疫苗。

不过，其效果是不稳定的，其使用情况在不同的国家也并不均一。此外，虽然它可以预防一些严重类型的儿童结核病，但对于成人肺结核的预防作用却无法保障，而全世界结核病负担大多数是由成人肺结核造成的。目前正在开展国际合作研究，寻找改进现有 BCG 疫苗的办法或开发新的疫苗，几种疫苗正在早期临床试验阶段。

> 2010 年，有超 2 亿例疟疾病例，近 66 万例死亡，其中 86% 为 5 岁以下的儿童。

至于疟疾，《新英格兰医学杂志》在 2011 年发表了一则令人振奋的消息——新疫苗 RTS, S（或 Mosquirix）三期临床试验的初步消息，该疫苗是专门为非洲儿童研发的。在该临床实验中，疫苗将 5—17 个月大的儿童中疟疾和重度疟疾的临床发作率减低了一半左右。7 个非洲国家的 11 个非洲研究中心正在开展该临床试验，其合作方包括疫苗的生产方葛兰素史克及 PATH 疟疾疫苗倡议（Malaria Vaccine Initiative, MVI），并获得了盖茨基金会的资金支持。试验结果看上去充满前景，并且如果推荐应用的话，葛兰素史克和 MIV 将保证疫苗的可及性与可负担性，尤其是针对有迫切需求的人群。即便是疫苗的有效性不够充分，但如果与其他预防和治疗策略联合应用，还是可以很大程度上减少疟疾的人员伤亡。

然而，世界上有 17 种所谓的被忽视的热带病（NTDs），包括盘尾丝虫病（河盲症）、非洲锥虫病（昏睡病）和致盲性沙眼等等，而其中大多数都没有疫苗。这些疾病为超过 10 亿的人口带来了严重的痛苦和永久的残障，这些人大多生活在世界贫困线以下的国家。生产疫苗的成本攀升、复杂程度增加，此外，在这些国家，接种疫苗的卫生服务基础设施十分贫乏甚至缺失，也为疫苗的递送增加了障碍。

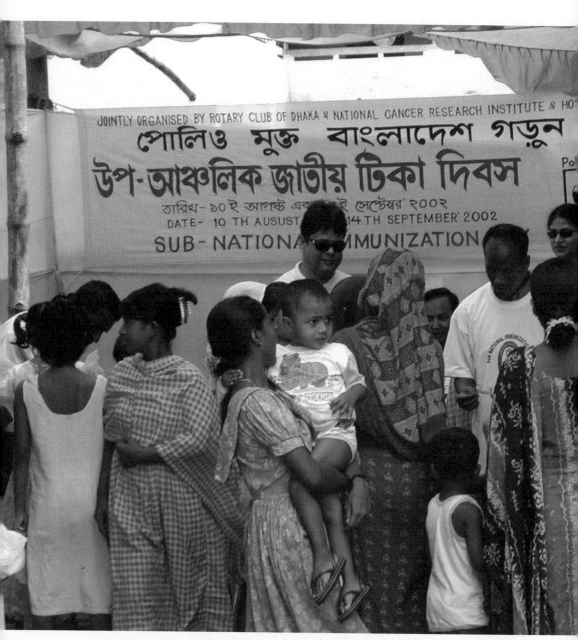

　　2002 年，在全国免疫日 (National Immunization Day, NID) 这天，孟加拉国的孩子们由大人领着前来接种脊髓灰质炎疫苗。截至 2013 年，在全国免疫日 20 周年之际，为完全消灭脊髓灰质炎，2400 万名儿童已接种疫苗。根除小儿麻痹症的全球运动已经取得非凡的成就，2018 年全世界消灭脊髓灰质炎的目标指日可待。

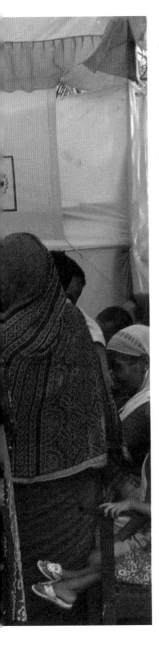

信息传播：从疫苗到卫生和"健康生活方式"

汲取成功消灭天花的教训和经验，在过去的40年间，疫苗在挽救生命方面取得了空前的成就。世界上大多数地区小儿麻痹症的消除是另一个了不起的成绩。通过研发新的"佐剂"（adjuvant），即刺激免疫系统的药剂，疫苗的安全性和有效性已大大被改进。现在有不可多得的机会向病毒性和细菌性疾病的免疫接种进军，并将疫苗的战场推向人类寄生虫、真菌和蠕虫感染。疫苗学的未来在于将疫苗的靶向从传染性疾病拓展到自体免疫性疾病、过敏反应、胰岛素依赖性糖尿病以及老龄化、高血压和癌症等慢性病。这一难题的攻克仍需要科学家和疫苗生产企业不倦的努力。

对于健康地生活在21世纪的我们来说，大多数人都要感恩于科学、药学和医学的重大发现——从疫苗到"魔弹"和外科手术的创新。以史为鉴，我们可以知道公共卫生措施的至关重要，比如水的卫生和下水系统。事实上，2007年《英国医学杂志》号召11000名读者进行了一次票选，"卫生革命"被选为自1840年（杂志创刊）以来最重要的医学发现。不过，在今天，在发展中国家依然有7.8亿人没有安全的饮用水资源，25亿人没法获得基础的卫生设施。由于我们认识到清洁用水的必要性，麦地那龙线虫病或几内亚蠕虫病已几近消除，该病通过被寄生虫（感染了病毒）污染的饮用水传播。健康教育和行为改变为疾病消除打下了基础，如教育人们过滤饮用水。20世纪80年代中期，估计有350万病

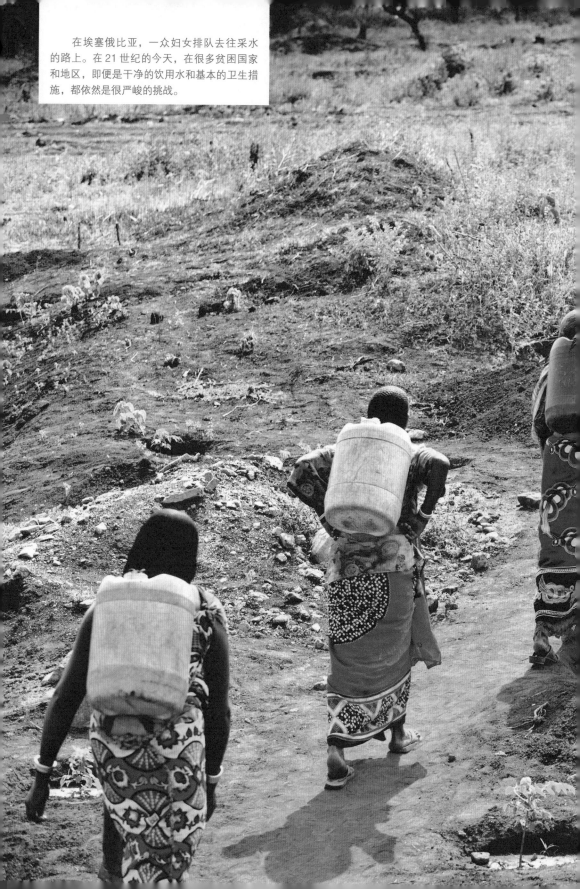

在埃塞俄比亚，一众妇女排队去往采水的路上。在 21 世纪的今天，在很多贫困国家和地区，即便是干净的饮用水和基本的卫生措施，都依然是很严峻的挑战。

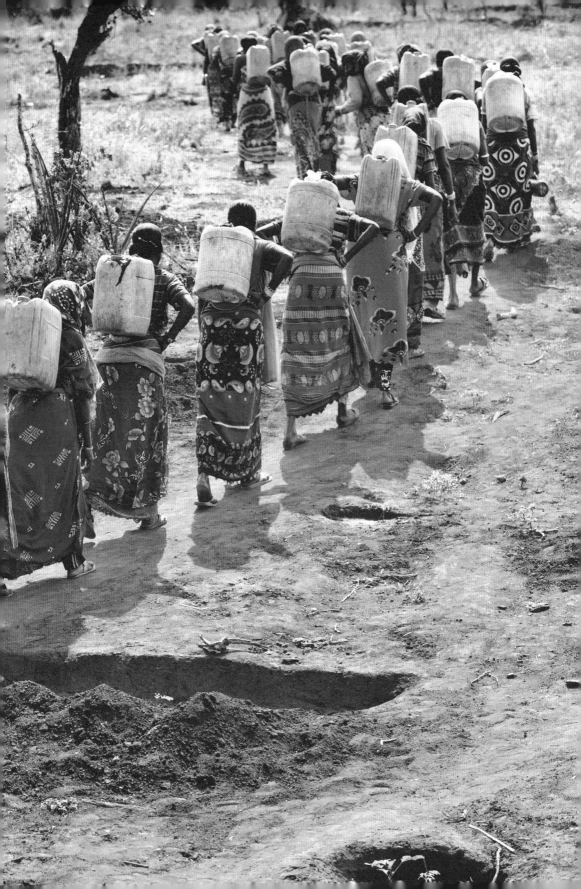

例，到 2012 年仅有 542 例。这一成绩是在没有采取治疗和使用疫苗的情况下取得的。

健康教育在很多非传染病（NCD，如心血管疾病、慢性呼吸道疾病、癌症和糖尿病）的预防策略中发挥着突出的作用。心血管疾病是世界上第一位的死亡原因，每年约有 1730 万人死亡，占全球所有死亡人数的 30%。全世界每年有 760 万人死于癌症，420 万人死于呼吸道疾病，130 万人死于糖尿病。针对这些高度复杂的疾病，流行病学家已经明确了关键的"风险因素"，包括不健康饮食和缺乏体育锻炼导致的肥胖、吸烟和饮酒。公共卫生倡议和预防措施对发达国家已产生了一定的影响，诸如在公共场所严禁吸烟，进行疾病筛查和播放公益广告来宣传"健康生活方式"，而与此同时，在中低收入国家，死于这些非传染病的人数占到 70%—80%，要想控制"生活方式"风险因素日益增加的负担，还有很长的道路要走。道路交通伤害是 15—29 岁人群最重要的死因，世界上 90% 的道路意外死亡都发生在中低收入国家。事实上，单纯的道路安全运动即可挽救生命。

千年发展目标（2000—2015年）

社会和经济发展的进步，有针对性的公共卫生措施的实施，如下水系统的改进和贫民窟的清拆，都大大有利于富裕国家期望寿命的延长。然而，遍布全球各个角落的不公平依然存在。从靠每天 1.25 美元过活的非洲农村，到中低收入国家城市贫民窟中的蜗居者，再到高收入国家健康的社会梯度，我们可以看到人们出生和长大的地方不同，生命机会有极大的差别。为了解决制约健康的社会决定因素及要优先控制的疾病类型，联合国在 2000 年启动了千年发展目标（Millennium Development Goals, MDGs），并明确提出在 2015 年之前要完成的 8 个目标：

1. 消灭极端贫穷和饥饿；

2. 普及小学教育；

3. 促进两性平等并赋予妇女权利；

4. 降低儿童死亡率；

5. 提高产妇的健康水平；

6. 对抗艾滋病病毒、疟疾以及其他疾病；

7. 确保环境的可持续发展；

8. 全球合作促进发展。

这些目标的完成仍是一大挑战，但全球卫生领导者越来越关注到有必要解决世界上最贫穷和最脆弱的人群所面对的问题。最终，我们希望他们的努力和承诺会在将来的几十年中深刻地影响全球卫生的未来。

历史大事表

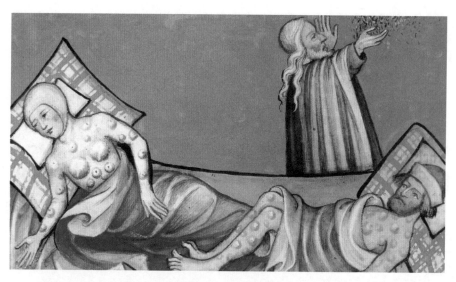

约公元前 18 世纪—前 13 世纪，埃及纸草书

这些纸草书中保存了世界上最古老的医学文字记录，比如埃伯斯纸草书与埃德温·史密斯纸草书。

公元前 5 世纪，希波克拉底

被誉为"西方医学之父"的古希腊医生希波克拉底及其追随者撰写了《希波克拉底文集》与《希波克拉底誓言》。

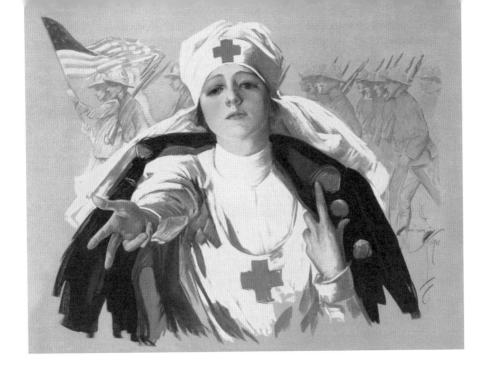

公元前 1 世纪，妙闻

印度外科医生妙闻编著《妙闻集》，被尊为阿育吠陀医学和外科学的经典文本。

公元 1 世纪，狄奥斯科里迪斯

希腊医生狄奥斯科里迪斯的著作《药物学》描述了 300 种草药，其中包括罂粟。

公元 2 世纪，盖伦

古希腊—罗马医生盖伦成为罗马帝国最声名显赫和影响卓著的医生；盖伦的贡献颇多，包括体液理论、解剖和放血。

约公元 8 世纪—13 世纪，伊斯兰医学

希腊医学经由医学著作的阿拉伯译本传播到伊斯兰世界。

约 1315/1316 年，解剖

基督教世界第一例有记录可查的公开人体解剖发生于意大利博洛尼亚。

1347—1353 年，黑死病

人类历史上最可怕的瘟疫之一，从亚洲传到中东、北非和欧洲，在全

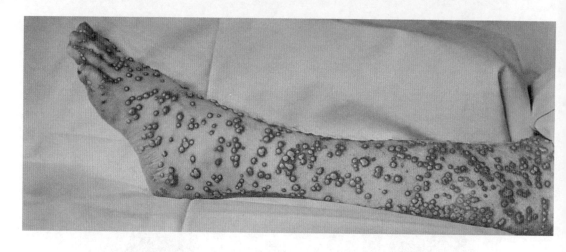

世界大流行，造成2500万人丧生（大概是欧洲人口的三分之一）。

1495年，梅毒

随着法国侵占那不勒斯，一种"新的"疾病在欧洲暴发。

16世纪初，天花和麻疹

疾病抵达"新大陆"，带来了毁灭性的后果。

1543年，人体解剖学

解剖学家安德里亚斯·维萨里出版《人体之构造》一书，在对人体进行尸体解剖的基础上，用插图的形式展示了人体的结构。

16世纪90年代，中国医学

李时珍完成《本草纲目》，成为最有影响力的本草著作。

1628年，血液循环

威廉·哈维发表论著，提出心脏是维持血液全身循环的泵。

17世纪30—50年代，金鸡纳树皮

欧洲探险家将这种早期治疗疟疾的药物从南美洲带回了欧洲。1820年，科学家发现其中含有奎宁。

1721年，天花人痘接种

玛丽·沃特利·蒙塔古夫人将土耳其的人痘接种术带回了英格兰。

1747年，临床试验

詹姆斯·林德通过开展临床试验，发现柑橘和柠檬可以有效预防坏血病。

1796 年，牛痘接种

爱德华·詹纳最早尝试用牛痘疫苗来预防天花，并在 1798 年发表了他有关牛痘接种的论著。

1796 年，顺势疗法

塞缪尔·哈内曼确立了名曰顺势疗法的医学治疗体系，至今仍在使用。

1816 年，听诊器

勒内·雷内克发明听诊器，该诊断工具使医生可以听到病人的心肺。

约 1826—1837 年，霍乱

这种可怕的疾病在亚洲、北美和欧洲广泛传播，1831 年传到了英格兰，1832 年传播到美洲大陆。

1828 年，偷尸人

苏格兰爱丁堡的伯克和黑尔被拘捕，罪名是谋杀并将被害人的尸体送到解剖学校；伯克被处以绞刑，后尸体被解剖。

1842 年，公共卫生

埃德温·查得维克发表《英国劳动阶级卫生状况报告》，建议改善污水处理、供水和下水系统。

1846 年，洗手

英格涅·塞麦尔维斯对医院中因产褥热导致的高死亡率进行了调查，得出结论：洗手对于预防感染是至关重要的。

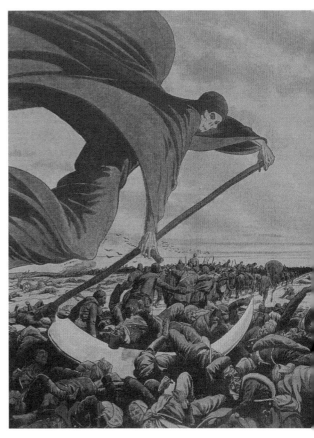

1846 年，麻醉

在波士顿马萨诸塞州综合医院，威廉·莫顿在手术之前给病人采用了乙醚麻醉。

1849 年，医学中的妇女

伊丽莎白·布莱克威尔是美国最早获得医学学位的女医生。

1851 年，隔离检疫

继若干次大规模的霍乱流行之后，第一次国际公共卫生大会召开，试图通过国际合作来开展隔离检疫，从而达到预防和控制疾病的目的。

1854 年，霍乱的预防

约翰·斯诺将伦敦宽街水泵的把手移除，证明霍乱是经由污水污染的饮用水传播的。

1854—1856 年，克里米亚战争中的护士

弗洛伦斯·南丁格尔和玛丽·西戈尔各自帮助伤员和生病的士兵。南丁格尔后来在护理学的职业化发展中发挥了重要的作用。

1856 年，从染料到药物

威廉·亨利·柏金斯合成苯胺紫，标志着有机化学产业的开始，推进了合成药之后的发展。

1858 年，细胞

鲁道夫·魏尔啸在《论细胞病理学》中提出细胞是生命最小的基本单位，每个细胞都是由另一个细胞生成的。

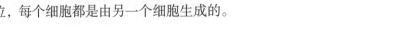

1865 年，防腐术

约瑟夫·李斯特在外科手术中使用石碳酸进行消毒，标志着消毒防腐技术的开端。

1877 年，热带医学

帕特里克·曼森确定了吸血蚊和热带病淋巴丝虫病（象皮病）之间的联系。

1878 年，细菌理论

路易·巴斯德在法国科学院宣读了题为《细菌理论及其在医学和外科学中的应用》的论文。

1882 年，结核病原因的发现

罗伯特·科赫明确了结核杆菌是导致结核病的致病菌。

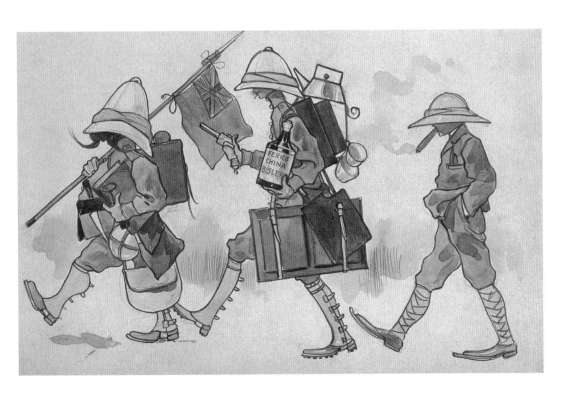

1885 年，狂犬病疫苗

路易·巴斯德成功为一位被疯狗咬伤的男孩进行了疫苗接种。

1894 年，腺鼠疫

亚历山大·耶尔森明确了腺鼠疫的致病菌；多年后发现腺鼠疫是经由黑鼠和鼠蚤传播的。

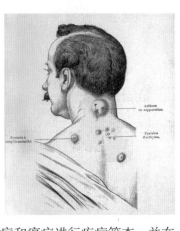

1895 年，X 线

威廉·伦琴发现 X 线可以使医生对结核病和癌症进行疾病筛查，并在外科手术和放疗的早期发展中起辅助作用。

1897 年，蚊子和疟疾

在印度，罗纳德·罗斯发现蚊子体内的疟原虫；次年，他推断出鸟类中疟疾的生命周期。

1898 年，镭

玛丽·居里和皮埃尔·居里夫妇发现放射性元素钋和镭，后者被用于深在癌症的治疗。

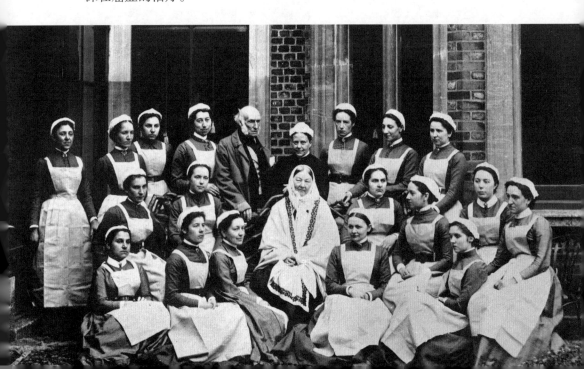

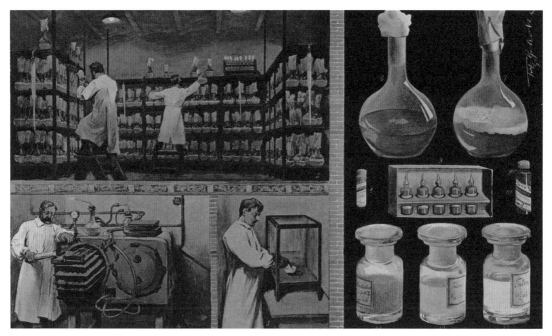

1899 年，阿司匹林

拜耳启动止疼药阿司匹林的生产，并将其与海洛因打包销售。

1901 年，血清疗法

第一个诺贝尔生理学或医学奖颁给了埃米尔·冯·贝林，因其在血清疗法上的贡献，特别是在白喉治疗方面。

1910 年，第一个"魔弹"

保罗·埃利希和北里柴三郎发现了梅毒的治疗药物：撒尔佛散。

1918—1919 年，流感

所谓的"西班牙流感"在全球传播，估计有 5000 万人死于这场现代历史上最具摧残力的世界大流行。

20 世纪 20 年代，结核病疫苗

预防结核病的卡介苗发明。

1922 年，胰岛素

加拿大多伦多的科学家最早应用牛胰岛中提取的胰岛素治疗糖尿病。

1928 年，青霉素

伦敦的亚历山大·弗莱明发现一种具有抗菌性的霉菌，并将其命名为青霉素。

1930 年，FDA

美国食品药品监督管理局（FDA）负责监管消费食品和药品的成分和安全性。

1935—1936 年，磺胺类药物

科学家发现这类药物对于某些细菌是有效的，因而被用于治疗产褥热或其他感染。

20 世纪 40 年代初，抗生素

英格兰牛津大学的霍华

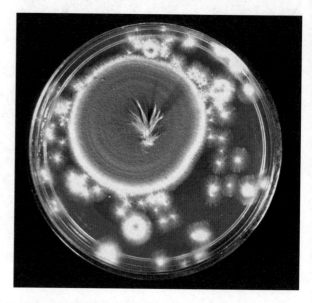

德·弗洛里、恩斯特·钱恩和诺曼·希特利开发出青霉素，成为第一种高度有效的抗生素，可有效地治疗之前致命的细菌感染。

1943 年，链霉素

阿尔伯特·沙茨与赛尔曼·瓦克斯曼发现链霉素，是第一种有效针对结核病的抗生素。

1944 年，DNA

科学家最早发现 DNA 是遗传信息的携带者。

1948 年，随机对照试验

最早有记录的随机对照试验（RCT）公开发表，用来检测链霉素治疗肺结核的疗效。

1948 年，WHO

作为联合国的专门机构之一，世界卫生组织（WHO）成立，总部位于瑞士日内瓦。

1948 年，国家医疗服务体系

英国国家医疗服务体系（NHS）建立，将卫生服务国有化，为全民提供"免费的卫生保健"。

1953 年，DNA 双螺旋

DNA 分子结构式最早是由詹姆斯·沃森和弗朗西斯·克里克基于莫里斯·威尔金斯和罗莎琳德·富兰克林的实验工作做出描述的。

1954 年，器官移植

第一例同卵双胞胎的肾脏移植手术在美国波士顿开展。

1955—1962 年，脊髓灰质炎疫苗

第一种脊髓灰质炎（小儿麻痹症）疫苗问世，为 21 世纪初人们将其几近消灭奠定了基础。

20 世纪 60 年代初，避孕药

最早的口服避孕药问世。

20 世纪 60 年代初，MRSA

一家英国医院确定了最早的耐甲氧西林金黄色葡萄球菌（MRSA）病例。

1964 年，医学伦理学

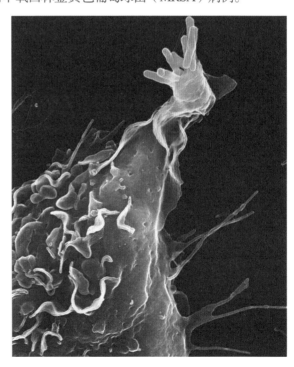

《赫尔辛基宣言》对涉及人体受试者的医学研究的伦理准则做出了规定，成为医学伦理学的里程碑。

1967 年，心脏移植手术

南非开普敦的克里斯蒂安·巴纳德实施了首例心脏移植手术。

20 世纪 70 年代，DNA 重组技术

现代生物技术领域的开端是存在巨大潜力的基因工程药

物和疫苗。

20世纪70年代，医学影像

核磁共振成像（MRI）等新型技术得以开发，使得医生可以通过扫描病人的身体来检查和诊断疾病。

20世纪70年代，"新型"抗疟药

中国科研工作者"重新发现"了古代中医药方青蒿，并开发出一种抗疟药物，即青蒿素。

1971年，化疗

美国通过了《国家癌症法案》，目的是增加癌症治疗的研究经费。

1975年，单克隆抗体

包括色萨·米尔斯坦（César Milstein）在内的科学家发现了单克隆抗体的生产原理，从而使得其成为有效的治疗药物。

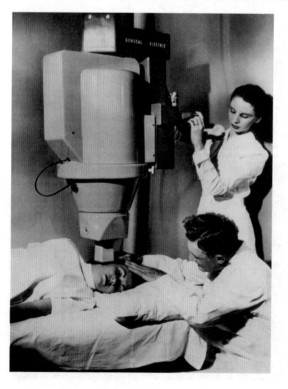

1979年，天花的根除

世界卫生组织宣布全球消灭天花，在1980年，天花被从世界疾病清单上清除。

20世纪80年代，环孢菌素

这种免疫抑制剂被用来预防器官移植后发生的排斥反应。

1982年，基因工程胰岛素

最早的生物合成的人类胰岛素上市，商品名为蛇麻粉（Humulin）。

1982年，新的传染介质

斯坦利·普鲁西纳描述了一种新的传染病介质，称之为"朊病

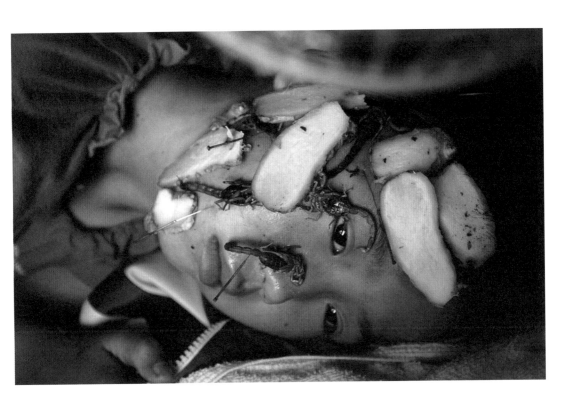

毒"，与朊病毒相关的疾病包括疯牛病和克雅二氏病。

1983—1984 年，艾滋病

在最早的艾滋病病例确诊后，艾滋病（获得性免疫缺陷综合征，AIDS）的致病病毒（后来被称为 HIV，或人类免疫缺陷病毒）很快被发现。

1986 年，基因工程疫苗

乙肝最早的基因工程疫苗获得批准。

1990 年，人类基因组计划

人类基因组计划启动，目标是破解人类基因，并对人类基因组 30 亿个碱基对进行测序；在 2003 年完成，比预期计划提前了两年，全部耗费仅 30 亿美元。

1996 年，禽流感

H5N1 是一种高致病性的新型流感毒株，最早在中国天鹅体内发现，后发展成为一场世界大流行，并引发了恐惧。但迄今为止，从人到人传播

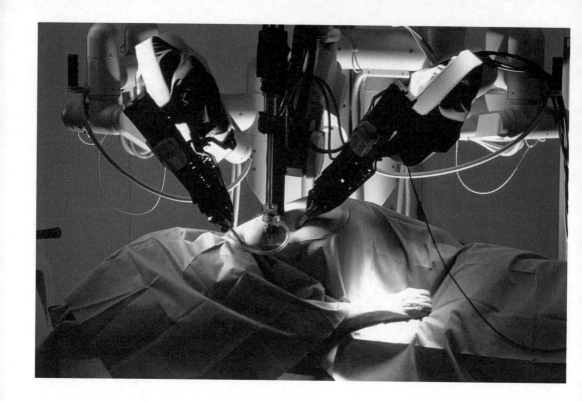

的病例仍有限。

2000 年，慈善

比尔与梅琳达·盖茨基金会正式成立，为促进全球健康和减贫工作确立了资助项目。

2000 年，千年发展目标

确立联合国千年发展目标，定于 2015 年之前消除赤贫和饥饿，并对抗主要的全球疾病。

2001 年，机器人和远程外科手术

第一台跨越大西洋的外科手术是在美国纽约市的外科医生和法国斯特拉斯堡的一名病人之间开展的，通过使用远程机器人来辅助手术，超越了彼此之间 7000 公里的距离。

2003 年，SARS

一种新的名叫 SARS（又称非典型性肺炎，非典）的神秘疾病迅速传遍全球；后来发现是一种冠状病毒所致。

医学图文史 | 改变人类历史的7000年 |
The Story of Medicine: From Bloodletting to Biotechnology

2008 年，贫穷与疾病

世界卫生组织发布有影响力的报告《弥合一代人的差距：通过健康的社会决定因素取得健康公平》。

2009 年，猪流感

报告第一例新型流感 H1N1。

2010 年，抗生素耐受倡议

美国传染病协会（IDSA）启动了"10×20 倡议"，目的是集结全球力量在 2020 年之前开发出 10 种新的抗菌药物。

2012 年，被忽视的热带病

全球健康伙伴签署了《伦敦宣言》，将解决因贫致病、因病致贫的努力提高到全球合作的层面。

2012 年，干细胞

诺贝尔生理学或医学奖被联合授予了约翰·格登和山中伸弥（Shinya Yamanaka），因他们对干细胞治疗、再生医学和药物开发领域的开创性工作。

2015 年，青蒿素

中国科学家屠呦呦，因创制了新型抗疟药青蒿素而获诺贝尔医学奖。

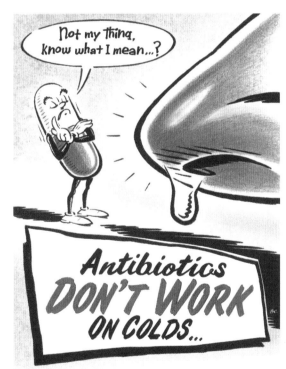

延伸阅读

在我扛下挑战，完成本书的研究和写作时，我首先想感谢约瑟芬·希尔（Josephine Hill），她协助我从图书馆、在线的医学和历史期刊中搜集了海量的素材。这也让我不得不从中归纳、概括，然后触碰那些我力所能及的主题，毕竟人类洋洋洒洒数千年的历史，给我们留下了浓墨重彩的画卷。对于试图在丰富的医学史中探索的我们来说，全世界有无数的图书馆、档案馆以及海量的网络资料。比如，伦敦威康图书馆便是医学史研究重要的资料库之一，而且保存了大量的有关当代医学和生物医学科学的资料。本书便利用了威康图书馆官网上的大量影像资料。

该领域相关的著作和读物包括：Robert E. Adler, *Medical Firsts* (John Wiley & Sons, 2004); William Bynum and Helen Bynum (eds), *Great Discoveries in Medicine* (Thames and Hudson, 2011); Jacalyn Duffin, *History of Medicine* (University of Toronto Press, 2010); Irvine Loudon (ed.), *Western Medicine: An Illustrated History* (Oxford University Press, 1997); Michael T. Kennedy, *A Brief History of Disease, Science and Medicine* (Asklepliad Press, 2004); Clifford A. Pickover, *The Medical Book* (Sterling, 2012); Roy Porter (ed.), *The Cambridge Illustrated History of Medicine* (Cambridge University

Press, 1996)①; Anne Rooney, *The Story of Medicine* (Arcturus, 2009) 和 David Weatherall, *Science and the Quiet Art* (Oxford University Press, 1995)。

威廉·拜纳姆（William Bynum）的 *The History of Medicine: A Very Short Introduction* (Oxford University Press, 2008) 是该主题下信息量巨大的"袖珍"文本。该系列中还有多本著作也都是该领域的翘楚，具有很大的启发意义，比如 Leslie Iversen 的 *Drugs* (2011) 和 Tony Hope 的 *Medical Ethics* (2004)。

已故的波特（Roy Porter）先生的其他著作 *The Greatest Benefit to Mankind: A Medical History of Humanities from Antiquity to the Present* (Harper Collins, 1997) 和 *Blood and Guts: A Short History of Medicine* (Penguin, 2003) 都是非常值得一读的经典，对本书的写作也是颇有启发。英国BBC的广播节目 *The Making of Modern Medicine* (BBC 有声书，2007)，时长6个小时，安德鲁·坎宁汉（Andrew Cunningham）担任编剧兼旁白。若是想更多地了解历史上伟大的医学家和科学家，由威廉·拜纳姆和海伦·拜纳姆（Helen Bynum）主编的五卷本 *Dictionary of Medical Biography*（Greenwood Press, 2007）则是一套珍贵的参考资料。马克·杰克逊（Mark Jackson）主编的 *The Oxford Handbook of the History of Medicine*（Oxford University Press, 2011）对医学史上众多领域的学术争端和历史争议问题进行了梳理。

本书还从很多门类繁复的专科史著作中汲取到了营养，包括：Harold Ellis, *The Cambridge Illstrated History of Surgery* (Cambridge University Press, 2009)；Anne Hardy, *The Epidemic Streets* (Oxford University Press, 1993)；Peter Hotez, *Forgotten People, Forgotten Diseases* (ASM Press, 2008); Margaret Humphreys, *Malaria: Poverty, Race and Public Health in the United*

---

① 中文版：《剑桥插图医学史》，罗伊·波特主编，张大庆主译，山东画报出版社，2007年。——译者

States (Johns Hopkins University Press, 2001), Guenter B. Risse, *Mending Bodies, Saving Souls: A History of Hospitals* (Oxford University Press, 1999), 等等。

此外，还有很多有关医学史的经典著作，从丹尼尔·笛福（Daniel Defoe）的半虚构体小说 *A Journal of the Plague Year*（1722）和保罗·德·克鲁伊夫（Paul de Kruif）的畅销书 *Microbe Hunters*（1926）[①]，到汉斯·琴瑟（Hans Zinsser）的科普书 *Rats, Lice and History*（1935）。阿瑟·赫茨勒（Arthur E. Hertzler）的 *The Horse and Buggy Doctor*（University of Nebraska Press, 1938）和 Lewis Thomas 的 *The Youngest Science: Notes of a Medicine-Watcher*（Penguin, 1983）[②] 是我最为喜欢的两本传记。

今天的医学正以空前的速度加速前进。要想实时跟进医学最新的发展，《柳叶刀》和《自然医学》这两本国际医学期刊已然成为十分理想的资料来源；与此同时，世界卫生组织的官网也会及时地发布有关疾病发病率、患病率和流行情况的信息。

---

① 中文版：《微生物猎人传》，克鲁伊夫著，饶晓红译，北方妇女儿童出版社，2009年。——译者

② 中文版：《最年轻的科学——观察医学的札记》，刘易斯·托马斯著，周惠民等译，青岛出版社，1996年。——译者

致　谢

本书是受 Quercus 出版社委托之作，作为另外一书《疾病图文史：影响世界历史的 7000 年》（*Disease: The Extraordinary Stories Behind History's Deadliest Killers*）的姊妹篇。非常感谢 Quercus 出版社过去和现在的编辑及制作团队，包括 Richard Milbank、Slav Todorov、Kerry Enzor、Kate Fox、Richard Green、Emma Heyworth-Dunn、Katherine Reeve、Nick Clark 和 Andrew Barron，都对本书的出版付出了艰辛而又热忱的努力。

我要感谢作家协会作家基金的支持，使我得以完成本书的大量研究。在我完成这一工作的初期，Josephine Hill 一直担任我的研究助理，在此我要对她表示深深的感谢。剑桥大学圣约翰学院为我提供了良好的学术环境，为我的写作提供了灵感和支持。

衷心感谢 Ann Hardy、Maureen Malowany 和 Bill Tyrrell，他们既是我的同事又是我的挚友，感谢他们对本书做出的贡献。在无数次有趣的交流中，他们的学识、博闻和见地为我完成本书的创作提供了良多助益。

我还想感谢 William Bynum 和 Margret Humphreys 阅读了全书的初稿，以及其他学者：Virginia Berridge、Roberta Bivins、Mary Crawford、Marguerite Dupree、Guy Edwards、Lev Efraim、Philip van der Eijk、Harold

Ellis、Kevin Esplin、John Henderson、Salima Ikram、Leslie Iversen、Colin Jones、Vivienne Lo、Piers Mitchell、Alfredo Morabia、Jehane Regai、Guenter Risse、Martin Roland、Emilie Savage-Smith、Andrea Tanne、Oliver Thomas 和 Martin Worthington。在书稿的完成和修改过程中，他们阅读了本书的某一章或某几章的内容，他们慷慨的帮助和及时的反馈都是无价的。如果最终的成书未能采纳所有的意见和建议，再次表示抱歉。当然，笔者将为本书中所有的疏漏之处承担全部责任。

最后，我还要想特别谢谢我的丈夫 Christopher，两个儿子 Richard 和 William，他们对我的事业和本书的完成在各个方面给予了无尽的支持，我无以言谢。谨在此将这本书献给我的家人。

玛丽·道布森

英汉词汇对照

acetylsalicylic acid, ASA 乙酰水杨酸

acupuncture 针灸

Aedes aegypti 埃及伊蚊

agar 琼脂

AIDS 获得性免疫缺陷综合征（艾滋病）

allopathy 对抗疗法

ambergris 龙涎香

animalcules 微动物

anthrax 炭疽

antibiotic 抗生素

anti-contagionist 抗接触传染论者

anti-retroviral therapy, ART 抗逆转录病毒

Bacillus Calmette-Guérin, BCG 卡介苗

bacterium 细菌

Bellagio Essential Surgery Group, BESG 百乐
宫基础外科组

bovine spongiform encephalitis, BSE 牛海绵
状脑炎或疯牛病

Burkitt's lymphoma 博基特淋巴瘤

cadaveric theory 尸生理论

castoreum 海狸香

caustic potash 苛性钾

cephalosporin 头孢菌素

chiropractic 脊椎指压疗法，又称正脊疗法

Chlorodyne 氯仿吗啡酊

chloroform 氯仿

chloroquine 氯喹

cirrhosis 肝硬化

Coartem 复方蒿甲醚

cocaine hydrochloride 盐酸可卡因

cocaine 可卡因

codeine 可待因

complementary and alternative medicine,
CAM 补充与替代医学

computed tomography, CT 计算机断层扫描

computerized axial tomography, CAT 计算机
轴向断层成像

contagion 接触传染论

contagionists 接触传染论者

pasteurization 巴氏消毒法

pasteurized 巴氏消毒的

penicillin 青霉素

Penicillium citrinum 橘青霉

Penicillium notatum 点青霉

peptic ulcers 消化性溃疡

pestilence 瘟疫

plasmoquine 扑疟喹啉

Plautus syndrome 普洛提斯综合征

plomin 普罗明

pneumonia 肺炎

porphyria 卟啉症

Positron Emission Tomography, PET 正电子
　　发射计算机断层扫描

prion 朊病毒

procaine 普鲁卡因

psychotic 精神病

pulmonary tuberculosis 肺结核

quack doctor 庸医

quarantine 隔离检疫

randomized controlled trial, RCT 随机对照试验

resting spores 休眠芽孢

Salvarsan 砷凡纳明

sanatorium 结核病疗养院

serum therapy 血清疗法

spontaneous generation 自然发生说

stem cell 干细胞

Streptococcus pyogenes 酿脓链球菌

streptomycin, SM 链霉素

sulphapyridine 胺吡啶

surgeon-anatomists 外科医生—解剖学家

sweet clover 草木樨

tracheostomy 气管造口术

tuberculosis, TB 肺结核

typhoid bacilli 伤寒杆菌

vaccine 疫苗

venereal disease, VD 性病

Vibrio cholera 霍乱弧菌

virus 病毒

warfarin 华法林

Yersinia pestis 鼠疫耶尔森杆菌

1901—2015年诺贝尔生理学或医学奖年表

年度	得主	国籍	得奖原因
1901	埃米尔·贝林(Emil Behring,1854—1917)	德国	利用血清疗法治疗白喉
1902	罗纳德·罗斯（Ronald Ross，1857—1932）	英国	关于疟疾的研究
1903	尼尔斯·吕贝里·芬森（Niels Ryberg Finsen，1860—1904）	丹麦	用紫外线照射治疗狼疮等疾病
1904	伊万·巴甫洛夫（Ivan Pavlov，1849—1936）	俄国	消化生理学上的贡献
1905	罗伯特·科赫（Robert Koch，1843—1910）	德国	对结核病的相关研究和发现
1906	卡米洛·高尔基（Camillo Golgi，1843—1926）	意大利	在神经系统结构研究上的贡献
	圣地亚哥·拉蒙—卡哈尔（Santiago Ramón y Cajal，1852—1934）	西班牙	
1907	夏尔·拉韦朗（Charles Laveran，1845—1922）	法国	原生动物在疾病发生中的作用
1908	伊拉·伊里奇·梅契尼科夫（Ilya Ilyich Mechnikov，1845—1916）	俄国	免疫研究上的贡献
	保罗·埃利希（Paul Ehrlich，1854—1915）	德国	
1909	埃米尔·特奥多尔·科赫尔(Emil Theodor Kocher，1841—1917)	瑞士	关于甲状腺生理学、病理学和外科学的研究
1910	阿尔布雷希特·科塞尔（Albrecht Kossel，1853—1927）	德国	细胞化学尤其是蛋白质和核酸方面的研究
1911	阿尔瓦·古尔斯特兰德（Allvar Gullstrand，1862—1930）	瑞典	眼的屈光学研究
1912	亚历克西·卡雷尔（Alexis Carrel，1873—1944）	法国	血管缝合，血管和器官移植
1913	夏尔·罗贝尔·里歇（Charles Robert Richet，1850—1935）	法国	过敏反应的研究
1914	罗伯特·巴拉尼（Róbert Bárány，1876—1936）	奥地利	内耳前庭器官的生理学与病理学研究
1915—1918	未颁奖		
1919	朱尔·博尔代（Jules Bordet，1870—1961）	比利时	对体液免疫学和血清学的贡献
1920	奥古斯特·克罗（Schack Krogh，1874—1949）	丹麦	发现毛细血管运动的调节机理
1921	未颁奖		
1922	阿奇博尔德·希尔（Archibald Hill，1886—1977）	英国	肌肉产热的研究
	奥托·迈尔霍夫（Otto Meyerhof，1884—1951）	德国	发现肌肉中耗氧与乳酸代谢之间相关性
1923	弗雷德里克·格兰特·班廷（Frederick Grant Banting，1891—1941）	加拿大	发现胰岛素
	约翰·麦克劳德（John Macleod，1876—1935）	加拿大	
1924	威廉·埃因托芬（Willem Einthoven，1860—1927）	荷兰	发明了最早的心电图与量测装置
1925	未颁奖		
1926	约翰尼斯·菲比格（Johannes Fibiger，1867—1928）	丹麦	发现鼠癌
1927	朱利叶斯·瓦格纳—尧雷格（Julius von Wagner-Jauregg，1857—1940）	奥地利	用疟疾治疗梅毒
1928	查尔斯·尼科尔（Charles Nicolle，1866—1936）	法国	斑疹伤寒的研究
1929	克里斯蒂安·艾克曼（Christiaan Eijkman，1858—1930）	荷兰	发现脚气病是缺少维生素B_1所致
	弗雷德里克·霍普金斯（Frederick Hopkins，1861—1947）	英国	发现促进生长的维生素
1930	卡尔·兰德施泰纳（Karl Landsteiner，1868—1943）	奥地利	发现人的血型
1931	奥托·海因里希·瓦尔堡（Otto Heinrich Warburg，1883—1970）	德国	发现呼吸酶的性质和作用方式
1932	查尔斯·斯科特·谢灵顿（Charles Scott Sherrington，1857—1952）	英国	发现神经元功能的研究
	埃德加·阿德里安（Edgar Adrian，1889—1977）	英国	
1933	托马斯·亨特·摩尔根（Thomas Hunt Morgan，1866—1945）	美国	发现染色体在遗传中的作用
1934	乔治·惠普尔（George Whipple，1878—1976）	美国	发现贫血的肝脏治疗法
	乔治·迈诺特（George Minot，1885—1950）	美国	
	威廉·莫菲（William Murphy，1892—1987）	美国	
1935	汉斯·斯佩曼（Hans Spemann，1869—1941）	德国	发现胚胎发育中的诱导作用
1936	亨利·哈利特·戴尔（Henry Hallett Dale，1875—1968）	英国	神经冲动的化学传递
	奥托·勒维（Otto Loewi，1873—1961）	奥地利	
1937	阿尔伯特·冯·圣乔其（Albert von Szent-Györgyi，1893—1986）	匈牙利	生物氧化，特别是维生素C和延胡索酸作用的研究
1938	柯奈尔·海门斯（Corneille Heymans，1892—1968）	比利时	发现颈动脉窦和主动脉弓在呼吸调节中的作用
1939	格哈德·多马克（Gerhard Domagk，1895—1964）	德国	发现百浪多息（一种磺胺类药物）的抗菌效果

医学图文史｜改变人类历史的7000年｜
The Story of Medicine: From Bloodletting to Biotechnology

1940 —1942	未颁奖		
1943	亨利克·达姆（Henrik Dam, 1895—1976）	丹麦	发现维生素K
	爱德华·阿德尔伯特·多伊西(Edward Adelbert Doisy, 1893—1986)	美国	
1944	约瑟夫·厄尔兰格（Joseph Erlanger, 1874—1965）	美国	单根神经纤维功能的研究
	赫伯特·斯潘塞·加塞（Herbert Spencer Gasser, 1888—1963）	美国	
1945	亚历山大·弗莱明（Alexandaer Fleming, 1881—1955）	英国	发现青霉素及其对于一系列感染性疾病的治疗作用
	恩斯特·钱恩（Ernst Chain, 1906—1979）	英国	
	霍华德·弗洛里（Howard Flory, 1898—1968）	澳大利亚	
1946	赫尔曼·约瑟夫·穆勒（Hermann Joseph Muller, 1890—1967）	美国	发现X线照射引起基因突变
1947	卡尔·斐迪南·科里（Carl Ferdinand Cori, 1896—1984）	美国	糖代谢中的酶促反应
	格蒂·特蕾莎·科里（Gerty Theresa Cori, 1896—1957）	美国	
	贝尔纳多·奥赛（Bernardo Houssay, 1887—1971）	阿根廷	垂体激素对糖代谢的作用
1948	保罗·穆勒（Paul Muller, 1899—1965）	瑞士	DDT的杀虫作用
1949	瓦尔特·鲁道夫·赫斯（Walter Rudolf Hess, 1881—1973）	瑞士	间脑的机能，特别是对内脏活动的调节
	安东尼奥·埃加斯·莫尼斯（António Egas Moniz, 1874—1955）	葡萄牙	前额叶切除治疗精神病
1950	菲利普·肖瓦特·亨奇（Philip Showalter Hench, 1896—1965）	美国	肾上腺皮质激素的结构和生物作用
	爱德华·卡尔文·肯德尔（Edward Calvin Kendall, 1886—1972）	美国	
	塔德乌什·赖希施泰因（Tadeusz Reichstein, 1897—1996）	瑞士	
1951	马克斯·蒂勒（Max Theiler, 1899—1972）	南非	预防黄热病的疫苗
1952	赛尔曼·瓦克斯曼（Selman Wakesman, 1888—1973）	美国	链霉素
1953	汉斯·阿道夫·克雷布斯（Hans Adolf Krebs, 1900—1981）	英国	三羧酸循环的研究
	弗里茨·阿尔贝特·李普曼（Fritz Albert Lipmann, 1899—1986）	美国	发现辅酶A及其在代谢中的作用
1954	约翰·富兰克林·恩德斯（John Franklin Enders, 1897—1985）	美国	脊髓灰质炎病毒的组织培养
	弗雷德里克·查普曼·罗宾斯（Frederick Chapman Robbins, 1916—2003）	美国	
	托马斯·哈克尔·韦勒（Thomas Huckle Weller, 1915—2008）	美国	
1955	阿克塞尔·特奥雷尔（Axel Hugo Theodor Theorell, 1903—1982）	瑞典	发现氧化酶的本质和作用
1956	安德烈·弗雷德里克·考南德（André Frédéric Cournand, 1895—1988）	美国	心脏导管术及循环系统的病理学研究
	沃纳·福斯曼（Werner Forssmann, 1904—1979）	德国	
	迪金森·伍德拉夫·理查兹（Dickinson Woodruff Richards, 1895—1973）	美国	
1957	达尼埃尔·博韦（Daniel Bovet, 1907—1992）	意大利	在抗组胺药物和肌肉松弛剂研究上的贡献
1958	乔治·韦尔斯·比德尔（George Wells Beadle, 1903—1989）	美国	基因受到特定化学过程的调控
	爱德华·劳里·塔特姆（Edward Lawrie Tatum, 1909—1975）	美国	
	乔舒亚·莱德伯格（Joshua Lederberg, 1925—2008）	美国	发现细菌遗传物质及基因重组现象
1959	阿瑟·科恩伯格（Arthur Kornberg, 1918—2007）	美国	发现核糖核酸和脱氧核糖核酸的生物合成机制
	塞韦罗·奥乔亚·德阿尔沃诺斯（Severo Ochoa de Albornoz, 1905—1993）	美国	
1960	弗兰克·麦克法兰·伯内特（Frank Macfarlane Burnet, 1899—1985）	澳大利亚	发现获得性免疫耐受
	彼得·梅达沃（Peter Medawar, 1915—1987）	英国	
1961	盖欧尔格·冯·贝凯希（Georg von Békésy, 1899—1972）	美国	内耳耳蜗听觉生理的研究
1962	弗朗西斯·克里克（Francis Crick, 1916—2004）	英国	核酸分子结构及其在遗传信息传递中的作用
	詹姆斯·杜威·沃森（James Dewey Watson, 1928— ）	美国	
	莫里斯·威尔金斯（Maurice Wilkins, 1916—2004）	英国	
1963	约翰·卡鲁·埃克尔斯（John Carew Eccles, 1903—1997）	澳大利亚	神经元兴奋与抑制的离子机制
	艾伦·劳埃德·霍奇金（Alan Lloyd Hodgkin, 1914—1998）	英国	
	安德鲁·赫胥黎（Andrew Fielding Huxley, 1917—2012）	英国	
1964	康拉德·布洛赫（Konrad Emil Bloch, 1912—2000）	美国	胆固醇和脂肪酸的生物合成及其调节
	费奥多尔·吕嫩（Feodor Lynen, 1911—1979）	德国	
1965	方斯华·贾克柏（François Jacob, 1920— ）	法国	酶和病毒遗传基因合成的控制
	安德列·利沃夫（André Lwoff, 1902—1994）	法国	
	贾克·莫诺（Jacques Monod, 1910—1976）	法国	
1966	裴顿·劳斯（Peyton Rous, 1870—1970）	美国	致癌病毒的发现
	查尔斯·布兰顿·哈金斯（Charles Brenton Huggins, 1901—1997）	美国	雌激素治疗前列腺癌
1967	拉格纳·格拉尼特（Ragnar Granit, 1900—1991）	瑞典	视觉的生理学和生物化学
	霍尔登·凯弗·哈特兰（Haldan Keffer Hartline, 1903—1983）	美国	
	乔治·沃尔德（George Wald, 1906—1997）	美国	
1968	罗伯特·霍利（Robert Holley, 1922—1993）	美国	破解遗传密码并阐释其在蛋白质合成中的作用
	哈尔·葛宾·科拉纳（Har Gobind Khorana, 1922—2011）	美国	
	马歇尔·沃伦·尼伦伯格（Marshall Warren Nirenberg, 1927—2010）	美国	

1969	马克斯·德尔布吕克（Max Delbrück，1906—1981）	美国	发现病毒的增殖机制和遗传基因结构
	阿弗雷德·赫希（Alfred Hershey，1908—1997）	美国	
	萨尔瓦多·卢里亚（Salvador Luria，1912—1991）	美国	
1970	朱利叶斯·阿克塞尔罗德（Julius Axelrod，1912—2004）	美国	神经末梢的化学递质的发现及递质的储藏、释放、失活等机制的研究
	乌尔夫·冯·奥伊勒（Ulf Svante von Euler，1905—1983）	瑞典	
	伯纳德·卡茨（Bernard Katz，1911—2003）	英国	
1971	埃鲁·威尔布尔·萨瑟兰（Earl Wilbur Sutherland Jr.，1915—1974）	美国	发现激素的作用机理
1972	杰拉尔德·埃德尔曼（Gerald Maurice Edelman，1929—）	美国	发现抗体的化学结构
	罗德尼·罗伯特·波特（Rodney Robert Porter，1917—1985）	英国	
1973	卡尔·冯·弗里希（Karl Ritter von Frisch，1886—1982）	奥地利	发现动物个体及群体的行为模式
	康拉德·洛伦兹（Konrad Lorenz，1903—1989）	奥地利	
	尼可拉斯·庭伯根（Nikolaas Tinbergen，1907—1988）	英国	
1974	阿尔伯特·克劳德（Albert Claude，1899—1983）	比利时	细胞的结构和功能组织方面的发现
	克里斯汀·德·迪夫（Christian René de Duve，1917—2013）	比利时	
	乔治·埃米尔·帕拉德（George Emil Palade，1912—）	美国	
1975	戴维·巴尔的摩（David Baltimore，1938—）	美国	发现肿瘤病毒和细胞的遗传物质之间的相互作用
	罗纳托·杜尔贝科（Renato Dulbecco，1914—2012）	美国	
	霍华德·马丁·特明（Howard Martin Temin，1934—1994）	美国	
1976	巴鲁克·塞缪尔·布隆伯格（Baruch Samuel Blumberg，1925—2011）	美国	发现传染性疾病新的传染源和传播机制
	丹尼尔·卡尔顿·盖杜谢克（Daniel Carleton Gajdusek，1923—2008）	美国	
1977	罗加·吉尔曼（Roger Charles Louis Guillemin，1924—）	美国	下丘脑促垂体激素的研究
	安德鲁·沙利（Andrew V. Schally，1926—）	美国	
	罗莎琳·萨斯曼·耶洛（Rosalyn Sussman Yalow，1921—2011）	美国	开发多肽类激素的放射免疫分析法
1978	沃纳·阿尔伯（Werner Arber，1929—）	瑞士	限制性核酸内切酶的发现及其在分子遗传学中的应用
	丹尼尔·内萨恩斯（Daniel Nathans，1928—1999）	美国	
	汉弥尔顿·史密斯（Hamilton Smith，1931—）	美国	
1979	阿兰·麦克莱德·科马克（Allan MacLeod Cormack，1924—1998）	美国	计算机断层扫描（CT）的发明
	高弗雷·亨斯菲尔德（Godfrey Newbold Hounsfield，1919—2004）	英国	
1980	巴茹·贝纳塞拉夫（Baruj Benacerraf，1920—）	美国	免疫系统的遗传学与免疫反应有密切关系的基因的发现
	让·多塞（Jean Dausset，1916—2009）	法国	
	乔治·斯内尔（George Snell，1903—1996）	美国	
1981	罗杰·斯佩里（Roger Sperry，1913—1994）	美国	关于大脑两半球功能特异性的研究
	大卫·休伯尔（David Hunter Hubel，1926—2013）	美国	视觉系统信息处理过程的研究
	托斯坦·威塞尔（Torsten Nils Wiesel，1924—）	瑞典	
1982	苏恩·伯格斯特龙（Sune Karl Bergström，1916—2004）	瑞典	关于前列腺素和有关活性物质的发现
	本格特·萨米埃尔松（Bengt Ingemar Samuelsson，1934—）	瑞典	
	约翰·范恩（John Robert Vane，1927—2004）	英国	
1983	巴巴拉·麦克林托克（Barbara McClintock，1902—1992）	美国	能自发转移的遗传基因"转座因子"的发现
1984	尼尔斯·杰尼（Niels Kaj Jerne，1911—1994）	丹麦	抗原选择抗体学说
	乔治斯·克勒（Georg Kohler，1946—1995）	德国	单克隆抗体技术
	色萨·米尔斯坦（César Milstein，1927—2002）	阿根廷	
1985	麦可·布朗（Michael Brown，1941—）	美国	关于胆固醇的研究
	约瑟夫·里欧纳德·戈尔茨坦（Joseph Leonard Goldstein，1940—）	美国	
1986	斯坦利·科恩（Stanley Cohen，1922—）	美国	发现生长因子
	丽塔·列维-蒙塔尔奇尼（Rita Levi-Montalcini，1909—2012）	美国	
1987	利根川进（Tonegawa Susumu，1939—）	日本	发现产生抗体多样性的遗传原理
1988	詹姆斯·布莱克（James Black，1924—2010）	英国	β受体阻滞剂的发现
	格特鲁德·贝利·伊莱昂（Gertrude Belle Elion，1918—1999）	美国	研制出治疗癌症、痛风、疟疾、疱疹等的药物
	乔治·希钦斯（George Herbert Hitchings，1905—1998）	美国	
1989	迈克尔·毕晓普（Michael Bishop，1936—）	美国	分离出引起动物肿瘤的致癌基因
	哈罗德·瓦尔姆斯（Harold Varmus，1939—）	美国	
1990	约瑟夫·默里（Joseph Murray，1919—2012）	美国	发明应用于人类疾病治疗的器官和细胞移植术
	唐纳尔·托马斯（Edward Donnall Thomas，1920—2012）	美国	
1991	厄温·内尔（Erwin Neher，1944—）	德国	发明小片膜内电压钳技术，研究证明离子通道的存在和作用机制
	伯特·萨克曼（Bert Sakmann，1942—）	德国	
1992	埃德蒙·费希尔（Edmond Fischer，1920—）	美国	关于蛋白质可逆磷酸化作为一种生物调节机制的研究
	埃德温·克雷布斯（Edwin Gerhard Krebs，1918—2009）	美国	

1993	理查德·罗伯茨（Richard John Roberts, 1943— ）	英国	发现断裂基因
	菲利普·夏普（Phillip Allen Sharp, 1944— ）	美国	
1994	艾尔弗列·古曼·吉尔曼（Alfred Goodman Gilman, 1941— ）	美国	发现G蛋白及其在细胞中传导与调节信息的作用
	马丁·罗德贝尔（Martin Rodbell, 1925—1998）	美国	
1995	爱德华·路易斯（Edward Lewis, 1918—2004）	美国	发现早期胚胎发育中的遗传调控机理
	克里斯汀·纽斯林–福尔哈德（Christiane Nüsslein-Volhard, 1942— ）	德国	
	艾瑞克·威斯乔斯（Eric Wieschaus, 1947— ）	美国	
1996	彼得·杜赫提（Peter Doherty, 1940— ）	澳大利亚	发现细胞介导的免疫防御特性
	罗夫·辛纳吉（Rolf Zinkernagel, 1944— ）	瑞士	
1997	斯坦利·普鲁西纳（Stanley Prusiner, 1942— ）	美国	发现朊病毒——传染病的一种新的生物学原理
1998	罗伯特·佛契哥特（Robert Furchgott, 1916— ）	美国	因发现一氧化氮在心血管系统中起信号分子作用
	路易斯·路伊格纳洛（Louis Ignarro, 1941— ）	美国	
	费瑞·慕拉德（Ferid Murad, 1936— ）	美国	
1999	古特·布洛伯尔（Günter Blobel, 1936— ）	美国	发现蛋白质具有控制其在细胞内转运和定位的内在信号
2000	阿尔维德·卡尔森（Arvid Carlsson, 1923— ）	瑞典	关于神经系统信号传导方面的研究
	保罗·格林加德（Paul Greengard, 1925— ）	美国	
	艾瑞克·坎德尔（Eric Kandel, 1929— ）	美国	
2001	利兰·哈特韦尔（Leland Hartwell, 1939— ）	美国	发现细胞周期的关键调节因子
	蒂莫希·亨特（Timothy Hunt, 1943— ）	英国	
	保罗·纳斯（Paul Nurse, 1949— ）	英国	
2002	悉尼·布伦纳（Sydney Brenner, 1927— ）	英国	发现器官发育和细胞程序性死亡的遗传调控机理
	罗伯特·霍维茨（Robert Horvitz, 1947— ）	美国	
	约翰·苏尔斯顿（John Sulston, 1942— ）	美国	
2003	保罗·劳特伯（Paul Lauterbur, 1929—2007）	美国	关于核磁共振成像的研究
	彼得·曼斯菲尔德（Peter Mansfield, 1933— ）	英国	
2004	理查德·阿克塞尔（Richard Axel, 1946— ）	美国	关于嗅觉的研究
	琳达·巴克（Linda Buck, 1947— ）	美国	
2005	巴里·马歇尔（Barry Marshall, 1951— ）	澳大利亚	发现幽门螺旋杆菌以及该细菌对消化性溃疡病的致病机理
	罗宾·沃伦（Robin Warren, 1937— ）	澳大利亚	
2006	安德鲁·法尔（Andrew Fire, 1959— ）	美国	发现RNA（核糖核酸）干扰机制
	克雷格·梅洛（Craig Mello, 1960— ）	美国	
2007	马里奥·卡佩奇（Mario Capecchi, 1937— ）	美国	在涉及胚胎干细胞和哺乳动物DNA重组方面的一系列突破性发现
	马丁·埃文斯（Martin Evans, 1941— ）	英国	
	奥利弗·史密斯（Oliver Smithies, 1925— ）	美国	
2008	哈拉尔德·楚尔·豪森（Harald zur Hausen, 1936— ）	德国	发现导致子宫颈癌的人乳头状瘤病毒
	弗朗索瓦丝·巴尔–西诺西（Françoise Barré-Sinoussi, 1947— ）	法国	发现人类免疫缺陷病毒（即艾滋病病毒）
	吕克·蒙塔尼（Luc Montagnier, 1932— ）	法国	
2009	伊丽莎白·布莱克本（Elizabeth Blackburn, 1948— ）	澳大利亚	发现端粒和端粒酶保护染色体的机制
	卡罗尔·格雷德（Carol Greider, 1961— ）	美国	
	杰克·绍斯塔克（Jack Szostak, 1952— ）	英国	
2010	罗伯特·爱德华兹（Robert Edwards,1925—2013）	英国	对试管婴儿技术的贡献
2011	布鲁斯·巴特勒（Bruce Beutler, 1957— ）	美国	在先天免疫激活方面的发现
	朱尔斯·霍尔曼（Jules Hoffmann, 1941— ）	法国	
	拉尔夫·斯坦曼（Ralph Steinman, 1943— ）	美国	发现树突细胞及其在获得性免疫中的作用
2012	约翰·格登（John Gurdon, 1933— ）	英国	发现成熟细胞可被重编程变为多能性
	山中伸弥（Shinya Yamanaka, 1962— ）	日本	
2013	詹姆斯·罗斯曼（James Rothman, 1950— ）	美国	在主要的细胞运输系统即囊泡运输调控机制方面的发现
	兰迪·谢克曼（Randy Schekman, 1948— ）	美国	
	托马斯·聚德霍夫（Thomas Südhof, 1955— ）	德国	
2014	约翰·奥基夫（John O'Keefe, 1939— ）	英国	发现构成大脑定位系统的细胞
	迈–布里特·莫泽（May-Britt Moser, 1963— ）	挪威	
	爱德华·莫泽（Edvand Moser,1962— ）	挪威	
2015	威廉·坎贝尔（William Campbell, 1930— ）	爱尔兰	在治疗盘尾丝虫症和淋巴丝虫病（象皮病）方面做出的贡献
	大村智（Satoshi ōmura, 1935— ）	日本	
	屠呦呦（1930— ）	中国	**发现青蒿素治疗疟疾的新疗法**

金城出版社
GOLD WALL PRESS

历史图文系列
用图片和文字记录人类文明的轨迹

策划：朱策英

战舰图文史：从古代到现代（系列3册）

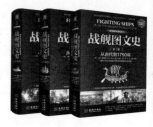

[英] 山姆·威利斯 / 著　朱鸿飞　泯然 / 译

本系列以独特的视角，用图片和文字描述了人类武装舰船的进化史与各大海洋强国的发展脉络。前后共 3 册皇皇巨著，跨越 3100 多年，以 500 幅独家图片、近 100 万文字讲述了一部波澜壮阔的环球海洋军事史。第 1 册记录了从古代到公元 1750 年的海洋争霸历程；第 2 册记录了从公元 1750 年到 1850 年的海洋争霸历程；第 3 册记录了从公元 1850 年到 1950 年的海洋争霸历程。

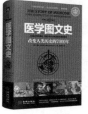

医学图文史：改变人类历史的7000年

[英] 玛丽·道布森 / 著　苏静静 / 译

本书运用通俗易懂的文字和丰富的配图，以医学技术的发展为线，穿插了大量医学小百科，着重讲述了重要历史事件和人物的故事，论述了医学怎样改变人类历史的进程。这不是一本科普书，而是一部别样的世界人文史。

疾病图文史：影响世界历史的7000年

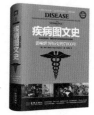

[英] 玛丽·道布森 / 著　苏静静 / 译

本书运用通俗易懂的文字和丰富的配图，以人类疾病史为线，着重讲述了 30 类重大疾病背后的故事和发展脉络，论述了疾病怎样影响人类历史的进程。这是一部生动刻画人类 7000 年的疾病抗争史，也是世界文明的发展史。

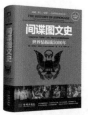

间谍图文史：世界情报战5000年

[美] 欧内斯特·弗克曼 / 著　李智　李世标 / 译

本书叙述了从古埃及到"互联网＋"时代的间谍活动的历史，包括重大谍报事件的经过，间谍机构的演变，间谍技术的发展过程等，文笔生动，详略得当，语言通俗，适合大众阅读。

二战图文史：战争历程完整实录（全2册）

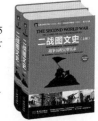

[英] 理查德·奥弗里 / 著　朱鸿飞 / 译

本书讲述了从战前各大国的政治角力，到 1939 年德国对波兰的闪电战，再到 1945 年日本遭原子弹轰炸后投降，直至战后国际大审判及全球政治格局。全书共分上下两册，展现了一部全景式的二战图文史。

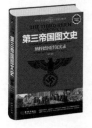

第三帝国图文史：纳粹德国浮沉实录

[英] 理查德·奥弗里 / 著　朱鸿飞 / 译

本书用图片和文字还原纳粹德国真实的命运轨迹。这部编年体史学巨著通过简洁有力的叙述，辅以大量绝密的历史图片，珍贵的私人日记、权威的官方档案等资料，把第三帝国的发展历程（1933—1945）完整立体呈现出来。

世界战役史：还原50个历史大战场

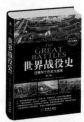

[英] 吉尔斯·麦克多诺 / 著　巩丽娟 / 译

人类的历史，某种意义上也是一部战争史。本书撷取了人类战争史中著名大战场，通过精练生动的文字，珍贵的图片资料，以及随处可见的战术思维、排兵布阵等智慧火花，细节性地展现了一部波澜壮阔的世界战役史。